개정판

한눈으로 알 수 있는

요점 임상화학

Key Clinical Chemistry at a glance

박화진(朴和鎭) | 저

인제대학교출판부

www.inje.ac.kr

INJE UNIVERSITY

Professor

Hwa-Jin Park, Ph.D.

Laboratory of Clinical and Cellular Biochemistry

Department of Biomedical Laboratory Science
College of Biomedical Science and Engineering
Inje University, 607, Obang-dong, Gimhae
Gyungnam, 621-749, Korea

Tel : +82-(0)55-320-3538
FAX : +82-(0)55-334-3426
C.P. : +82-(0)10-5173-0561
E-mail : mlsjpark@inje.ac.kr

편집정리 : 강희진, 김형수, 옥우정, 이현섭, 임창률, 조현정, 최선아, 주영철, 강효찬, 최성훈, 권혁우, 김윤이, 배정수, 유영빈, 김경진

改訂(개정)에 붙여,

2008년 2월에 초판을 발행하여 본 저자가 「임상화학」에 대해 강의해 오면서 잘못 정리된 부분을 수정 보완하여 본 「개정판」을 발행하게 되었다. 그러나, 아직 많은 부분에서 수정・보완해야할 것으로 믿으며 여러 전문가님들의 조언을 적극 부탁드린다. 본 개정판이 출판될 수 있도록 물심양면으로 배려해 주신 「학교법인 인제학원 백낙환 이사장님」과 「인제대학교 이원로 총장님」께 진심으로 깊은 감사를 드린다.

2011년 07월 21일

인제대학교 의생명공학대학
임상병리학과
임상・세포 생화학연구실
E-mail : mlsjpark@inje.ac.kr
저자 박 화진(朴 和鎭)

머 리 말

임상화학은 질환의 진단과 치료 또는 예방을 위해 생체 내에서 일어나는 다양한 분자들의 변화를 생화학의 지식을 기초로 한 응용적인 학문이다.

최근 정보화 사회에 대응하여 임상화학의 분야에 있어서도 질적으로 신뢰가 높은 정보를 제공해야 한다. 따라서 임상화학의 정확한 지식을 학습할 필요가 있는 것이다.

생명의 기본 단위인 세포에서의 물질대사와 그 이상에 의한 질환의 발병 원인과 결과 등을 이해시키고 그것으로부터 임상적 병리 현상을 이해할 수 있도록 하는 것이 중요하다고 생각한다.

세포와 세포의 communication, 조직·세포 특이적인 물질대사와 그것의 이상에 의한 질환의 공통성 및 다양성에 대하여 임상화학에서 강의한 내용의 극히 일부분을 요약한 교재는 임상화학적인 개념을 중심으로 핵심 포인트에 알아두어야 할 내용들을 기술하였고, 내용 및 핵심 포인트를 영문·국문으로 구분하여 표시하여 학술적인 정보를 제공하였다.

특히, 본서는 내용 중 관련 있는 내용들은 (   )에 번호를 기재하여 전후 관계를 찾아볼 수 있도록 한 것이 특징이다. 예를 들면 『Addison's disease (2-4-2)』는 2-4-2을 보면 Addison's disease에 대한 내용이 소개되어 있거나 관련된 내용이 있다.

본서에 소개한 내용들은 임상화학의 모두를 반영한 것은 아니기 때문에 금후 보완/수정할 계획이다.

끝으로 본서가 발간되기까지 새벽 2-3시까지 많은 수고를 해주신 인제대학교 임상병리학과 임상·세포 생화학 연구실의 대학원생들에게 감사드리며 인제대학교 교수학습 개발센터 관계 직원과 학교법인 인제학원 백낙환 이사장님과 인제대학교 이경호 총장님께 깊은 감사를 드린다.

2008년 2월

저자 박 화 진(朴 和鎭)

차 례

제 3장 Lipoprotein과 임상

제 7장 Uric acid와 암모니아의 임상

제 16장 소화 및 흡수

제 1장 생명의 본질과 에너지 생성

학습 목표

- 세포막의 종류, 구성분 및 기능 특성
- 인체를 구성하는 세포에서의 다양한 물질대사의 기전과 기능
- 생명체 생존조건의 특성과 그 유지를 위한 조절계
- 영양물질 공급을 위한 수송체계
- 세포 내·외의 물질대사의 기능 장해 원인과 질환의 발생 원인
- 에너지(**ATP**)의 생성기구와 그 이용 및 중요성
- 질환발생의 결과에 의한 인체 각종 유기물의 변화와 질환의 진단 방법

1-1 임상화학이란?

- 인간의 건강과 질환을 연구하기 위해 화학/생화학의 특이성을 이용하는 학문
- 인체에서 일어나는 다양한 물질의 대사적인 변화를 세포, 혈액, 뇨, 수액 등의 생체시료를 화학적·생화학적인 방법으로 분석하여 인체가 건강 또는 병적인 상태인지 진단하고, 또한 질환의 예방 및 치료를 위한 정확한 정보를 제공하는 생명과학의 기초/응용 분야

1-2 건강상태와 병적 상태의 기본 개념도

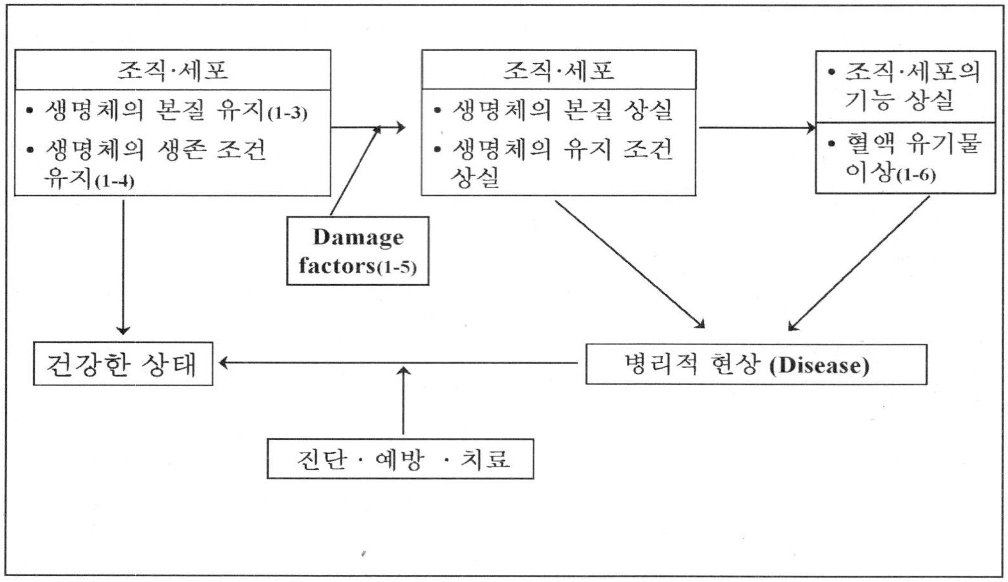

1-2-1 생명체의 주요 구성물질의 구성원소

구성원소	함량(%)	유기물질
O (Oxygen)	**65**	물, 탄수화물, 기타 유기화합물
C (Carbon)	**18**	탄수화물, **lipid**, 단백질, 핵산
H (Hydrogen)	**10**	물, 탄수화물, **lipid**, 단백질
N (Nitrogen)	**3**	단백질, 핵산
Ca (Calcium)	**1.5**	세포 내/외부, **bone**
P (Phosphorus)	**1.0**	핵산, **bone**
S (Sulfur)	**0.25**	단백질 (**cystein**의 **–SH–**)

• **Bone**을 구성하는 **Ca**은 **P**와 결합되어 있다

• 생체 분자의 주요작용기 대부분은 **O, H, N, P, S**의 유도체로서 **R-OH(alcohol), R-O-R(ether), R-NH_2(amine), R-SH(thiol), R-S-R(thio ester), R-CHO(aldehyde), R-COOH(carboxylic acid), R-C=O(R-CO, ketone, carbonyl)**등을 형성하여 유기물질이 된다. 여기서 **[R]**은 **alkyl group**으로서 C_nH_{2n-1}로 표시되고, 주요 **alkyl group**은 CH_3**- (methyl group)**, CH_3CH_2**- (ethyl group)**, $CH_3CH_2CH_2$**- (propyl group)**등이 있다

1-2-2 생명체 구성분의 체계도 및 조직화된 상태

원소	O, C, H, N, P 등
간단한 전구체	NH_3, CO_2, H_2O 등
대사 중간체	Pyruvic acid, malic acid 등
구축 단위	Amino acid, glycerol, fatty acid, monosaccharide 등
고분자	DNA, RNA, protein, lipid, polysaccharide 등
초고분자 물질	Membrane, 효소복합체, microfilament 등
Organelle	Nucleus, mitochondria, endoplasmic reticulum 등
세포	상피세포, 근육세포, 섬유아세포, 신경세포 등
조직	상피조직, 근육조직, 결합/지지조직, 신경조직
기관	소화관, 혈관, 심장, 간장, 뇌, 폐, 췌장
계	소화기계, 순환기계, 호흡기계, 신경/감각계, 근육골격계, 내분비계, 생식기계
인체	

1-2-2-1 세포의 분류

• 기능적 분류
- 독립영양 세포 (Autotropic cell) — 고등식물, 균류, 조류(algae), 편모류
- 종속영양 세포 (Hetrotropic cell)
  - 호기성세포(aerobic cell) — 동물
  - 혐기성세포(anaerobic cell) — 세균, 효모, 곰팡이

• 구조상 분류
- 진핵 세포(Eucaryotic cell) — 동물, 곰팡이, 효모, 원생동물, 고등식물
- 원핵 세포(Procaryotic cell) — 세균

임상

• 호기성 세포는 산소를 이용하는 세포이고, 혐기성 세포는 산소를 이용하지 않는다. 인간을 비롯한 동물은 호기성 생물로서 산소를 이용한다. 하지만 이 산소의 이용률의 저하 또는 과잉의 산소에 의해 산화적 스트레스를 받을 수 있다(2-9-2)

• 진핵 세포는 원핵 세포에 비해 복잡한 소기관(organella)으로 구성되어 있고, 세포의 중심부에 핵이 있는 것이 진핵 세포이고 없는 것이 원핵 세포이다. 이것은 진핵 세포를 구성하고 있는 동물은 자기복제를 스스로 할 수 있지만 원핵 세포로 구성된 세균류등은 자기복제를 스스로 하지 못함을 의미한다(1-3)

1-2-2-1A 독립영양세포와 종속영양세포의 차이점

독립영양세포 (고등식물)

$$6CO_2 + 6H_2O \rightleftharpoons C_6H_{12}O_6\ (\text{Glucose}) + 6O_2$$

종속영양세포 (동물)

$C_6H_{12}O_6\ (\text{Glucose}) + 6O_2 \downarrow$ **38 ATP**

독립영양세포	종속영양세포
CO_2와 H_2O를 이용하여 glucose와 산소를 생성시킨다	Glucose와 산소를 이용하여 CO_2와 H_2O를 생성시키면서 생명유지에 필요한 화학적 에너지 (ATP)를 생성시킨다(1-4-1)
고등식물은 에너지원인 glucose의 생성을 위해 CO_2, H_2O 이외에 빛을 이용한다	• 동물은 glucose를 산화 분해시켜 ATP를 얻는 반면 CO_2와 H_2O를 방출시킨다 • 영양폐기물 CO_2는 폐를 통하여 배출되거나 H_2O와 결합하여 H_2CO_3 형태로 중화되기도 한다(2-6). 또한 H_2O는 urine을 통해 배출된다

임상

- 지구 대기에 CO_2 증가와 초목이 없는 황무지가 만연했을 때 인간에게 미치는 영향을 생각해 봅시다
- 영양 폐기물 CO_2를 처리하지 못했을 때 인체에서 일어나는 병리현상을 생각해 봅시다

1-3 생명체의 본질	유지물질	목적
세포막의 유지	인지질 이중층 (1-3-1), 단백질	외부 환경에 대한 세포의 내부 환경 유지
물질 대사 유지	각종 영양물질, 효소 등	세포내부의 다양한 화학반응을 진행·유지 시켜 생명체의 구성재료와 에너지를 생성
자기 복제 유지	DNA	세포 자기자신의 정확한 복제에 의한 유전정보형성 및 종의 유지

세포막의 유지 ↔ 물질대사유지 ↔ 자기복제 유지의 상호관계 유지 ⇒ 생명현상 완전 수행

생명현상을 완전히 수행하기 위해서는 생명체의 생존 조건이 완전히 유지되어야 한다(1-4)

1-3-1 세포막의 구조·특성

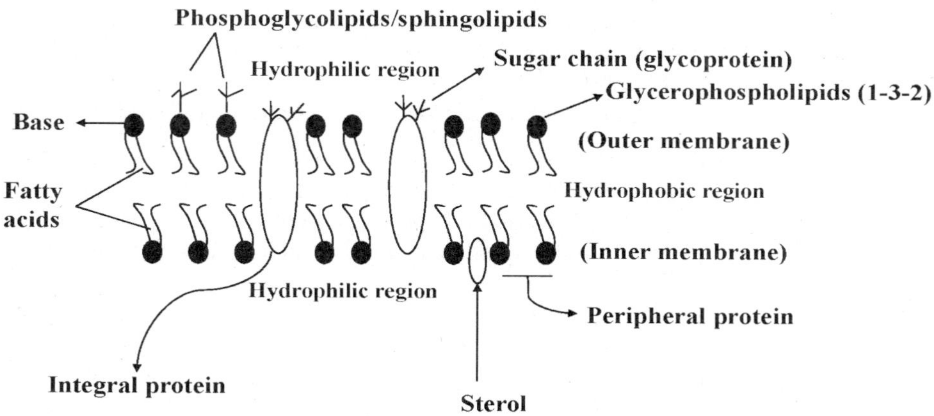

1-3-1-1 세포막 구성분의 기능 (1-3-1)

구성분	기능
Glycerophospholipids (1-3-2)	세포막 이중층 구성
Phosphoglycolipids/sphingolipids (1-3-2-1, 1-3-2-2) 및 당단백질의 **sugar chain**(당쇄는 외부로 돌출하고 있다)	세포 외부의 정보 인식과 전달 **(2-2-1, 2-2-2)**
Integral protein (막 관통 단백질)	• 세포 외부의 정보 인식과 전달 **(2-2-1, 2-2-1-1)** • 물질의 투과 수송 **(Channel protein : 1-4-1-1B, 1-4-2, 1-4-2-1)** • 효소의 작용**(2-2-1, 2-2-1-1)** • 기타
Peripheral protein (표면 단백질)	• 세포의 골격 형성 등 • 기타
Cholesterol(4-4-3-3, 4-4-3-3A)	• 막의 유동성 조절 • 세포막의 안정화

1-3-1-2 세포막 lipids의 기능 특성

Phospholipids	기능 특성
Phospholipid bilayer (1-3-1)	• 세포막 구성/구축 • Hydrophobic low molecules (O_2, N_2)의 세포 내·외부로의 수송 • Small uncharged polar molecules (H_2O, urea, glycerol, CO_2)의 세포 내·외부로의 수송 • Hydrophobic lipids 화합물 (steroid hormone)의 세포 내·외부로의 수송
PI, PIP, PIP_2 (1-3-2, 1-3-3-1)	• PI로 부터 inositol 1-monophosphate(IP)와 diacylglycerol (DG)가 생성 • PIP로 부터 inositol 1,4-bisphosphate(IP_2)와 DG가 생성 • PIP_2로 부터 inositol 1,4,5-trisphosphate(IP_3)와 DG가 생성
Glycophospholipid 및 phosphoglycolipid의 carbohydrates (1-3-1, 1-3-1-1)	Mannose, glucose, sucrose 등은 세포 외부 물질의 인식과 전달
Cholesterol (1-3-1, 4-4-3-3, 4-4-3-3A)	세포막의 안정성 (integrity) 구축

• Cholesterol은 C-3에 한 개의 친수기(-OH)(4-4-3-3A)를 가지고 있기 때문에 phospholipid의 head group(1-3-1, 1-3-2, Base)과 조합하여 membrane의 구조 유지에 중요한 역할을 한다

1-3-2 세포막 이중층을 구성하는 주요 glycerophospholipids의 구조특성 (1-3-1-1)

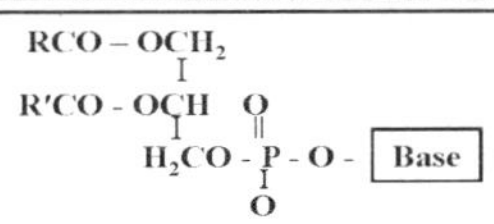

Glycerophospholipids

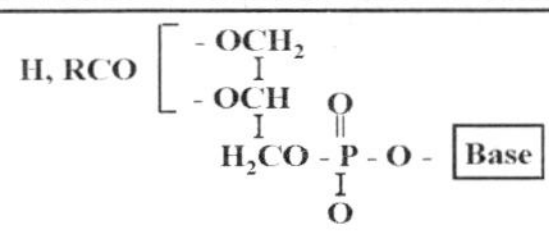

Lysoglycerophospholipids

R, R′ : Saturated/ unsaturated long chain alkyl group (Fatty acid)
Base : Hydrogen, alcohol group containing nitrogen, polyolyl group

Base	명 칭
Hydrogen (- H)	Phosphatidic acid (PA)
Serine - CH_2CHNH_2COOH	Phosphatidylserine (PS)
Ethanolamine - $CH_2CH_2NH_2$	Phosphatidylethanolamine (PE)
Trimethylethanolamine (=Choline) - $CH_2CH_2N{+}(CH_3)_3$	Phosphatidylcholine (PC)*
N-methylethanolamine - $CH_2CH_2NHCH_3$	Phosphatidyl–N–methyl–ethanolamine (MPE)
Dimethylethanolamine - $CH_2CH_2N(CH_3)_2$	Phosphatidyl–N,N-dimethyl ethanolamine (DMPE)
Glycerol - $CH_2CHOHCH_2OH$	Phosphatidylglycerol (PG)
Glycerophosphatidyl $CH_2CHOH - CH_2OH - Pi - O - CH_2CH(OCOR) - CH_2(OCOR)$	Diphosphatidylglycerol (DPG)
Inositol $C_6H_{12}O_6$ (4-P_i, 4,5-P_i)	Phosphatidylinositol (4-P_i : Phosphatidylinositol 4-monophosphate, 4,5-P_i : Phosphatidylinositol 4,5-bisphosphate)

1-3-2-1 세포막 이중층을 구성하는 sphingolipids (1-3-1-1)

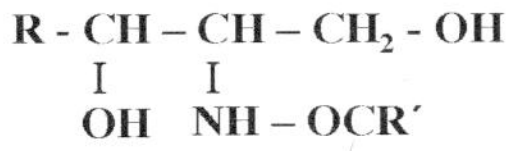

Ceramide

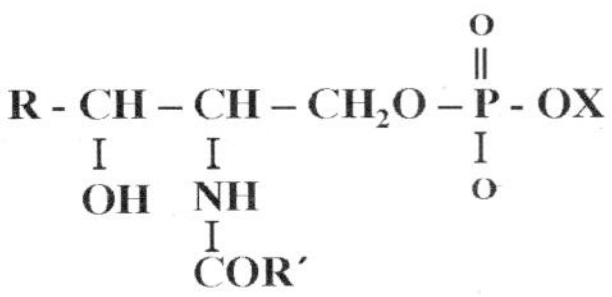

Ceramide-1-phosphate

X	명 칭
Hydrogen (-H)	Ceramide-1-phosphate
Choline (1-3-2)	Sphingomyelin
Ethanolamine (1-3-2)	Ceramide phosphorylethanolamine

• Ceramide : Long chain amino alcohol과 지방산이 산아미드 결합한 lipid로서 sphingophospholipids, sphingoglycolipids의 기본구조이다.

1-3-2-2 세포막 이중층을 구성하는 sphingoglycolipids (1-3-1-1)

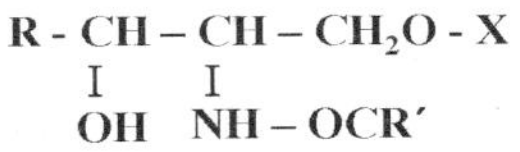

Ceramide

X	명 칭
Glucose	Monoglycosylceramide (cerebroside)
• Glucose – galactose – N – acetyl Sialic acid • Galactosamine - galactose	Ganglioside (GM_1)
Glucose - galactose	Ceramide lactoside

1-3-3 Phospholipases의 작용점 (1-6-3/No. 4,5,6)

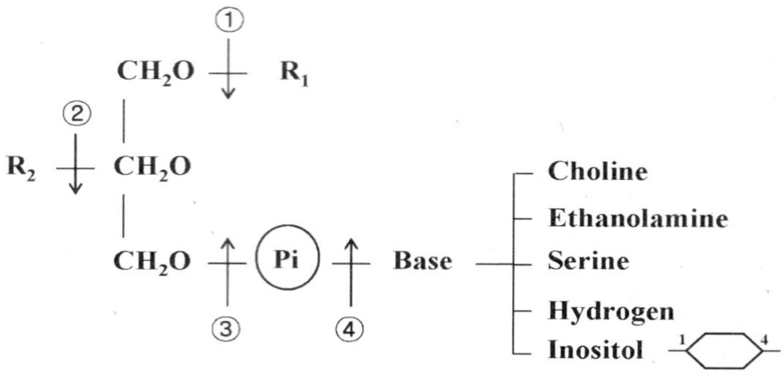

	가수분해물	이용
① Phospholipase A_1 (1-7/No. 4)	Lysophospholipids, R_1(지방산)	• R_2가 20:4인 경우 다양한 PGs, LTs, TXA_2의 전구물질이 된다 (2-7-8~11, 6-2-4, 7-1-3) • DG, Pi-base(1-3-3) • Base가 choline이라면 acetylcholine의 합성에 이용 (12-1-1, 12-2)된다
② Phospholipase A_2 (1-7/No. 4)	Lysophospholipids, R_2(지방산)	
③ Phospholipase C (1-7/No. 5)	Diacylglycerol(DG), Pi-base	
④ Phospholipase D (1-7/No. 6)	Phosphatidic acid, Base	

1-3-3-1 DG 와 IP_3의 기능

	기 능
DG (1-7/No. 5, 2-7-6)	• Ca^{2+}/DG-dependent protein kinase와 결합하여 각종의 세포 기능 조절(예, 세포증식)에 관여 • DG에 결합된 arachidonic acid (20:4)가 DG lipase, monoacylglycerol lipase의 작용으로 가수분해된다. 이 20:4는 prostaglandins, leukotriens, thromboxane A_2로 대사되어 각종 세포기능 조절에 관여
IP_3 (1-7/No. 5, 2-7-6)	세포 내부에 있는 Ca^{2+} 저장체 (예, endoplasmic reticulum)에 작용하여 cytosol로 Ca^{2+}을 동원 시킴

• DG는 PI, PIP 및 PIP_2에 특이적으로 작용하는 Ca^{2+}-의존성 phospholipase C에 의해 PI, PIP, PIP_2로 부터 공통적으로 생성된다
• IP_3는 PIP_2에 Ca^{2+}-의존성 phospholipase C가 특이적으로 작용하여 생성된다

1-3-4 세포막의 종류와 기능 (1)

Cellular Membrane	기 능
Plasma membrane	• 세포 외계로부터 격리/보호 • 물질 수송 (흡수/방출) • 대사관여 복합 효소계의 조직화 • 세포 외부의 정보 및 자극의 수용과 전달 • 세포간 연결
Nucleus membrane	유전정보의 유지, 발현 및 정보의 수용
Mitochondria (1-4-1-2Ba, 1-4-1-2C, 1-4-1-2Cb)	• 세포활동에 필요한 에너지 생성 • 세포의 호흡 • 물질의 산화
• Plasma membrane, nucleus membrane, mitochondria에는 그 고유기능을 위한 효소(단백질)을 가지고 있기 때문에 위와 같은 고유기능을 가지게 된다	

1-3-4 세포막의 종류와 기능 (2)

Cellular Membrane	기 능
Lysosome	세포 내·외물질의 소화 (가수분해)
Peroxyzome	해독, H_2O_2 생성/처리, 핵산 대사
Rough endoplasmic reticulum (rER)	단백질 생합성
Smooth endoplasmic reticulum (sER)	Lipid 합성, 해독, 이온 수송
• Lysosome은 가수분해효소(acid phosphatase, ribonuclease, deoxyribonuclease, estrase등)를 함유하고 있고, peroxyzome은 산화효소(catalase, peroxidase, amino oxidase, uric acid oxidase)를 함유하고 있고, rER과 sER은 그 기능 특유의 효소들을 함유하고 있기 때문에 위와 같은 기능을 가진다	

1-3-4 세포막의 종류와 기능 (3)

Cellular Membrane	기 능
Golgi body	분비과립 형성
Phagosome	식작용 (Eating)
Pinosome	음작용 (Drinking)

- Phagosome과 pinosome은 endocytosis(1-4-1-1D, 13-4/No. 3)와 형태적으로 생리적으로 동일한 현상이지만, phagosome과 pinosome은 세포내부로 이미 들어온 물질 또는 세균을 eating/drinking한 후에 lysosome, phagosome과 융합하여 이들이 가지고 있는 효소들에 의해 최종적으로 그들의 생리적 기능을 완수하는 것이고, endocytosis는 주로 원형질 막에서 식작용과 음작용이 이루어진다

1-4 생명체의 생존 조건 (1-4-1)

- 영양분 공급 [1-4-1-1(A~D)]

  (Glucose, amino acids, fatty acid등의 비수용성 물질, etc.)

- 영양 폐기물 처리 (2-6-2, 2-6-4)

  (CO_2, NH_3, etc.)

- pH (수소이온 농도) 유지 (2-6-8)

  (H^+, HCO_3^-, CO_2)

- 전해질 농도 유지 (2-6-5)

  (Na^+, K^+, Cl^-, HCO_3^-, Ca^{2+})

- 삼투압 유지 (1-7/No. 10)

  (Albumin, 전해질, etc.)

- 체온 (온도) (1-7/No. 7, 8, 9)

  (ATP)

임상

- 위 6가지의 생존 조건 중 어느 하나에 장해가 있으면 긴급상황으로서 생명체는 상당한 위험상태에 놓이게 된다
- 비수용성 물질의 종류를 생각해 봅시다

1-4-1 영양분(Glucose)공급으로부터 본 세포의 생존조건 개념도

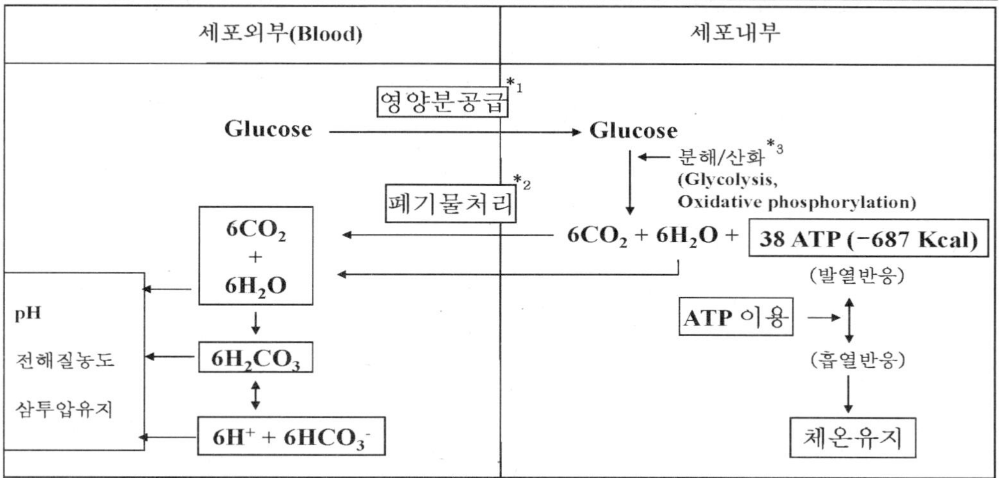

*1. 영양분 공급은 세포막 인지질 이중층 또는 단백질을 통해서 세포내부로 수송되는 것이다(1-4-1-1).

*2. 폐기물처리의 경우 pH, 전해질 농도유지가 동시에 일어난다.

*3. 생명체가 생존하기 위해 외부로부터 섭취한 영양물질 (예, glucose, protein, fat and oil)을 산화·분해시켜 에너지를 얻고, 이 때 생성되는 각종 대사산물을 이용·폐기 해야 한다.

1-4-1A 생명유지를 위한 주요 영양분의 공급 흐름도

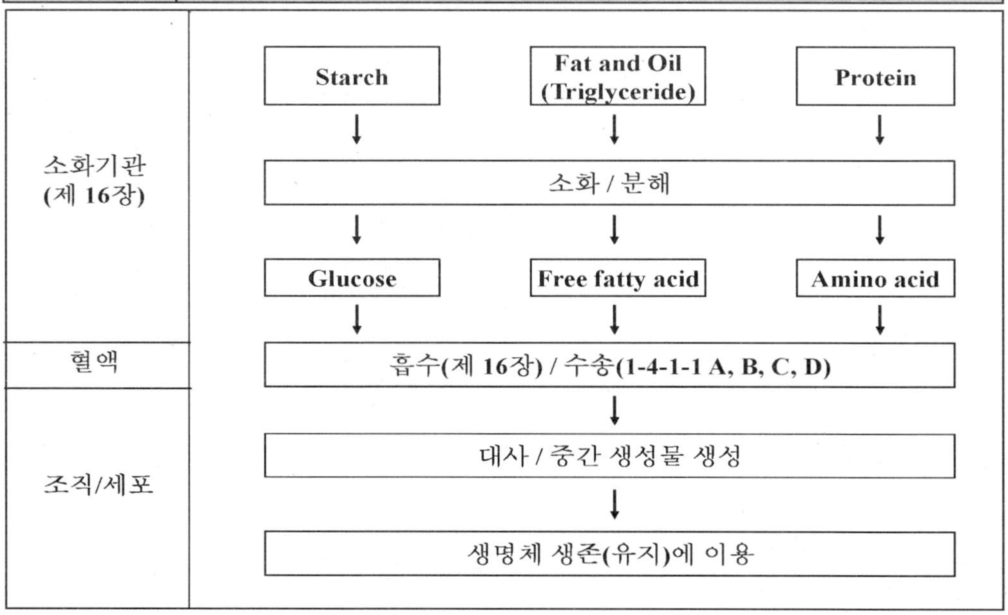

1-4-1-1 세포 내부/외부로의 영양분등의 공급 형태

- **Passive transport** (수동수송)
  - **Simple diffusion** (단순확산) – **Uniport**
  - **Facilitated diffusion** (촉진성확산)
    - **Uniport**
    - **Antiport**
- **Active transport** (능동수송)
  - **Uniport**
  - **Symport**
  - **Antiport**
- **Endocytosis**
  - **Phagocytosis** (식작용)
  - **Pinocytosis** (음작용)
- **Release**
  - **Exocytosis**
  - **Holocrine**
  - **Apocrine**
  - **Eruptocrine**

1-4-1-1A 세포막을 통한 영양물질(폐기물)의 단순확산수송

수송매개체	수송형태	수송물질	분포
인지질 이중층	**Uniport**	• 비극성 소분자 : **O_2, CO_2, N_2, NH_3 benzene** • 극성 소분자 : **H_2O, glycerol , ethanol** • 비극성 대분자 : 지방산	거의 모든 **cells, organella**

1-4-1-1B 세포막을 통한 영양물질의 촉진확산수송

수송매개체	수송형태	수송물질	분포
수송단백질 (Glucose transporter) (2-3-1, 2-3-3)	Uniport	극성 대분자 : glucose, fructose	근육, 간, 심장, 태반, 췌장, 신장, neuron, 지방세포, blastocytes, spermatozoa, blood-brain glia cells
수송단백질 (지방산 수송단백질) (4-4, 4-4-2)	Uniport	비극성 대분자 : 지방산	Mitochondria, glyoxysome
Channel protein	Uniport	Ca^{2+}, Na^{+}, K^{+}, Cl^{-}	거의 모든 세포
Aquaporin-channel protein	Uniport	H_2O	적혈구
Anion exchange protein	Antiport	Cl^{-}/HCO_3^{-}	적혈구

1-4-1-1C 세포막을 통한 영양물질등의 능동수송

수송매개체	수송형태	수송물질	분포
수송단백질 (GLUT)	Symport	• Glucose/Na^{+} • Galactose/Na^{+}	Small intestine (2-3-1, 2-3-3, 16-1-2), 신장 세뇨관 세포
수송단백질 (γ-GTP, 6-2-1)	Uniport	모든 아미노산 (단, proline 제외)	거의 모든 세포의 원형질 막
수송단백질 (Lactose permease, 2-3-7-1a)	Symport	Lactate/H^{+}	거의 모든 세포의 원형질 막
Na^{+}/K^{+}-ATPase (1-4-2, 1-4-1-2Aa$_2$)	Antiport	$2K^{+}/3Na^{+}$	거의 모든 세포의 원형질 막
Ca^{2+}-ATPase	Uniport	Ca^{2+}	거의 모든 세포의 원형질 막, 소포체
H^{+}-ATPase (1-4-1-2C)	Uniport	H^{+}	거의 모든 세포의 원형질 막, 소포체 막, lysosome, mitochondria

1-4-1-1D 세포막을 통한 endocytosis 및 exocytosis

수송	수송 매개체	수송형태	수송물질	분포
Endocytosis (13-4/No. 3)	원형질막	• 식작용 (phagosome) • 막의변형	**Virus, bacteria, cell debris, denatured cells, xenobiotics**	**Monocyte, macrophage, neutrophil**
		• 음작용 (pinosome) • 막의 변형	**Serum protein, polypeptide, hormone, lipoprotein**	거의 모든 세포
Exocytosis (13-4/No. 3)	원형질막	원형질막의 변형	**Acetylcholine, catecholamine, insulin**	거의 모든 세포 (췌장, 신경계)

1-4-1-2 ATP의 생성을 위한 유기물질의 대사 흐름도

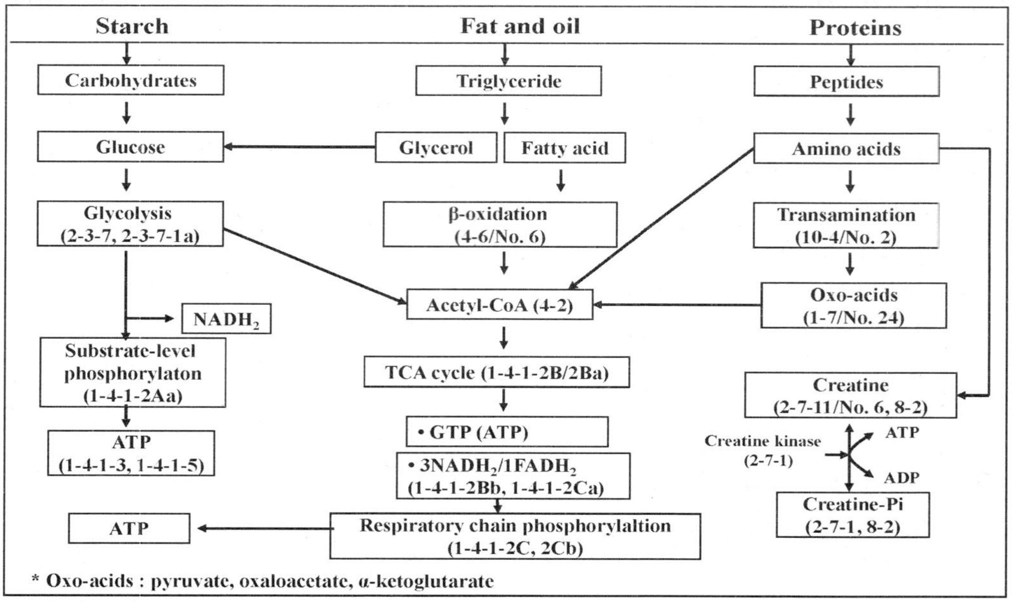

1-4-1-2A Oxidative phosphorylation

정의

- 산화·환원 반응과 함께 일어나는 무기인산 에스테르(**ester**)화 반응
- 산화·환원 반응에서 생긴 자유 에너지에 의해 고에너지 화합물(**high energy compound**) **ATP**가 생성하는 반응

종류

1. Substrate-level phosphorylation (기질 수준 인산화, **1-4-1-2Aa**)

$$S_1H_2 + S_2 + ADP + Pi \rightarrow S_1 + S_2H_2 + ATP + H_2O$$

- 산화·환원 반응 때 전자(**H**)가 대사산물(S_1H_2)로 부터 다른 대사 산물 또는 보효소(S_2)로 직접 이동할 때 생기는 인산화 (**ATP**생성) 반응(**1-4-1-2Aa**)

2. Respiratory chain phosphorylation (호흡쇄 인산화, **1-4-1-2C**)

$$SH_2 + \frac{1}{2}O_2 + (2\text{-}3\ ADP) + (2\text{-}3\ Pi) \rightarrow S + H_2O + 2\text{-}3\ ATP + 2\text{-}3\ H_2O$$

- 산화·환원 반응 때 기질(SH_2)로 부터 전자($2e^-$, $2H^+$)가 전자 전달 단백질(**1-4-1-2C**)을 통하여 차례차례로 산화·환원 반응을 일으키면서 이동하여 최종적으로 전자 수용체인 산소(O_2)를 환원시켜 물(H_2O)를 생성시키는 과정에서 일어나는 인산화
- 이때 **NADH**로 부터는 **3 ATP**, $FADH_2$로 부터는 **2 ATP**가 **mitochondria**에서 생성(**1-4-1-2C/2Ca**)

1-4-1-2Aa Substrate-level phosphorylation에 의한 ATP 생성 (1-4-1-2A)

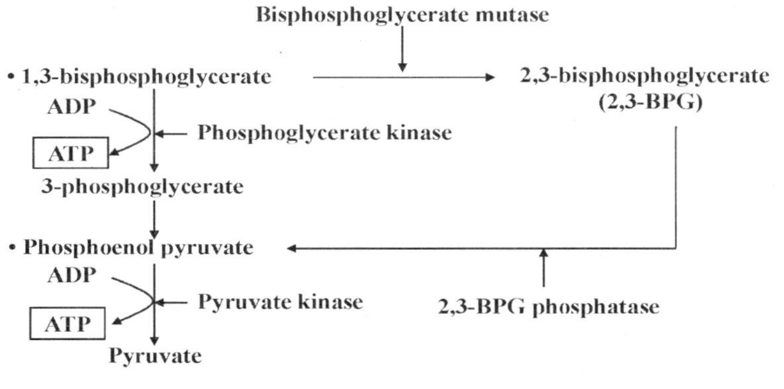

임상

- **2,3-BPG**는 산소결핍(증)과 관련하여 적혈구에서 생성되며, 성숙적혈구에서 **ATP** 및 **2-3-BPG(2,3-DPG, 2,3-diphosphoglycerate)**는 산소의 공급과 적혈구의 형태유지에 필요하며 **ATP**의 생성이 저하될 경우 Na^+/K^+-**ATPase** (Na^+/K^+-**pump**)의 작용저하로 적혈구가 파괴되어 용혈성 빈혈(**hemolytic anemia**)이 발생한다(**1-4-1-2Aa**$_1$, **1-4-1-2Aa**$_2$)

1-4-1-2Aa₁ 적혈구에서 2,3-BPG의 특성과 임상

2,3-BPG의 특성

- 무산소증/저산소증(**anoxic/hypoxic**)상태에서 생성 증가한다
- 성인의 **hemoglobin (2α-globin/2ß-blobin**으로 구성)에 특이적으로 결합하여 **oxyhemoglobin**으로 부터 **O_2**를 방출한다
- 태아 **hemoglobin (2α-globin/2γ-globin**으로 구성)에는 결합하지 않는다. 왜냐하면 산소분자(**O_2**)는 **2α-globin**과 **2ß-globin**으로 구성된 정상 **hemoglobin**에만 특이적으로 결합하기 때문이다
- 적혈구 내부에 **2,3-BPG**의 증가에 의해 적혈구의 **pH**는 산성으로 되어 용혈이 일어난다(**1-4-1-2Aa₂, a₃**)

2,3-BPG가 증가하는 경우

- 고도(**high altitude**) – 공기가 희박한 상태에서 조직에 산소공급을 목적으로 생성
- 만성적인 일산화탄소 노출 (예, **smoker**)
- 질환 – 만성 빈혈증, 폐질환, 선천성 심장질환,
  낭성섬유증 (**Cystic fibrosis, 2007**년 노벨 의학 생리학 상 참조)
- **Glycolysis** 장해 – **pyruvate kinase** 결핍(**1-4-1-2Aa₂**)

1-4-1-2Aa₂ 2,3-BPG의 생성증가와 ATP생성 저하에 의한 적혈구 용혈의 개념도

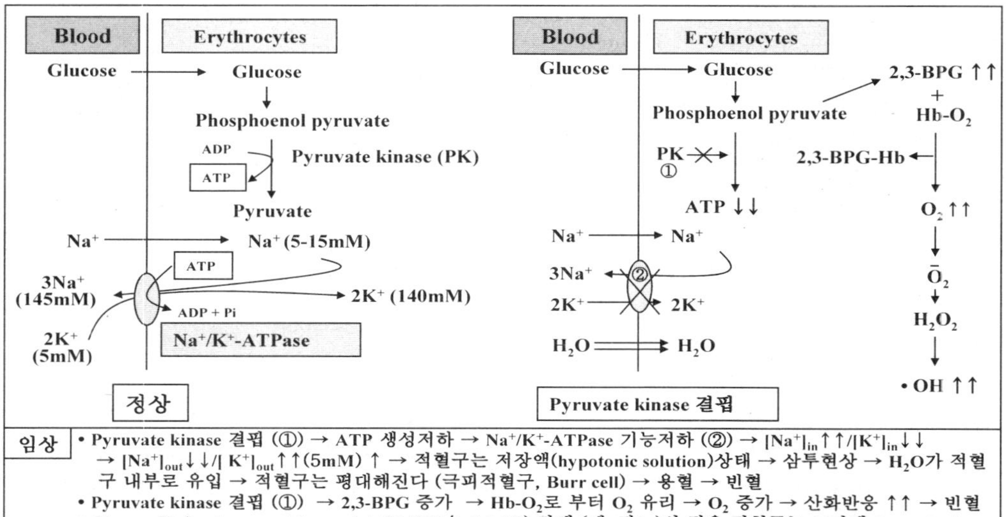

임상

- **Pyruvate kinase** 결핍 (①) → **ATP** 생성저하 → **Na^+/K^+-ATPase** 기능저하 (②) → $[Na^+]_{in}$↑↑/$[K^+]_{in}$↓↓ → $[Na^+]_{out}$↓↓/$[K^+]_{out}$↑↑(5mM) ↑ → 적혈구는 저장액(**hypotonic solution**)상태 → 삼투현상 → **H_2O**가 적혈구 내부로 유입 → 적혈구는 팽대해진다 (극피적혈구, **Burr cell**) → 용혈 → 빈혈
- **Pyruvate kinase** 결핍 (①) → **2,3-BPG** 증가 → **Hb-O_2**로 부터 **O_2** 유리 → **O_2** 증가 → 산화반응 ↑↑ → 빈혈
- **Glucose/Na^+-cotransport (symport, GLUTS/1-5-1-1C)** 장해 (예, 당뇨)의 경우 적혈구는 고장액 (**hypertonic solution**)에 놓여져 있을 수 있다. 이 때는 적혈구가 구순 적혈구(**stomatocyte**)로 변한다. 이것의 이유를 생각해 봅시다

1-4-1-2Aa$_3$	**2,3-BPG의 생성증가에 의한 적혈구 내부의 pH산성화**

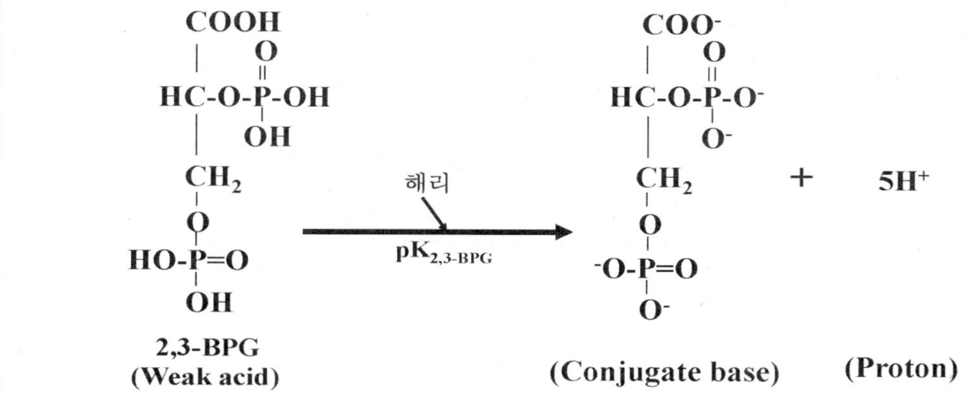

- $pH = pK_{2,3\text{-}BPG} + \log \dfrac{[2,3\text{-bisphosphoglycerate}]}{[2,3\text{-bisphosphoglyceric acid}]}$
- 생체 대사물질인 유기화합물 (예, 2,3-BPG)는 세포막 (적혈구막)을 통과하여 세포외부로 방출되지 않는다. 따라서 $5H^+$의 생성에 의해 적혈구 내부는 산성으로 변할 수 있다

1-4-1-2B	**TCA cycle에서의 GTP (ATP), NADH + H^+ 및 $FADH_2$가 생성되는 반응**

- **TCA cycle : Glycolysis 과정에서 생성된 pyruvate가 acetyl-CoA로 산화되어 aerobic condition에서 완전 산화되어 CO_2와 H_2O로 될 때의 반응 cycle**

1. Pyruvate + NAD^+ + Coenzyme A (Co-A) $\xrightarrow[①]{}$ Acetyl-CoA + $NADH_2$ + CO_2

① Pyruvate dehydrogenase (PDH)

2. Isocitrate + $NAD(P)^+$ $\xrightarrow[②]{}$ α – Ketoglutarate + NAD(P) + H^+

② Isocitrate dehydrogenase

3. α – Ketoglutarate + NAD^+ + CoA $\xrightarrow[③]{}$ Succinyl CoA + NAD + H^+ + CO_2

③ α – Ketoglutarate dehydrogenase

4. Succinyl-CoA + GDP + Pi $\xrightarrow[④]{}$ Succinate + GTP(ATP) + CoA

④ Succinyl-CoA synthetase

5. Succinate + FAD^+ $\xrightarrow[⑤]{}$ Fumarate + $FADH_2$

⑤ Succinate dehydrogenase

6. Malate + NAD^+ $\xrightarrow[⑥]{}$ Oxaloacetate + NAD + H^+

- NAD^+ (FAD^+): 수소(전자) 수용체로서 산화제 역할을 하는 효소의 cofactor
- $NADH_2$ ($FADH_2$): 수소(전자) 공여체로서 환원제 역할을 하는 효소의 cofactor
- Mitochondria의 matrix에서 일어난다

1-4-1-2Ba TCA cycle에서의 생성된 물질의 이용

생명본질의 유지 현상은 유기물질을 분해시켜 생성되는 에너지와 중간 대사물을 이용·소비하는 것	
생 성 물	이 용
Acetyl-CoA	ATP 생성, cholesterol의 생성 등 (제 4장)
NAD(P)H + H^+ $FADH_2$	• 환원제 작용(2-3A, 2-9-2, 6-2-1) • $NADH_2$ (NADH + H^+), $FADH_2$는 ATP합성에 이용 • $NADPH_2$는 지방산등의 고분자 합성에 이용
Oxaloacetate Fumarate Malate	• Urea cycle로 연결되어 mitochondria에서 urea의 생성에 관여 • Oxaloacetate의 C=O에 아미노산의 NH_2가 결합하여 생긴 glutamate에 glutamate dehydrogenase (보효소 NAD^+)가 작용하여 생긴 NH_4^+ (ammonium)이 urea cycle로 진입하여 urea로 산화된다
α-ketoglutarate Oxaloacetate (2-oxoacid)	Oxaloacetate + Glutamate ←①→ Aspartate + α- ketoglutarate Glutamate + Pyruvate ←②→ Alanine Glutamate → Urea cycle → Urea Pyruvate → TCA cycle → ATP/$NADH_2$/$FADH_2$ ① Aspartate amino trasferase (AST, 10-4/No.2, 3) ② Alanine amino trasferase (ALT, 10-4/No.2, 3)
임상	위 생성물들의 이용에 장해가 생기면 어떤 병리현상이 일어날 수 있는지 생각해 봅시다

1-4-1-2Bb Coenzyme NAD^+와 FAD^+의 환원

$NAD(P)^+$: Oxidized nicotineamide adenine dinucleotide(phosphate) FAD^+: Oxidized flavin adenine dinucleotide	
$NAD(P)^+ \rightarrow NAD(P)H + H^+$	$FAD^+ \rightarrow FADH_2$
• NAD^+분자의 nicotineamide에 $2H^+(2e^-)$가 수송되어 NAD(P)H + H^+로 환원된다. 이때 $1H^+(1e^-)$만 nicotineamide에 결합하고 $1H^+(1e^-)$는 유리된다 $SH_2 + NAD^+ \xrightarrow[①]{2H^+(2e^-)} S + NADH + H^+$ ①: SH_2 dehydrogenase • SH_2는 ①에 의해 S로 산화되고 coenzyme NAD^+는 NADH + H^+로 환원된다	• FAD^+분자의 flavin에 $2H^+(2e^-)$ 모두가 flavin에 결합한다 $SH_2 + FAD^+ \xrightarrow[②]{2H^+(2e^-)} S + FADH_2$ ②: SH_2 dehydrogenase • SH_2는② 에 의해 S로 산화되고, coenzyme FAD^+는 $FADH_2$로 환원된다
생명에서의 산화·환원반응은 $2H^+(2e^-)$가 한 물질로부터 다른 물질로 수송되는 반응	
임상	• Nicotineamide는 nicotinic acid(niacin)에 $-NH_2$가 결합한 amide로서, vitamin B의 일종이다. 이 niacin은 동물이 섭취하는 food에 반드시 함유되어 있어야 한다. 만약 이것이 결핍되면 pellagra병 (피부병, 우울증, 설사 등)이 발생된다 • Flavin은 vitamin B_2(riboflavin)의 일종으로서 food로서 섭취 못해 결핍되면 구각증(구순증), 구각염 및 피부병이 발생한다 * Niacin과 vitamin B_2가 풍부한 foods는 cereals, liver, meat, milk, egg, yeast등이다

1-4-1-2C Respiratory chain(oxidative)phosphorylation을 통한 $NADH^+ + H^+$ 및 $FADH_2$로 부터 ATP 생성

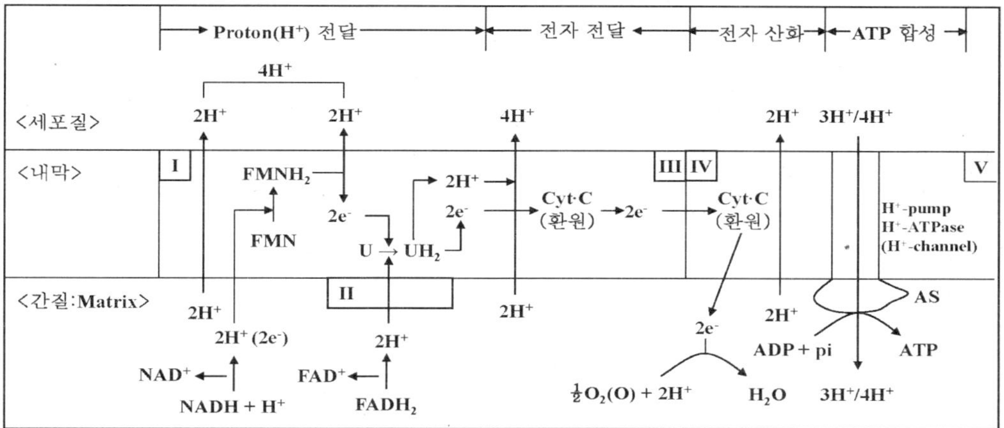

I : Complex I (NADH dehydrogenase, NADH – coenzyme Q – oxidoreductase)
II : Complex II (Succinate – coenzyme Q – oxidoreductase)
III : Complex III (Cytochrome C reductase, coenzyme Q – cytochrome C oxidoreductase complex)
IV : Complex IV (Cytochrome C oxidase); V : Complex V (H^+-pump + AS); FMN : Flavin mononucleotide
U: Ubiquinone (coenzyme Q); UH_2 : Reduced ubiquinone (Ubiquinol); AS : ATP synthase

1-4-1-2Ca $NADH + H^+$와 $FADH_2$의 산화 단계 설명 (요약) (1-4-1-2C)

산화 단계	H^+ 및 e^- 전달 단백질	기능	기능 억제제와 임상
H^+ 전달	I	• $NADH + H^+$의 산화를 시작 • NADH로 부터 $2H^+$와 $2e^-$를 받아 I의 prosthetic group인 FMN에 전달하여 $FMNH_2$로 환원시킨다 • $FMNH_2$를 산화시키면서 $2H^+$는 세포질로 pumping 하여 방출하고, $2e^-$는 ubiquinone(U)에 전달하여 ubiquinol(UH_2)로 환원시킨다 • $4H^+$를 pumping하여 세포질로 방출 : $NADH + H^+ + 2H^+ + 2H^+$ ($NADH+5H^+$) → $NAD^+ + UH_2 + [4H^+]_{세포질}$	• Amytal과 rotenone는 Complex I로부터 전자 전달을 저해 • Rotenone에 만성적으로 노출되면 Parkinson's disease가 발생 (제11장)
H^+ 전달	II	• $FADH_2$의 산화를 시작 • $FADH_2$로 부터 $2H^+$와 $2e^-$를 받아 ubiquinon(U)를 ubiquinol(UH)로 환원 $FADH_2 + U \rightarrow FAD^+ + UH_2$	-
e^- 전달	III	• UH_2로 부터 전자를 받아 환원형의 cytochrome C가 된다 • IV로 전자를 전달하면서 환원형의 cytochrome C는 산화된다 • $4H^+$를 pumping하면서 세포질로 방출	Antimycine은 complex III에서 전자전달 억제
e^- 전달 및 산화	IV	• 환원형의 cytochrome C로 부터 $2e^-$를 받아 산소(O)에 전달하여 물을 생성 • 전자(e^-)의 산화제인 산소를 이용하여 전자로부터 물을 생성	Cyanide(CN-), CO, azide(N_3^-)는 IV의 기능 저해
ATP 합성	V	• 세포질에 방출되었던 H^+를 matrix쪽으로 pumping한다 • Pumping되어 H^+-channel을 통해 3-4개의 H^+가 통과 할때 ATP synthase가 ADP + Pi로 부터 1분자의 ATP를 생성시킨다 • $NADH + H^+$의 산화에 의해 $10H^+$, $FADH_2$의 산화에 의해 $6H^+$의 H^+이 세포질로 방출되어 다시 matrix로 회수될 때 ATP가 생성되므로, NADH 1분자로 부터 3ATP, $FADH_2$로 부터 2ATP가 생성된다	Oligomycin은 proton channel (H^+-ATPase)를 저해하여 ATP합성을 저해시킨다

1-4-1-2Cb Respiratory chain (oxidative) phosphorylation의 장해 (Mitochondria disease)와 임상

장 해	관련 병리 현상
Complex I subunit의 하나를 encoding 하는 mitochondria(mit.) DNA의 변이	**Leber 유전성 시각 신경 장애증 (Leber herediatory optic neuropathy)**
Leucine 수송 RNA를 encoding 하는 gene의 mit. DNA의 변이 (complex I, III, IV, V의 DNA의 변이)	**Mitochondrial encephalopathy(뇌질환), lactic acidosis and stroke(MELAS)-like episodes**
• **Complex I, II, III, IV, V (ATP synthase)의 장해** • **pyruvate dehydrogenase (1-4-1-2B)의 장해**	**Leigh syndrome (신경증을 특징으로 하는 신경장애, 퇴행성 장애증)**
H^+-ATPase의 장해 (1-7/No. 23)	• **호흡률 저하/활성 산소증가에 의해 mit. DNA의 변이 초래** • **Parkinson's disease(제11장) 등의 신경 퇴행성 장애**

임상

- **Pyruvate dehydrogenase의 장해 또는 결핍의 경우 혈중에 pyruvate, lactate 및 alanine의 농도가 증가한다. 이와 관련하여 혈액의 pH변화와 gluconeogenesis의 변화에 대해 생각해 봅시다**

1-4-1-3 ATP의 구조 특성

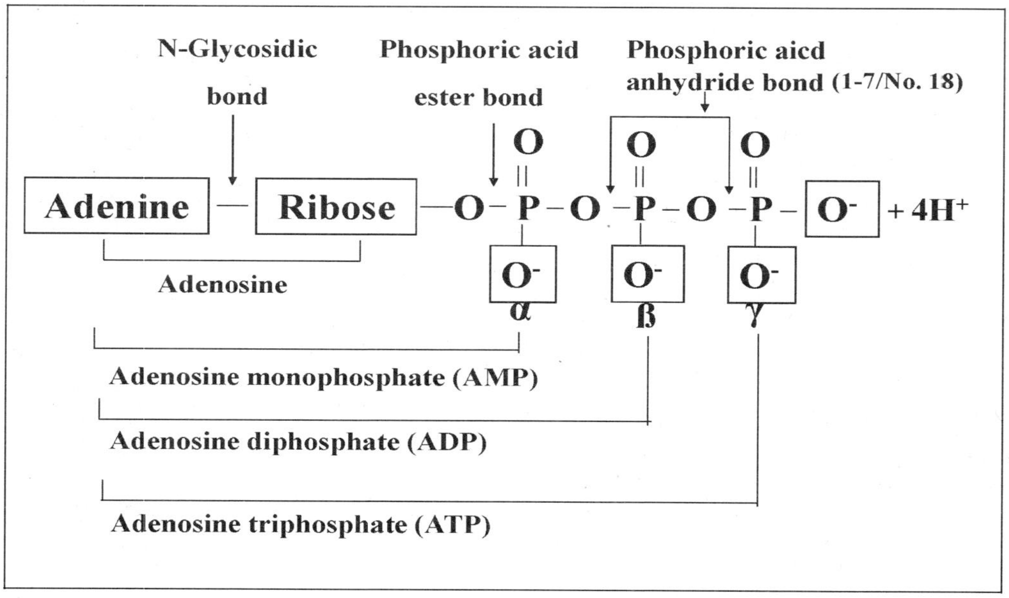

1-4-1-3A ATP 구조 특성 설명 (1-4-1-3)

구성물질	분자 수	결합 양식
Adenine	1개	• **Adenine (purine** 염기)과 **ribose**는 **N-glycosidic bond**를 형성하며 이것을 **adenosine (nucleoside**의 일종)이라 한다
Ribose	1개	• **Ribose**와 **α-** 위치의 **phosphoric acid**는 **phosphoric ester bond**로 결합되어 있다
Phosphoric acid	3개	• **α-** 위치의 **phosphoric acid**에 **ß-, γ-**위치의 **phosphoric acid**가 각각 **phosphoric acid anhydride bond**로 결합되어 있다

- **ATP**는 **adenine (purine** 염기), **ribose** (오탄당) 및 인산 **(H_3PO_4)**가 결합된 **nucleotide**이다
- **Adenine**의 **purine** 염기는 **glycine, glutamine, aspartate** 등의 아미노산의 **$-NH_2$** 대사에 의해 생성된다
- **Ribose**는 **glucose**의 대사 산물이다
- **Phosphoric acid**는 식품에 유래한다
- **ATP**의 **H_3PO_4 (HO−P(=O)(OH)−OH)**의 **−OH**는 **pH 7.0**에서 **O^-/H^+**로 해리되고, **ATP**는 세포중에 존재할 때 4가의 (−) 이온으로 하전되어 있다**(ATP^{4-})**

1-4-1-4 ATP가 High energy compound인 이유?

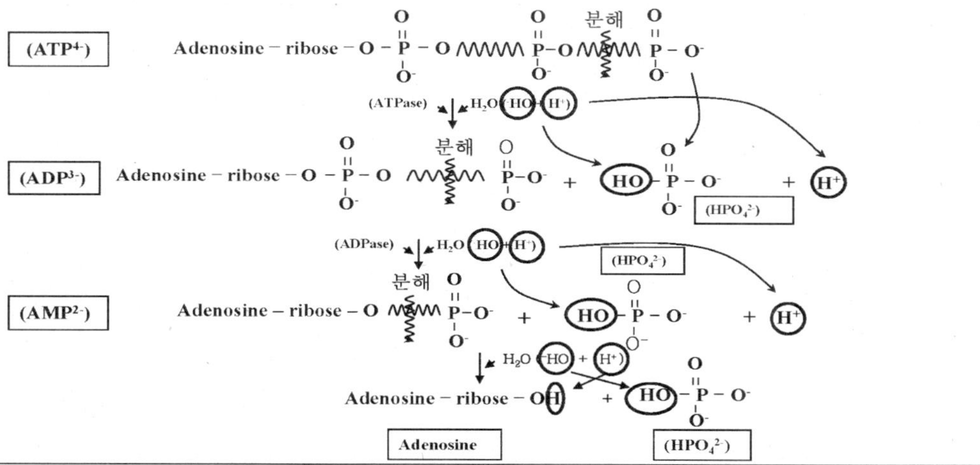

- ATP^{4-}의 ɣ- 위치의 phosphate가 가수분해되어 생성되는 ADP^{3-}와 HPO_4^{2-}는 동종의 charge (−) 때문에 반발/충돌력이 강해져 30 kJ/mol의 에너지를 방출한다
- ADP^{3-}의 ß-위치의 phosphate가 가수분해되어 생성되는 AMP^{2-}와 HPO_4^{2-}의 반발/충돌력 때문에 30 kJ/mol의 에너지를 방출한다
- ATP^{4-}가 AMP^{2-} 와 pyrophosphate(2분자의 인산)으로 가수분해되면 36 kJ/mol의 에너지 방출한다 (4.2 J=1 calori)
- AMP^{2-}가 adenosine과 인산으로 분해되면 서로간의 반발력이 없기 때문에 에너지가 발생되지 않는다고 하지만, 9 kJ/mol의 에너지를 발생한다는 보고도 있다

1-4-1-5 ATP의 이용 (기능)

ATP 이용 목적	이용하는 효소	화학 반응	화학반응 목적
인산기전이 (인산화)	Kinase	Glucose + ATP $\xrightarrow{①}$ Glucose-6-phosphate ① Hexokinase (Glucokinase)	• High energy 화합물 생성 (1-4-1-2Aa) • Glycolysis 첫 단계
		MLC + ATP $\xrightarrow{②}$ MLC-phosphate ② MLC (myosine light chain) kinase	근육 수축 (세포수축) (2-7-1, 2-7-11/No. 8, 9)
에너지 생성 (능동수송)	ATPase	Na^+/K^+-ATPase (1-4-1-2Aa$_2$, 1-4-2, 1-4-2A)	세포내의 Na^+, K^+의 농도조절
		Ca^{2+}-ATPase (1-7, No. 22)	세포 내·외의 Ca^{2+} 농도 조절
		H^+-ATPase (1-4-1-2C, 1-4-1-2Ca, 1-7/No. 23)	ATP 생성, 산소이용
제 2차 정보 전달 물질 생성 → 저장물질의 분해/ 이용	Adenylate cyclase	ATP $\xrightarrow{③}$ cAMP ③ Adenylate cyclase • cAMP: Cyclic adenosine monophosphate	• Triglyceride 분해 • Glycogen 분해
저장물질의 합성 → 이용	Synthetase	r-glutamyl-cystein + lysine $\xrightarrow{④}$ Glutathione ④ Glutathione synthetase	• 항산화작용 (6-5/No. 11) • Amino acid 수송 (6-2-1, 8-2, 11-1)

1-4-1-6 물의 기능과 이용

생명 현상 유지 반응	기능 / 이용 / 목적
물질 수송	중간 매개체 / 영양분 등의 공급 (생체 내에서 물에 용해되는 것만 수송가능)
생체 유기물질의 대사	• 효소반응의 매개체 • 효소 (가수분해) 반응의 **coenzyme**
수소이온농도 (**pH**) 의 유지 (2-6 모두)	완충용액의 근원 (완충작용의 근원)
산 / 염기의 평형조절 (2-6 모두)	• **pH**의 조절 • 유기산 (영양분 대사 최종산물) CO_2의 중화/**pH** 조절
식물의 광합성	수소 분자 제공

• 세포 반응 실험 때 물에 녹지 않는 물질(**hydrophobic compounds**)을 함유시켰을 경우 이 물질을 **hydrophilic condition**으로 하기 위해 계면 활성제 (예, **deoxycholic acid, dimethyl sulfoxide (DMSO), etc.**)를 첨가하면 된다.
• 생체에 있어서 물의 조절은 **vasopressin(ADH)**가 관여한다(**1-7/No. 11, 27, 12-3/No. 5**)

1-4-2 전해질 Na^+, K^+의 농도 조절

(1-4-1-1C,1-4-1-2Ab, 1-6-3/No.11,12)

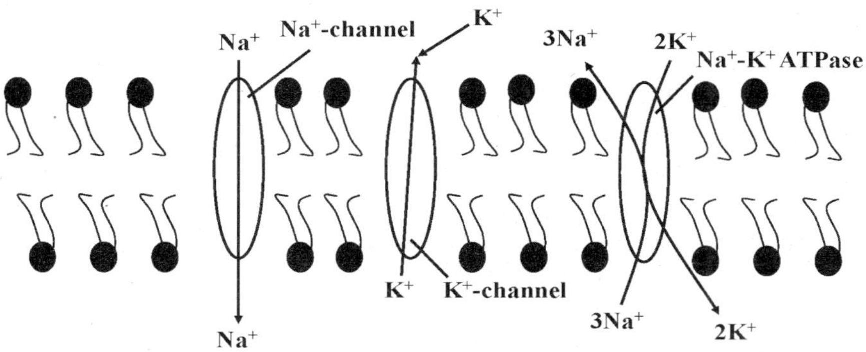

1-4-2A Na^+, K^+의 임상적 중요성

(1-4-3)

- Na^+은 세포내부에 5-15mM, 외부에 145mM이 존재하고, K^+은 세포외부에 5mM, 내부에 140mM이 존재해야 한다(2-6-5). 이와 같이 세포의 내부와 외부에 있어서 Na^+와 K^+의 농도비가 균형되지 않게 유지되어야 생명체는 생존을 유지할 수 있다. 이와 같이 Na^+와 K^+등의 전해질이 생존 조건(1-4)에 부합되지 않게 조정된다면 생명의 유지에 문제가 생긴다. 생명의 생존을 위해 Na^+, K^+의 교환 또는 유입/유출 반응이 세포막의 수송 단백질(**carrier protein**)을 통하여 끊임없이 일어나야 한다.
- 심한 운동, 탈수, 신체적 사고 등에 의해 물과 더불어 Na^+, K^+등의 전해질이 체외로 방출되면 이를 보완하기 위해 **saline** 용액 (**0.9% NaCl** 용액) 또는 **Linger** 용액을 체내로 투여한다.
- Na^+, K^+의 교환반응이 적혈구에서 일어나지 않으면 적혈구의 형태가 변하면서 적혈구는 용혈된다.
- Na^+, K^+의 장해의 경우 심장의 박동 및 운동의 장해 등을 일으킨다. 특히, 근육 운동 종판막으로 Na^+ **channel** 을 통해서 Na^+이 유입되지 않으면 신경의 흥분이 저하되어 (중증)근무력증이 발생한다(**12-2**). 이와 같은 경우는 자가 면역 질환이다.

임상 자가면역 질환의 경우 혈중에 어느 단백질이 증가할까?
또 이에 관여된 **immunoglobulin**은 무엇인지 생각해 봅시다

1-4-2-1 세포막 관통단백질 (Integral protein)의 기능 특성

분류	기능
Channel protein (1-4-1-1B,1C)	• Ca^{2+}-channel, Cl^--channel, Na^+-channel등은 각각 Ca^{2+}, Cl^-, Na^+을 특이적으로 세포 내·외부로 수송
Carrier protein (수송단백질) (1-4-1-1B,1C)	• Insulin이 매개한 glucose transport protein에 의한 glucose의 세포내부로의 수송 • 단, 세포 내부로부터 세포 외부(blood)로 방출되는 glucose의 수송형태는 단순확산
Active trasport protein (1-4-1-1, 1-4-1-1C)	• ATP를 소모하면서 K^+, Na^+, Ca^{2+}을 수송하는 단백질 – Na^+/K^+ -ATPase (1-7/No.13) – Ca^{2+}-ATPase (1-7/No.22) – H^+-ATPase (1-7/No.23)
Receptor protein (2-2-1, 2-2-1-1)	• 세포 반응을 위해 세포외부의 first messenger (호르몬, 신경전달물질, 면역단백질, 빛, 감각, autacoid, 각종화학물질)을 인식하여 세포내부로, 세포가 적당한 기능을 할 수 있도록 전달 • 이때 first messenger에 대한 second messenger (Ca^{2+}. IP_3, DG, cAMP, cGMP)가 생성되어 first messenger 고유의 세포기능을 위한 일련의 생리 반응 일어남(1-3-1-2, 1-3-3-1, 2-2-2, 2-3-8-2B, 2-7-1)

1-4-3 세포 내외에서 Na^+, K^+의 주요기능 (1-4-2, 1-4-2A)

	세 포 외 부	세 포 내 부
Na^+	HCO_3^- 와 결합하여 혈액의 pH 중화 (2-6-2, 2-6-3, 2-6-4, 15-2)	신경, 근육세포의 흥분성 조절 (12-2)
K^+	부신 피질 호르몬 등의 분비조절 (2-5-7, 15-2)	심장의 박동조절(15-2)

1-5 세포 조직의 기능 손상 인자

외부 (환경) 인자	세포 내부 인자
• 병원 미생물 • **Virus** • 환경 독성 물질 (카드뮴, 수은, 납, 다이옥신 등) • 약 물 • 필수 영양분의 결핍 • 기 타.	• 생명의 유지조건의 손상 • 생명의 본질의 손상 • 물질 대사 관여 효소 단백질의 유전적·후천적 결핍 / 생성 저하 • 각종 효소 단백질의 기능 저하 • 세포와 세포간의 정보전달인식 결핍 / 손상

1-6 임상화학에서 사용되는 혈액의 주성분

- 유형성분 → **Cells**
  - **Platelets**
  - **Erythrocytes**
  - **Leukocytes**
    - **Granulocytes**
      - **Neutrophils**
      - **Basophils**
      - **Eosinophils**
    - **Agranulocytes**
      - **Lymphocytes**
        - **T-cells**
        - **B-cells**
      - **Monocytes** → **Macrophages**
- 무형성분 → **Plasma**
  - **Coagulation factors**
  - **Serum**
    - **Lipids**
    - **Proteins**
    - **Carbohydrates**
    - **Minerals**
    - **Waters**
    - **Biological substances**
    - **Enzymes**

1-6-1 혈액세포의 임상화학적 이용

세 포	이 용 / 진 단
Platelets (혈소판)	출혈이상증, 혈소판 감소/증가증, 혈전증 등
Erythrocytes (적혈구)	빈혈, 산소 결핍증, 산소 과다증 등
Leukocytes (백혈구)	염증, 면역기능 등

1-6-2 Plasma의 임상화학적 이용 (1)

Plasma (혈장) 성분	이 용 / 진 단
혈액 응고 인자	간기능, 혈전증, 혈액응고 이상증 등
Lipids	고지혈증, 비만, 동맥경화증, 간기능 등
Carbohydrates(Glucose)	당뇨, 신장기능 등
Proteins	당뇨, 각 세포 조직의 기능 등

1-6-2 Plasma의 임상화학적 이용 (2)

Plasma (혈장) 성분	이 용 / 진 단
Enzymes	각 세포 조직의 기능 등
Hormones	Hormone 특이적 세포/조직기능 등
Immunoglobulins	면역기능 등
Neurotransmitters	뇌신경 기능 등

1-6-2A PRP, PPP, Serum 제조

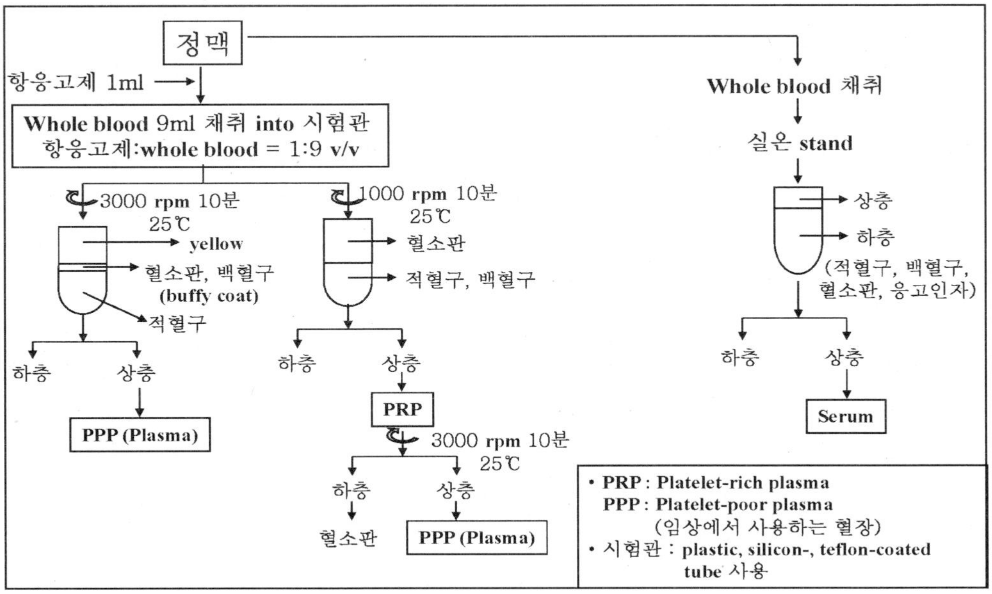

• PRP : Platelet-rich plasma
PPP : Platelet-poor plasma
(임상에서 사용하는 혈장)
• 시험관 : plastic, silicon-, teflon-coated tube 사용

1-6-2B PRP, PPP (plasma), Serum의 용도비교

	함유세포	Color	제조시 항응고제	함유 성분	용도
PRP	혈소판	**Yellow**	필요 (O)	혈소판 응고인자 무형성분	혈소판기능이상증검사 (지혈/혈전검사)
PPP	X	**Yellow**	필요 (O)	응고인자 무형성분	응고이상증검사 (지혈/출혈검사)
Serum	X	**Yellow**	필요없다 (X)	무형성분	무형성분검사

- **Color**가 **red**색인 경우 적혈구가 파괴된 것에 기인하고, **yellow**색인 경우는 적혈구의 수명 (**120** 일)이 다한 후 적혈구에 있던 **hemoglobin**(산소와 CO_2운반 단백질)이 분해되어 최종적으로 생성된 **bilirubin** (간접형과 직접형이 있다, 제**9**장)의 **color**에 유래한 것이다.

1-6-2C 항 응고제의 종류와 작용

항응고제의 종류	작 용	항응고제 함유 **tube**의 **color**
EDTA-Na$_2$(-K$_2$)	혈액 중의 **Ca^{2+}**과 결합하여 **Ca^{2+}**의 혈액 응고 작용을 저해한다	보라
Double oxalate (Ammonium oxalate / Potassium oxalate = 3:2, v/v)	혈액 중의 **Ca^{2+}**과 **oxalate** 혼합물이 서로 결합하여 침전을 일으킴으로써 **free Ca^{2+}**을 제거하여 혈액 응고를 저해한다	회색
Heparin	혈액중의 **antithrombin III**와 **1:1**로 결합하여 **fibrin clot**의 형성을 억제한다	녹색
Sodium citrate (3.8%)	**Double oxalate**와 마찬가지로 **free Ca^{2+}**을 제거하면서 혈액 응고를 저해한다	청색

1-7 핵심 포인트

1. 세포막 (Cellular membrane) (1-3-1)

세포자체를 보호하는 원형질 막(plasma membrane)과 세포 내 소기관(organelles nucleus, mitochondria, endoplasmic reticulum, etc.)을 보호하는 막을 총칭

- **Plasma membrane :** 동물 세포의 경우 세포의 가장 바깥에서 세포를 보호하는 막이고, 식물 또는 미생물의 경우 세포벽에 둘러 쌓여 있는 막을 의미한다. 식물 세포로 부터 원형질막 (protoplast membrane)을 구성하고 있는 원형질 세포 (protoplast)를 제조하여 식물의 생리기능을 연구할 경우는 세포벽을 구성하고 있는 다당체 (예, cellulose, pectin 등)를 다당체 분해 효소(cellulase, pectinase)로 분해시켜 세포를 분리하여야 한다

2. 물질대사 (Substance metabolism) 유지인자 (2-2-1)

- **Hormones(제2장), neurotransmitters(제11장), autacoids(2-7-9, 2-7-10, 6-2-4-2, 2-7-11/No.2), immunoglobulins/cytokines(6-2-2, 6-2-4), cell growth factors, senses (i.e. light, etc.), etc.**

- 이들의 유지인자는 세포의 기능 유지 또는 생명체의 생존 유지를 위해 필요한 모든 생리적 반응을 하기 위해 세포막에 있는 이들 특유의 수용체에 작용하여야 하며(2-2-2) 이들 고유의 기능이 서로 다른 것이 특징이다

임상
- Hormone중 insulin 고유의 기능과 이것의 작용 또는 분비등에 이상이 생겼을 경우 어떤 질환이 일어날 수 있는지 생각해 봅시다

3. 자기복제 (Self replication) 유지인자

DNA (deoxynucleotide 단위의 특이한 배열을 하고 있는 polynucleotide이며, 유전정보의 운반자 역할을 수행)

임상
- 인체에 침입한 virus가 복제하기 위해 인체(동물) 세포의 무엇을 이용하는가
- AIDS (Acquired immunodeficiency syndrome, 후천성 면역결핍증)의 원인 virus의 특징과 AIDS의 임상증상에 대해 생각해 봅시다

4. Phospholipase A_1 및 A_2 (PLase A_1, A_2)

• **Glycerophospholipids(1-3-2)**의 **fatty acid ester(1-7/No.20, 4-4-2-3A)**를 가수분해시키는 효소로서 **PLase A_1, A_2**가 있다. **PLase A_1**은 **C-1** 위치의 지방산 에스테르를, **PLase A_2**는 **C-2** 위치의 지방산 에스테르를 가수분해시켜 한분자의 지방산과 **lysoglycerophospholipids** 를 생성시킨다

• 이때 분리·생성된 지방산은 세포의 기능 유지를 위해 **β-**산화 **(β-oxidation)**을 거쳐 에너지 **(ATP)**의 생성에 이용된다. 특히 중요한 것은 이들 지방산 중 **arachidonic acid, dihomo-γ-linolenic acid** 및 **eicosapentaenoic acid**는 **prostaglandins (2-7-7, -8, -9, -10, 2-7-11/ No. 1, 2)**의 생성에 이용되어 다양한 생명현상의 유지 또는 억제에 관여하기 때문에 임상에서 아주 중요하게 취급하는 부분이다

임상

Phospholipase A_2의 결핍시 또는 촉진시 어떤 병리현상이 일어날 수 있는지 생각해 봅시다

5. Phospholipase C (1-3-1-2, 1-3-3, 1-3-3-1)

Phosphatidylinositol의 **C-3** 위치에 결합하고 있는 **phosphate ester** 결합을 선택적으로 가수분해시킨다. 이 결과 **phosphatidylinositol (PI), phosphatidylinositol 4-monophosphate (PIP)** 및 **phosphatidylinositol 4,5-bisphosphate (PIP_2)**가 **PLase C**에 의해 가수분해된다. **PI**로부터 **diacylglycerol (DG)**및 **inositol-1-phosphate (IP)**가, **PIP**로부터 **DG** 및 **inositol 1,4-bisphosphate (IP_2)**가, **PIP_2**로부터 **DG** 및 **inositol 1,4,5-trisphosphate (IP_3)**가 생성된다. 여기서 **DG**는 세포증식에 필요한 **protein kinase C**의 활성을 촉진시켜주고, **IP_3**는 세포의 다양한 기능 (세포증식, 분화, 분비, 물질대사 등)을 조절하는 **Ca^{2+}** 을 세포내부에 동원시키는 작용을 한다

임상

• 췌장 세포내부에 Ca^{2+}이 동원(증가)되지 않았을 경우, 췌장세포로 부터의 **Insulin** 분비장해가 일어난다고 한다. 만약 그렇다면 당뇨병 이외에 어떤 병리현상이 일어날 수 있을까? **Insuline**의 기능측면으로 부터 생각해 봅시다

• **Protein kinase C**와 Ca^{2+}은 다양한 생리반응에 관여하는데, 근육의 수축과 암의 발생에 관여하여 **protein kinase C**와 Ca^{2+}의 연관성을 생각해 봅시다

6. Phosphlipase D (1-3-3)

• **Glycerophospholipids**의 **C-3** 위치에 결합되어 있는 **phosphate**와 **base** 사이의 **ester** 결합을 가수분해시키는 효소이다. 특히 **phosphatidylcholine (PC)**에 작용하여 **phosphatidic acid** 및 **choline**을 생성시키는데, **choline**은 신경의 흥분성을 세포에 전달하는 **acetylcholine(2-5-10/No.8, 12-1-1)**의 주성분이 되는 것이 중요하다

• **Phosphatidylcholine**은 다른 이름으로 **lecithin**이라고 하는데 이것은 **egg**의 **yolk**에 아주 많다. 그리고 **phospholipase D**는 채소 (양배추)에 많다

임상

Phospholipase D 결핍증의 경우 어떤 병리현상이 일어 날 수 있을지 생각해 봅시다

7. 발열반응 (Exergonic reaction)

다양한 물질대사과정 중에서 반응 물질이 가진 에너지가 생성 물질이 가진 에너지보다 많아서 그 에너지 차이만큼 주위에 열을 방출하는, 즉 에너지를 생성시키는 반응이다. 예를 들어 **glucose**가 산화되어 생기는 에너지 **(38ATP / -687KJ)**는 발열반응에 의한 것이다

8. 흡열반응 (Endergonic reaction)

반응물질 에너지가 생성물질 에너지보다 적어서 주위로부터 열을 흡수하는 반응이다. 이때 흡수되는 에너지는 발열반응에서 생성된 것으로서 물질의 합성·분해 등으로 사용된다

9. 체온

• 발열과 흡열의 상호반응에 의해 에너지를 생성시키고 역으로 생성된 에너지를 이용하는 반응에서 체온이 조절되는 것으로 설명할 수 있다
• 체온 중추신경계에 의해 조절된다

10. 삼투 (Osmosis) / 삼투압 (Osmotic pressure)/삼투농도(1-4-1)

• 용매는 통과시키나 용질은 통과시키지 않는 반투막을 고정시키고, 그 양쪽에 용액과 순용매를 따로 넣으면, 용액의 농도가 평형상태에 이를 때까지 용액의 농도가 낮은 쪽에서 높은 쪽으로 용매가 이동하는 현상을 삼투라 하며 이때 용액의 농도가 높은 쪽으로 이동된 용매가 반투막을 밀치는 힘을 삼투압이라 한다. 생체에서의 용매인 물이 조직막을 경계로 하여 삼투현상이 일어나면 부종(浮腫)이 발생한다(2-3-7-1a)

• **Osmolarity** (삼투농도)

용액중 용질 입자의 수를 나타내고 단위는 **mmol/Kg.H_2O(mmol/ℓ H_2O)**이다. 다시 말해서, **M** 농도 **(mol/ℓ)**로 나타낼 수 있고, **mOSm/ℓ. H_2O**로 나타낼 수 있다

• 삼투농도 **(Osmolarity)** 의 변화와 관련 병리현상

삼투농도 증가	삼투농도 감소
• 고장성탈수증 (수분결핍) • **Ethanol** (음주) (제 10 장)	• 저장성 탈수증 (**Na^+** 결핍증) • 저 **Na^+**혈증 (**ADH** 분비장해) **(15-2)** • **Aldosterone** 분비저하 **(2-4, 2-5-7)**
• 정상의 삼투압은 300 **mmol/kg** 이하 **(280-290 mmol/kg)** • **ADH : Antidiuretic hormone**으로서 **vasopressin** 이라고도 한다 • 삼투압과 삼투 농도는 반비례적인 관계에 있다	

11. ADH(Vasopressin)와 물의 평형조절과 임상 (1-7/No. 27, 12-3/No. 5)

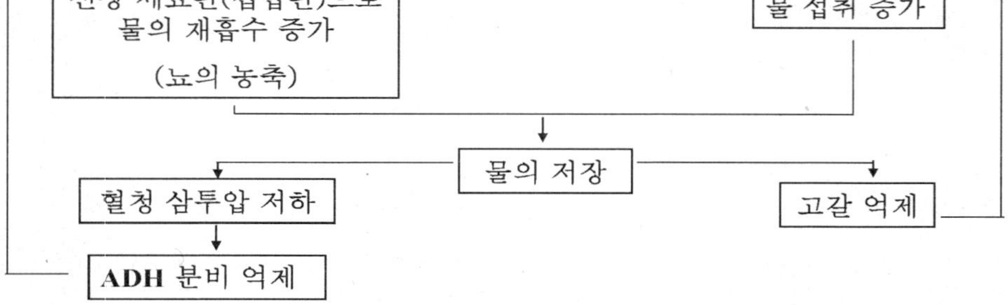

12. Osmolarity (삼투농도, mmol/L) 계산식

$2[Na^{2+}] + 2[K^{+}] + [Glucose] + [Urea\ nitrogen]$

(Urea $CO(NH_2)_2$에서 N의 총 분자량은 14 x 2 = 28)

(문제) 어떤 환자의 혈장 **$[Na^{2+}]$** 142 mmol/L, **glucose** 130 mg/dl, **[Urea nitrogen]** 18 mg/dl 일 때의 삼투농도를 계산해보자 (**Glucose** 분자량180)

(풀이) • **$[Na^{2+}]$142mmol/L = 142μmol/ml = 142mM(142mmol/L)** −①

• **[Glucose]130mg/dl = 1.3mg/ml = 7.2 mM(7.2mmol/L)** − ②

• **[Urea nitrogen]18mg/dl = 0.18mg/ml = 6.4 mM** − ③

$1.8 \times 10^{-4}(g)/28 \times 10^{-3}L = 6.4 \times 10^{-6}\ mol/10^{-3}\ ml$

=> 6.4 μmol/ml = 6.4 mmol/L = 6.4 mM

• **[2 x ①] +[②] +[③] = 298 mM =298 mmol/L = 298 mM/kg = 298 mOsm/kg**

1mmol = 10^{-3}mol	**1 μmol = 10^{-6}mol**
1nmol = 1 mμmol = 10^{-9}mol	**1pmol = 1 μμmol = 10^{-12}mol**
1mM = 10^{-3}M = 1mmol/L = 1 μmol/ml	• **M(morality) = mol 수/L**
1 μM = 10^{-6}M = 1 μmol/L = 1nmol/ml	• **mol 수 = 중량(g)/분자량(MW)**
1 nM = 10^{-9}M = 1 nmol/L = 1pmol/ml	• **g = M x Mw x L**

13. Na^{+}-K^{+} ATPase (Na^{+}/K^{+}-pump)(1-4-1-2Aa_2, 1-4-2, 2-6-5)

ATP를 **ADP**와 **Phosphate**로 분해시키면서 생기는 에너지를 이용하여 **$2K^{+}$** 과 **$3Na^{+}$** 을 서로 교환시키는 막 단백질로 세포 내부 및 외부의 **Na^{+}, K^{+}** 의 농도조절에 중요하다. 또한 신경 (근육)세포의 흥분성 조절에도 중요하게 작용한다

14. 흥분성 세포 (Exciting cells) (제 11장, 12장)

활동전위를 형성하고 임펄스를 전달하는 세포군으로서 근육세포와 신경세포가 이에 해당한다. 정지상태의 근육세포 내부의 전위는 약 **-60 mV**, 신경세포의 전위는 약 **-70 mV**인 것으로 알려져 있고, 이와 같은 흥분세포의 활동전위는 **Na^{+}**과 **K^{+}**의 교환 등으로 전위가 '+' 상태로 증가한다. 이것을 탈분극이라 한다. 탈분극**(1-7/No.15)**과 과분극**(1-7/No.16)** 에 의해 근육·신경세포의 흥분성이 조절된다

15. 탈분극 (Depolarization, 제 12장)

역치 이상의 자극을 받으면 (세포)막의 투과성이 변하여 나트륨이온이 안으로 급격히 유입되어 바깥쪽은 (-), 안쪽은 (+)로 역전하는 현상

16. 과분극 (Hyperpolarization, 제 12장)

재분극이 일어나서 휴지전위일때 세포막 안쪽의 (-) 전하가 안정수치 이하로 떨어진 상태

17. 활동전위 (Active potential, 제 12장)

근육 및 신경 등 흥분성 세포의 흥분에 의한 세포막의 일시적인 전위변화

18. Acid anhydride bond

- 무기산이 탈수되어 생성된 산화물을 결합/형성
- 물 또는 염기가 반응하여 각각 산 또는 염을 만드는 산화물의 결합/형성

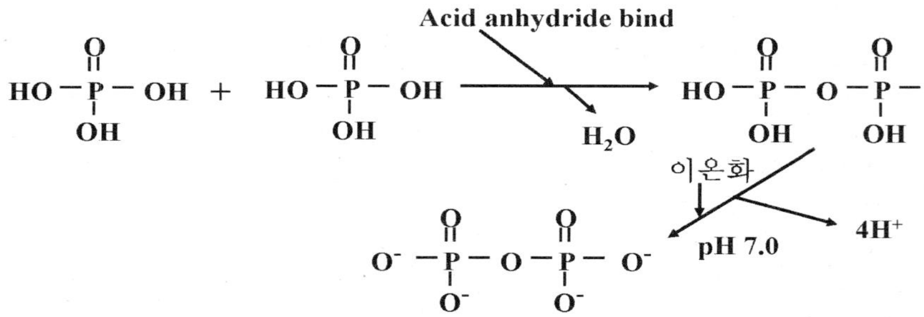

- 쉽게 가수분해되어 에너지를 발생 시킨다
- **ATP** 및 **ADP**에 특이적이고, **AMP**에는 이 결합이 존재하지 않는다

19. Glycosidic bond (배당체 결합) (-O-)

탄수화물 (예, glucose, ribose등)의 C_1-OH와 비당체(aglycon)또는 다른 탄수화물의 –OH가 서로 결합하면서 H_2O를 방출하는 형식의 결합

배당체(glycoside)	배당체 결합 화합물
Saponin	단당류(Glucose) + Steroid
Maltose (제 16장)	Glucose+Glucose (α-1,4-glycosidic bond)
Adenosine (1-7/No.21)	Ribose + Adenine
Amylose (제 16장)	Glucose의 [α-1,4결합]$_n$
Heparin (1-6-2c)	Glucosamine + Glucuronic acid(9-2, 9-6/No. 7) + 황산

20. Ester bond

산(R-COOH)과 알코올(R-OH)가 물(H_2O)을 분리하여 생성하는 화합물을 총칭하여 ester 라 하며, 이 결합을 ester bond라고 한다

- R-CO<u>OH</u> + R'-<u>OH</u> ⟶ R-COOR' + H_2O
- $CH_3(CH_2)_nCOOH + CH_3OH \longrightarrow CH_3(CH_2)_nCOOCH_3 + H_2O$
  (지방산 메칠 에스테르)

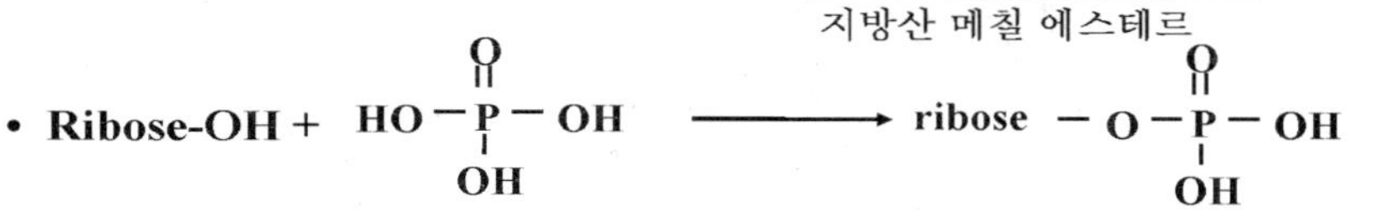

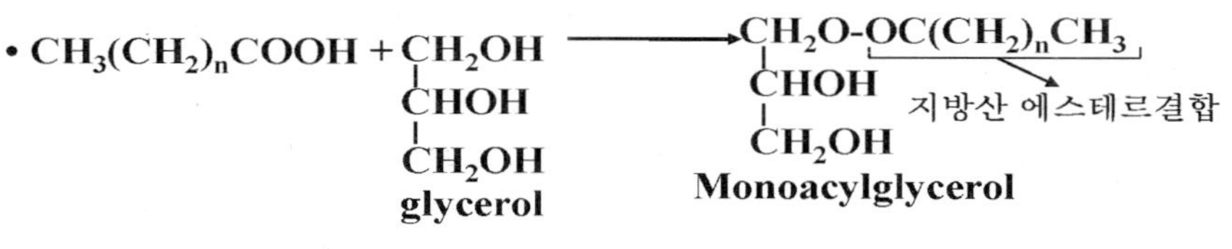

- Esterase(Hydrolase)에 의해 가수분해된다

21. Nucleoside와 Nucleotide의 구별

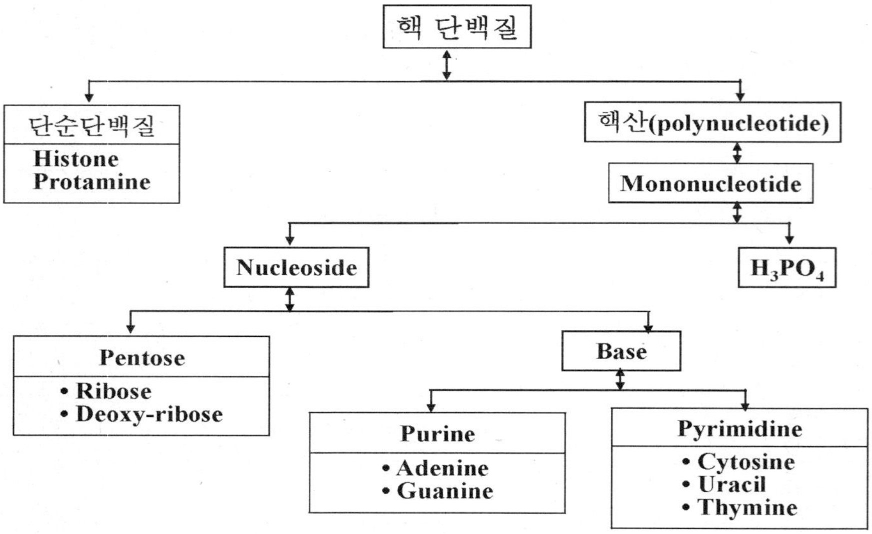

22. Ca^{2+}-ATPase

- 세포의 세포질에 있는 Ca^{2+}의 농도를 낮추는 기능을 가지고 있고, ATP를 분해하여 생기는 에너지를 이용하여 농도가 낮은 곳으로부터 높은 곳으로 Ca^{2+}을 pumping 하여 Ca^{2+}의 농도를 낮춘다

존재부위	Ca^{2+}의 유출/유입방향
원형질막	세포질의 Ca^{2+}을 세포외부(blood)로 유출(eflux)
소포체막	세포질의 Ca^{2+}을 소포체 내부로 유입(uptake)

- 세포질에 유리상태로 존재하는 Ca^{2+}의 농도는 정상 상태에서 10^{-7}M 정도이다. 다양한 세포작용에 의해 Ca^{2+}이 10^{-7}M(100nM)이상으로 증가되면 세포에 독성이 되기 때문에 10^{-7}M 로 만들어 주기 위해 원형질 막 또는 소포체 막에 존재하는 Ca^{2+}-ATPase 가 작용한다. 또한 소포체막은 Ca^{2+}을 저장할 수 있는 데 약 10mM의 Ca^{2+}을 저장할 수 있다. 이것을 초과하면 소포체의 기능이 떨어지게 된다

임상

- 혈액 또는 세포질에 유리상태로 존재하는 Ca^{2+}이 증가하면 어떤 병리현상을 초래할 수 있을지 생각해 봅시다
- 혈액에 Ca^{2+}이 감소하면 어떤 병리현상이 일어 날 수 있는지 생각해 봅시다

23. H^+-ATPase (2-6-6)

- Mitochondria에서 NADH(H^+)와 $FADH_2$가 산화될 때 mitochondria의 세포질(cristae)로 방출된 H^+를 mitochondria matrix(간질)로 다시 수송시키는 H^+-channel로서 작용한다. H^+가 H^+-ATPase에 의해 수송되지 않으면 H^+-ATPase와 함께 결합되어 있는 ATP-synthase (1-7/No. 26)에 의해 ATP가 생성되지 않는다
- H^+-ATPase는 oligomycin등에 의해 장해를 받는다
- H^+-ATPase의 장해(또는 결핍)의 경우 reactive oxygen species(ROS: $\bar{O}_2$, H_2O_2, ·OH)가 증가하게 된다. 이것으로 인해 mitochondria의 호흡율이 저하하고, ATP의 생성이 저하하고, mitochondrial DNA에 손상이 일어난다. 이 결과 Luft's disease (mitochondrial disease, 1-4-1-2Cb) 및 심근증(심근장애증, cardiomyopathy)등이 발생한다.

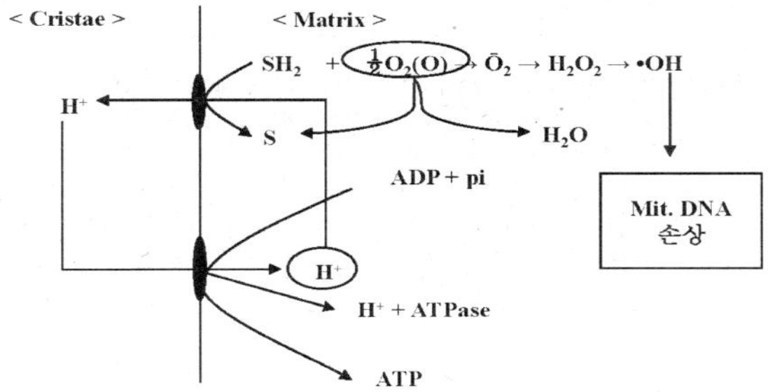

24. 2-oxo-acids

- 대부분 glucose의 대사 2차산물로서 amino acid의 탈아미노반응에 의해 분자구조내에 carbonyl group (C=O)을 가지는 물질의 총칭으로서, pyruvic acid(pyruvate), oxaloacetic acid(oxaloacetate), α-ketoglutaric acid(α-ketoglutarate) 등이 있다. C=O에 amino acid의 아미노기($-NH_2$)가 결합하여 수송/대사 되어진다. 또한 C=O에는 발색제 dinitrophenyl hydrazine(DNPH)가 잘 결합하므로 이를 2-oxo-acid의 측정/정량에 이용하기도 한다

- **Amino acid 생성과 oxo-acid의 생성관계 및 이용(2-3-8-2)**

Amino acid	① → / ← ②	2-oxo acids	관련효소	OXO-acid 이용
Alanine		Pyruvate	ALT	당의신생
Aspartate		Oxaloacetate	AST	ATP, NADH성생
Glutamate		α-ketoglutarate	ALT, AST	ATP NADH생성

① Deamination ($-NH_2$) ② Transamination ($+NH_2$)

25. Hexokinase 와 Glucokinase의 구별

	Hexokinase	Glucokinase
기질	Hexose (glucose, fructose, galactose, mannose)의 α-D-glucose에 친화성이 높다	• D-glucose에 특이적 • D-glucose에 대한 친화성은 hexokinase의 그것보다 약 3배 낮다
Cofactor	Mg^{2+}, K^{+}	Mg^{2+}
인산전이 위치	D-Hexose의 C-6 위치에 ATP γ-위치의 Pi를 전이	Hexokinase의 것과 동일

중요성

- Hexokinase 또는 glucokinase에 의한 glucose의 인산화는 glucose의 대사 (glycolysis) 또는 저장(예, glycogen)을 위해서 반드시 인산화 되어야 하기 때문에 이 효소의 반응은 ATP의 생성과 저장에 극히 중요하다
- Hexokinase 는 이것의 생성물 glucose-6-phosphate에 의해 저해된다
- Glucokinase는 glucose-6-phosphate에 의해 저해되지 않는다
- Glucokinase는 fructose-6-phosphate에 의해 저해되고, fructose-1-phosphate에 의해 활성화 된다.

26. Synthetase 와 Synthase

	Synthetase (합성)	Synthase (분해)
분류 No.	6번 (lygase)	4번 (lyase)
ATP	반응에 ATP 필요	반응에 ATP 필요없다
C-O결합	Tyrosine + ATP + t(s)RNA $\overset{①}{\rightleftharpoons}$ Tyrosyl-t(s)RNA + AMP + PP ① Tyrosil-t(s)RNA synthetase	H_2CO_3 $\overset{④}{\rightleftharpoons}$ $CO_2 + H_2O$ ④ Carbonic anhydrase
C-C결합	Pyruvate + ATP + H_2O + CO_2 $\overset{②}{\rightarrow}$ Oxaloacetate + ADP + Pi ② Pyruvate carboxylase	Glutamic acid $\overset{⑤}{\rightarrow}$ γ-aminobutyric acid + CO_2 ⑤ Glutamate carboxylase
C-N결합	γ -glutamyl-cysteinyl +ATP + Glycine $\overset{③}{\rightarrow}$ Glutathione + ADP + Pi ③ Glutathione synthetase	Argininosuccinic acid $\overset{⑥}{\rightleftharpoons}$ Arginine + Fumaric acid ⑥ Argininosuccinate lyase

27. Vasopressin (12-1-5)

• 뇌하수체 후엽**(Pituitary posterior)**으로 부터 분비되는 **peptide** 호르몬으로서 신장의 세뇨관에서 물의 재흡수를 촉진하고, 뇨를 농축시킨다. 그래서 항이뇨호르몬**(ADH, antidiuretic hormone)**이라고도 한다

• 말초혈관을 수축시켜 혈압을 상승시킨다

• 결핍되면 뇨(요)붕증**(8-7/No. 2)**이 일어난다

제 2장 호르몬에 의한 물질 대사와 그 이상증

학습 목표

- **TG** 대사 관여 호르몬의 임상적 중요성
- **Glucose, glycogen** 대사 관여 호르몬의 임상적 중요성
- 혈압조절 관여 호르몬 및 신경전달물질의 임상적 중요성
- 전해질 조절 관여 호르몬의 임상적 중요성
- 근육 수축·이완 관여 호르몬의 임상적 중요성
- **Prostaglandins**의 임상적 중요성
- Ca^{2+} 조절 호르몬의 임상적 중요성
- 갑상선 호르몬의 임상적 중요성

2-1 호르몬이란?

특정의 장기 또는 조직으로 부터 혈액중으로 분비되어 특정의 장기·조직 (표적기관: **target organ**)에 작용하여 호르몬 특유의 기능을 조절하는 유기 물질로서 세포반응조절에 있어서 **first messenger**역할을 한다 **(2-2-1-1).**

2-1-1 호르몬의 기능

- 체액의 환경 유지
- 신체 성장·발달 조절
- 성적 성숙 촉진, 성적 리듬 유지, 생식 과정 조절
- 에너지 생성 조절, 대사율 안정화
- Stress나 위기상황에 대처
- 타 호르몬의 생산 · 방출 촉진 또는 저해

2-2 TG 대사 관여 호르몬의 다양한 생리적 기능 (1)

호르몬	생리적 기능
ACTH **(Adrenocorticotropic hormone)**	• 지방 세포의 TG 분해 촉진 (지방산 방출 증가) • 부신피질 자극 (corticoid 생성), melanin 세포자극
Insulin	• 지방세포의 TG 분해 억제 • Glucose로부터 glycogen 생성 촉진 • Glucose 산화 촉진 • 지방산 합성 촉진 • 단백질로부터 당의 신생(gluconeogenesis) 저해 • Ketone body 과잉 생성 예방 (혈당 저하)

임상

- ACTH의 분비 저하 또는 기능 저하 일때 비만이 일어나는 이유를 지방세포에서의 TG 분해 기구를 이용하여 생각해 봅시다 (2-2-1)
- Gluconeogenesis는 언제 일어나며, 이것을 위해 사용되는 물질은 무엇인지 생각해봅시다 (2-5-10/No. 5)
- 인슈린의존성당뇨(IDDM) 및 인슈린비의존성당뇨(NIDDM)의 경우 ketoacidosis 및 hypertriglyceridemia가 발생하는 이유를 생각해 봅시다
- Insulin이 ketone body의 생성을 예방하는 이유와 ketone body가 많이 생성되어 혈중에 축적되었을 때의 병리현상에 대해 생각해 봅시다 (제 4장)

2-2 TG 대사 관여 호르몬의 다양한 생리적 기능(2)

호르몬	생리적 기능
Adrenaline	• 지방세포의 **TG** 분해 촉진 (혈중 유리지방산 증가) • 간 **glycogen** 분해 촉진 (혈당 상승) • 부교감신경계에 작용하여 **acetylcholine**을 분해시켜 혈압 상승/심장 박동 증가 • **ACTH** 분비 촉진
Glucagon	• 지방세포의 **TG** 분해 촉진 • 간 **glycogen** 분해 촉진 (혈당 상승)

임상

- **Hypoglycemia(저혈당증)의 경우 glycogen의 분해에 장해를 받으면 어떤 병리현상이 일어날 지 생각해 봅시다**
- **Acetylcholine은 혈압 상승에 관여할 뿐만 아니라 신경세포에 흥분성을 전달하는 신경전달물질이다. 이것의 기능저하에 의해 일어나는 자가면역질환인 중증근무력증(myasthenia gravis)의 발생 mechanism을 생각해 봅시다**

2-2-1 세포기능조절인자(물질대사유지인자, 1-7/No. 2)에 의한 세포 신호전달 과정 (개요) (2-2-2)

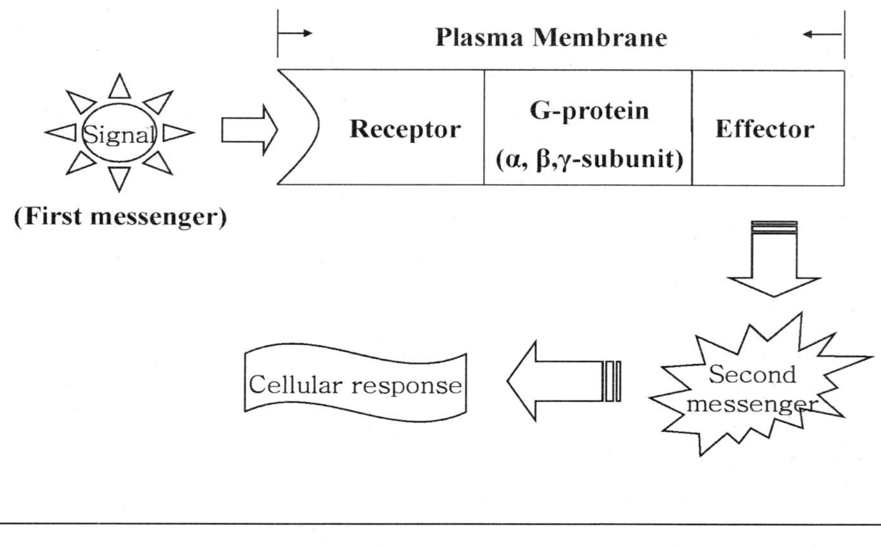

2-2-1-1 세포신호전달 관여 분자들의 기능 (2-2-1)

First messenger (1차정보전달물질)	Hormones(steroid hormone 제외), neurotransmitter, autacoids (2-7-11/No. 2), immunoglobulin, cytokines, cell growth factor, senses(i.e., light, flavors etc)
Receptor (수용체)	First messenger와 결합하는 막 단백질로서 first messenger 각각에 대한 receptor가 존재한다
G-protein	Receptor와 coupling 되어 있는 막 단백질로서 GTP가 결합되어야만 effector의 활성을 촉진시킬 수 있다
Effector (효과기)	GTP 결합형의 G-protein에 의해 활성화 되는 adenylate cyclase(AC, 2-2-2), phospholipase C, A_2 (1-3-3, 2-7-1, 2-7-7, 6-2-4, 7-1-3)등이 있다
Second messenger (2차정보전달물질)	Cyclic-adenosine monophosphate(cAMP, 2-2-1, 2-2-6/No. 3, 2-3, 2-7-1, 2-8-8, 2-9-1), cyclic-guanosine monophosphate(cGMP), Ca^{2+} (2-7-1, 6-2-4, 7-1-3, 12-2)
Cellular response (세포반응)	• Triglyceride 분해(2-2-1, 2-9-4) • Glucose 수송/산화촉진 • Glycogen 분해(2-3-8-2B) • 갑상선 호르몬 생성분비(2-9-1) • 면역반응(6-2-4, 7-1-3) • 근육 수축/이완(2-7-1) • Bone 형성(2-8-8) • Acetylcholine 분비/신경의흥분전달(12-2) • 세포의 성장/분화 • 기타

2-2-1-1a cAMP의 주요 기능

세포	작용	목적	생성저하시의 질환
지방세포	TG 분해	ATP 생성원 제공	비만
간, 근육세포 (2-3-8-2B)	Glycogen 분해	혈중에 glucose 제공(간) ATP 제공(근육)	저혈당
각종의 세포	mRNA 생성	단백질 합성	단백질 합성 저해
각종의 세포	DNA 생성조절	세포 성장·분화 조절	성장 억제
혈소판	Ca^{2+} 동원억제	혈소판 응집 억제	혈전증
기관지/혈관세포	확장	기관지·혈관 이완	기관지 질환 고혈압
심장세포	강심	심장 기능 강화	심장병
악성종양세포	악성종양세포 성장억제	암 억제	암 발생

2-2-2 Glucagon / Adrenaline 에 의한 triglyceride의 분해 mechanism

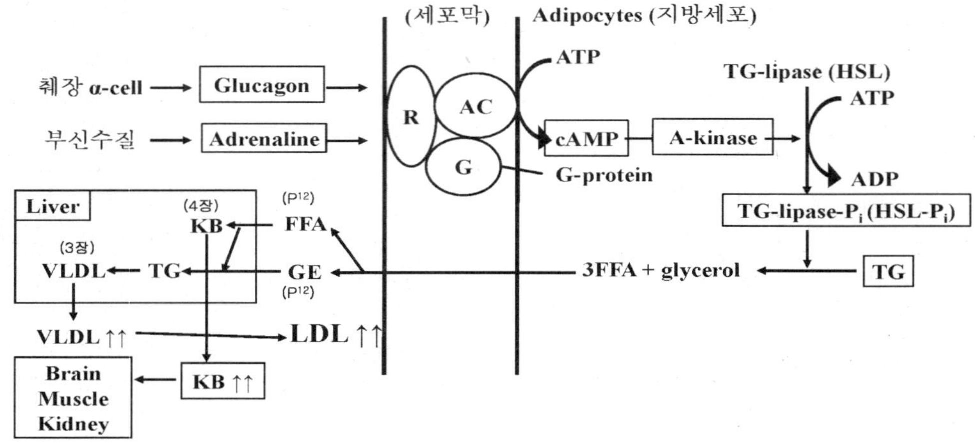

- R : Receptor (수용체), G : GTP-binding protein, GE : Glycerol, KB : Ketone body
- AC : Adenylate cyclase, ATP : Adenosine triphosphate
- cAMP : Cyclic adenosine monophosphate, TG : Triglyceride
- P_i : Phosphate, FFA : Free fatty acid, A-kinase : cAMP-dependent protein kinase
- HSL : Hormone sensitive lipase

2-2-2a Adipocytes에서의 triglyceride 분해 mechanism 개요 (요약) (2-2-2)

- 췌장의 **α-cell**, 부신수질에서 생성 · 분비되는 **glucagon** 또는 **adrenaline**이 **adipocyte**의 막에 존재하는 수용체 **(R)**에 결합하면 **GTP-binding protein (G)**에 **GTP**가 결합함으로써 **adenylate cyclase (AC)**가 활성화된다.

- 그 결과 **ATP**로부터 **cAMP**가 생성되고, **cAMP**는 **cAMP-dependent protein kinase (A-kinase)**의 활성을 촉진시켜, **TG** 분해효소인 **TG-lipase**에 **phosphate**를 결합시킨다.

- 인산화된 **TG-lipase-P_i**는 **TG**를 **3**분자의 **FFA**와 **glycerol**로 분해시킨다.
  (인산화 되어야만 **TG** 분해 활성을 가진다)

2-2-2b 당뇨, 기아, 절식의 경우 에너지 공급을 위한 유기물의 대사와 임상 (요약) (2-3, 4-1, 4-2, 5-2)

조직/세포	분해물질 → 생성물질	에너지 공급원 생성조직	에너지 공급원	임상 결과	
				당뇨(제5장)	기아, 절식
Adipocytes	TG → 3FFA, glycerol	Liver	• 3FFA+glycerol → TG • FFA → KB • GE → glucose 신생	• IDDM → 혈중에 KB, FFA, TG, glucose 증가	• KB 및 FFA 증가
Muscle	Proteins → Ketogenic Aa, Glucogenic Aa	Liver	• Ketogenic Aa (2-3-10/No. 7) →KB • Glucogenic Aa (2-5-10/No. 5) → glucose 신생	• NIDDM → 혈중에 TG, glucse 증가	

임상
- TG는 당뇨, alcoholism일 때 생성되어 hypertriglycemia나 알콜성지방간의 원인이된다
- Glycerol(GE), glucogenic Aa(amino acid)로 부터 새롭게 생성된 glucose 는 당뇨의 경우 지방조직으로 유입되지 못해 혈중에 증가한다
- KB는 당뇨, 기아 및 절식 때 생성되어 ketoacidosis가 일어나고, muscle, brain, kidney가 이용하며, liver에서는 이용하지 못한다
- 새로운 Glucose는 기아, 절식 때 생성되어 brain, erythrocytes 및 liver에서 이용한다

2-2-2c FFA(Free fatty acid)의 임상

혈중 FFA증가 질환	혈중 FFA 감소 질환
• 당뇨병 (IDDM) • 중증간장해 (지방간, 간경변) • 비만증 • 갑상선기능항진증(Basedow's disease) • 동맥경화 • 만성알콜중독증 (제 10장) • 급성췌장염 • 급성심근경색 • Cushing syndrome • Von Gierke병 • 기아, 임신후기	• 갑상선기능저하증 • 뇌하수체 기능 저하증 • Addison's disease (2-4-2) • Insulinoma (5-11/No. 7)

2-2-3 TG의 분해 양식

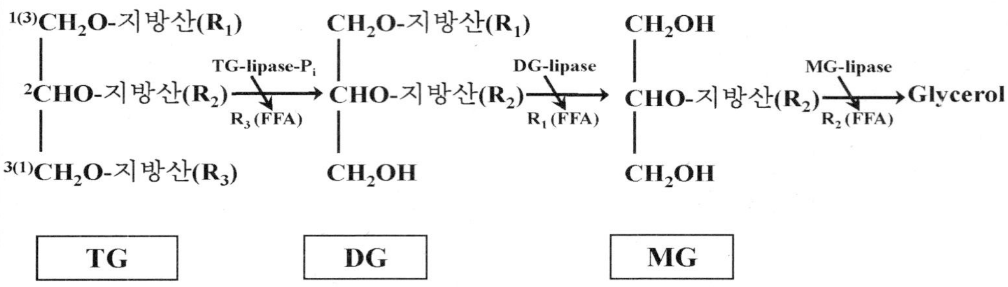

* TG : Triglyceride DG : Diglyceride MG : Monoglyceride

- 지방산 (R_1, R_2, R_3)는 모두 같은 종류의 혹은 서로 다른 종류의 지방산 [$COOH-(CH_2)n-CH_3$] 이 결합되어 있을 수 있다.
- **TG-lipase**와 **DG-lipase**는 **C-1** 또는 **C-3** 위치의 지방산 에스테르 결합 (**1-7/No. 20**)을 가수분해 시키고, **MG-lipase**는 **C-2** 위치의 지방산 에스테르 결합을 가수분해 시키는 것이 특징이다.

2-2-4 TG의 이용과 관련 질환 및 그 원인

TG source	주요대사 조직/세포	이 용	관련 질환	원 인
탄수화물	**Adipocytes**	에너지(ATP) 생성	• **Adipocytes**에 **TG**가 축적되면 비만	• **High carbohydrate diets** **High fat/oil diets** • **TG** 분해 호르몬의 작용 억제 •알코올성 지방간의 경우는 **chronic alcoholism** 에서 관찰 • 기타
지방 (**fat and oil**)	**Liver**		• **Liver**에 **TG**가 축적되면 지방간	

2-2-5 혈중 TG의 증감에 따른 질환 진단

혈중 TG 증가 주요질환	혈중 TG 감소 주요 질환
• 고지혈증 / 동맥경화증 (2-2-6/No. 10) • 당뇨병 (제 5장)/인슈린 저항성질환 • Cushing 증후군 (2-2-6/No. 8) • 폐쇄성 황달 (2-2-6/No. 14) • 비만/지방간/뇌졸중/비만증 • 급만성 췌장염 • 알코올성 지방간 (제10장) • 갑상선 기능 저하증/뇌하수체 기능 저하 • 인, 사염화탄소, 클로르포럼($CHCl_3$)중독	• Abeta-lipoproteinemia (2-2-6/No. 9) • Hypolipoproteinemia (2-2-6/No. 11) • 갑상선 기능항진증 (Basedow's disease) (2-2-6/No. 13) • 간경변 (간실질성 장해) (2-2-6/No. 12) • 간암 • 심부전 • Addison's disease

2-2-6 핵심포인트

1. TG-lipase

주로 TG를 분해하는 효소 단백질로서 지방세포, 간세포, 췌장세포에 존재한다.

	생성조직	활성촉진인자	활성억제인자	활 성 특 성
Hepatic lipase (HTGL)	Liver (부신피질, 난소)	-	Apo A-II	혈중 IDL , LDL, HDL중의 TG 분해 (3-12/No.4, 3-4-4)
Lipoprotein lipase	Adipocytes Muscle	Apo C-I Apo C-II	Apo C-III	혈중 VLDL과 CM 중의 TG 분해 (3-12/No.2)
Pancreatic lipase	Pancreas	Bile	-	소화 과정중 유화(emulsion)된 TG 분해
Hormone sensitive lipase	Adipocytes	cAMP	-	Adipocytes 중의 TG 분해

* Apo A-II : Apoprotein A-II, Apo C-I/II/III : Apoprotein I/II/III, IDL : Intermediate density lipoprotein VLDL : Very low density lipoprotein, CM : Chylomicron, TG : Triglyceride, HTGL : Hepatic TG lipase

2. 효소 단백질의 분류 및 종류

생체의 물질대사에 관여하는 효소는 화학구조상으로 단백질이다.

분류 No.	종 류	특 징 (예)
1	Oxidoreductase (산화환원효소)	NADH(NAD^+), NADPH($NADP^+$)를 환원제 (산화제)로 이용 (예, alcohol dehydrogenase, LDH, NADPH-reductase, glutathion peroxidase, catalase)
2	Transferase (전이효소)	Phosphate, carboxyl, amino, methyl을 전이 (예, kinase, AST, ALT, γ-GTP(γ-GT), CK)
3	Hydrolase (가수분해효소)	Glycerol ester, phosphoric monoester 등을 가수분해 (예, lipase, α-amylase, ALP, lipoprotein lipase, phospholipase A_2/C)
4	Lyase (절단, 분해효소)	C-O, C-N, C-C 등의 결합부위를 절단 (예, carbonic anhydrase)
5	Isomerase (이성화효소)	Aldehyde 함유화합물과 keto기 함유 화합물의 상호교환 (예, Triose phosphate isomerase)
6	Lygase (합성효소)	C-O, C-S, C-N, C-C 결합 등을 생성 (예, pyruvate carboxylase)

3. A-kinase (cAMP-dependent protein kinase) (2-2-2)

- cAMP에 의존적으로 단백질에 ATP의 γ–위치에 있는 phosphate 를 전이 · 결합시키는 protein kinase의 일종으로써 효소 분류상 전이효소이다.
- 세포 외부의 다양한 signal을 cAMP가 세포 내부에 전달하여 생리적 반응을 일으킬 때는 반드시 A-kinase의 활성화를 통해 어떤 기능성 단백질이 인산화되어야 한다.

4. Protein kinase (PK) (2-2-2)

Protein에 **ATP** 분자중의 γ-위치의 **phosphate**를 단백질인 **serine** 또는 **threonine**의 잔기에 결합시키는 작용이 있다.

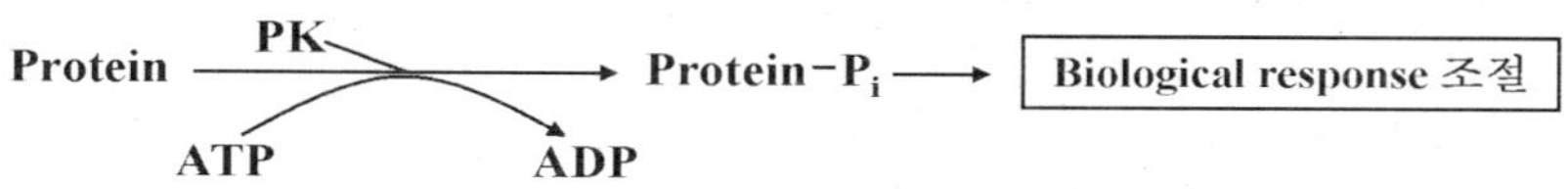

세포의 생리기능을 조절하는 기능성 단백질은 인산화되어야만 단백질 특유의 기능을 가진다. 이러한 단백질은 **enzyme proteins (**예**, triglyceride(triacylglycerol) lipase, glycogen synthase, phosphorylase, etc.)**과 기능성 단백질 **(myosin light chain, etc.)** 등 다양하게 알려져 있다.

5. TG-lipase (Hormone sensitive lipase)의 인산화 **(2-2-2)**

TG-lipase에 **phosphate (P_i)**가 결합되는 것을 **TG-lipase**의 인산화라고 하며, **TG-lipase**에 P_i가 결합되어 있을 때에만 **TG** 분해 활성을 가진다. 이 경우는 지방세포의 **hormone sensitive lipase**만 해당된다.

6. 수용체 **(Receptor) (2-2-1-1, 2-2-2)**

세포막에 결합되어 있는 단백질로서 호르몬, 신경전달물질, 화학전달물질 등과 특이적으로 각각 결합함으로써 호르몬, 신경전달물질, 화학물질 등의 작용을 세포 내부에 전달하는 세포기능조절의 관문이다.

7. GTP-binding protein (2-2-1-1, 2-2-2)

G-protein이라고도 하며 α, β, γ **subunit**로 되어 있고, α**-subunit**에 **GTP (guanosine triphosphate)**가 결합함으로써 호르몬, 신경전달물질, 세포성장인자, 화학전달물질 **(**예**, collagen, ADP, etc.)** 등의 기능을 제어한다. 이 **G-protein**은 세포막의 수용체와 **coupling** 되어 존재한다.

8. Cushing 증후군 (2-4-2)

ACTH에 의한 부신의 자극이 원인이며, 비만, 고혈압, 다모, 생리불순, 근력저하, 고혈당 등이 나타난다.

9. Abetalipoproteinemia

Betalipoprotein (β-lipoprotein)결핍증으로서 **very low density lipoprotein (VLDL)**이 간으로부터 혈중으로의 분비가 감소/억제되었을 때 일어나는 증상이다. 이 경우 임상적으로 지방 **(fat)**의 흡수불량, 유극적혈구 증가증, 색소성 망막증 및 진행성 운동실조성 신경증 등이 나타나는 것이 특징이다.

10. 고지혈증

지단백 및 지질대사가 제대로 이루어지지 않아 혈중 **triglyceride (triacylglycerol)**과 **cholesterol** 등의 지질수치가 높아진 상태로서 동맥경화발생의 원인이 되는 병리현상이다.

11. Hypolipoproteinemia

저 **β-**지단백혈증이나 **Tangier**병의 경우와 같이, 혈청중의 지단백이 정상 이하의 낮은 상태로 되는 것.

12. 간경변 (Cirrhosis)

지속적인 간세포 파괴와 이에 따른 섬유화 현상 및 재생결절 (작은 덩어리가 만들어지는 현상)로 간이 굳어지고 모양이 일그러지는 병으로서 계속 악화되면 간암으로 진전될 수 있다.

13. 갑상선 기능 항진증 (2-9-1)

갑상선기능에 이상이 생겨 **thyroxine(T_4), triiodothyronine(T_3)** 및 **thyro-calcitonin** 등의 갑상선 호르몬이 과잉적으로 분비되는 병리현상이다**(2-8-11/No. 7, 8).**

14. 폐쇄성 황달 (9-5)

담도의 폐쇄, 즉 담석, 담도암이나 협착에 의해 담즙색소(담즙산)가 장(**intestine**)내로 내려가지 못하고 혈중 내로 역류되어 발생하는 황달이며 임상적 특성은 다음과 같다.

- 혈중 총 **bilirubin** (간접형 및 직접형 **bilirubin**) 중 직접형**bilirubin** 이 상당량 증가한다.
- 폐쇄성황달 초기에는 **Urine** 중에 직접형**bilirubin**이 검출된다.
- **Alkaline phosphatase**가 정상치 보다 **3**배 정도 증가한다.
- **AST, ALT, LDH**가 증가한다.

- **AST : Aspartate aminotransferase**
- **ALT : Alanine aminotransferase**
- **LDH : Lactate dehydrogenase**

2-3 생명유지에 필요한 에너지를 획득하기 위한 Glucose/Protein/TG의 대사 흐름과 임상 (2-3A, 2-2-2, 2-4-1)

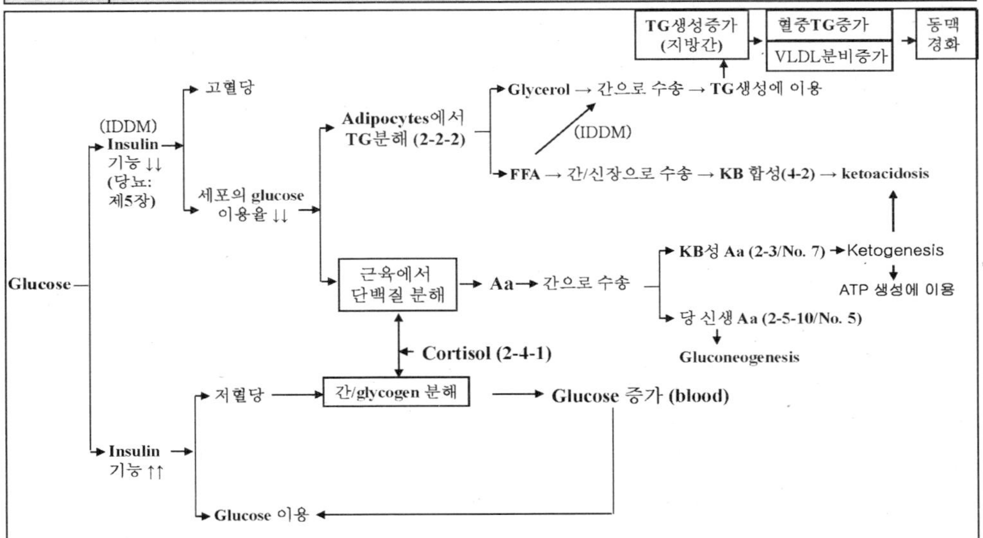

Aa : Amino acid, FFA : Free fatty acid, KB : Ketone bodies

2-3A 당과 지질 대사 관련 **hormone**의 기능과 임상적 의의

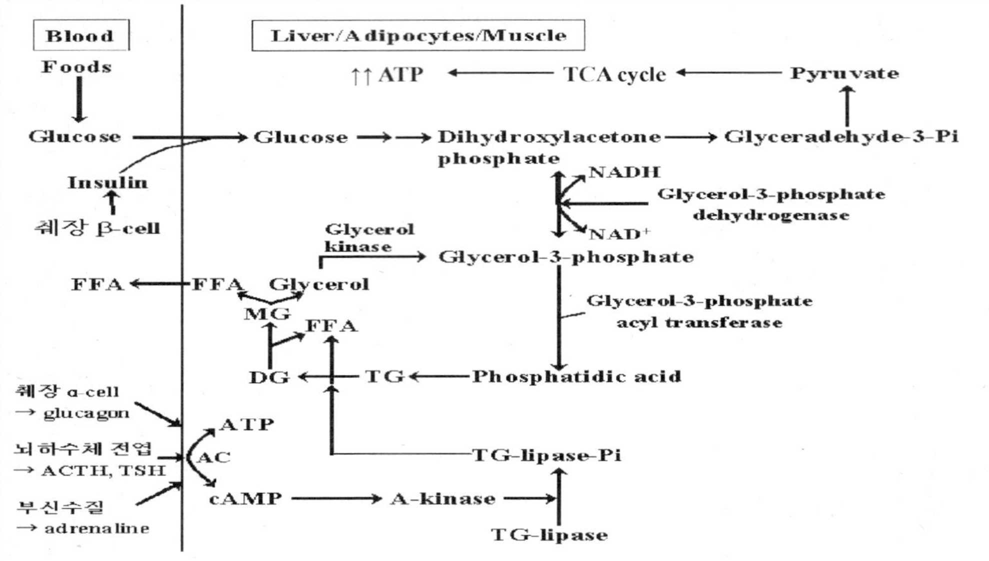

• TSH : Thyroid stimulating hormone

2-3-1 소장 점막에서 **glucose**가 **blood**로 흡수되는 양식

(1-5-1-1c, 2-3-3, 16-1-2)

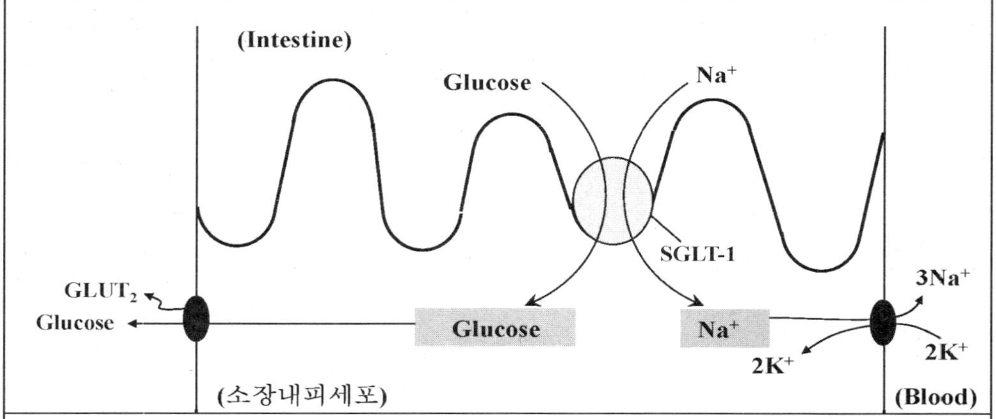

• Intestine에서 glucose는 Na^+와 symport형식으로 Na^+와 함께 흡수된다.

• SGLT-1 : Sodium-glucose transporter-1

2-3-1-1 Insulin에 의한 TG합성(요약) (2-3)

혈중의 **glucose**가 **insulin**에 의해 **liver, adipocytes, brain, muscle**로 유입되어 산화 중간대사물인 **dihydroxyacetone phosphate**를 기점으로 하여 **TG**의 합성 과정이 진행된다. 이 **TG**는 다시 **glucagon, ACTH** 등에 의해서 분비되고, 이 때 생긴 **glycerol**은 **glycerol kinase**에 의해 **glycerol-3-phosphate**로 인산화되어 **TG**의 합성에 이용되거나 가역반응을 받아 **pyruvate**로 된다.
이 **pyruvate**는 근육/간에서 **glucose**의 신생에 이용되거나 **TCA cycle**과 산화적 인산화단계(**1-4-1-2c**)를 거쳐 에너지 생성에 이용된다.

2-3-2 췌장 세포에서의 insulin 분비 조절

Insulin 분비 조절 인자	분 비 조 절
Blood glucose	식사에 의해 분비 증가, 절식에 의해 분비 감소
Blood calcium ion	혈중에 증가하면 분비 증가, 감소하면 분비 저하
췌장 **β-cell** 중의 **Calcium ion**	췌장의 **calcium ion**에 의존적으로 분비 증가

2-3-3 Glucose transport protein (GLUT)

GLUT	존재조직	Glucose 수송 특성
GLUT1	근육, 심장, 뇌, 태반, 적혈구	Insulin, 저산소증, diet에 의해 활성 촉진
GLUT2	간, 췌장, 소장, 신장	Insulin 비의존적으로 촉진, 소장에서 Na^+-비의존적으로 촉진
GLUT3	뇌, 신장, 태반	Insulin 비의존적으로 촉진
GLUT4	근육, 지방조직, 심장	Insulin, 저산소증, diet에 의해 활성 촉진
GLUT5	소장	Na^+-비의존적으로 촉진
SGLT-1	소장, 적혈구	Na^+-cotransport

• GLUT는 거의 대부분이 원형질막에 존재한다. • $GLUT_5$는 fructose도 수송한다.

2-3-4 Insulin 결핍증/저하증의 임상적 의의

• 혈당상승 (hyperglycemia)에 의한 세포 내부에서의 에너지 생성 억제

• Glycogen 합성 억제 (에너지 축적 저하)

• 당뇨 (diabetic mellitus)

• 케톤체 (ketone body) 증가 (케톤혈증/ketoacidosis)

• 세포 성장 억제

• Insulin의 제반 기능 억제 (2-2)

2-3-5 저혈당증의 원인과 결과

원 인	결 과
• 췌장 β-cell의 종양 (insulinoma) • 절식 (starvation) • 내분비 (부신, 뇌하수체 등) 질환 • Insulin 처방 • Alcohol • 유전적 대사 장해	• Insulin 과잉증 • Glucose 공급 부족 • Glucose 대사 장해 (Addison's disease, Cushing syndrome) • Glucose 과잉 수용 • Insulin 과잉 분비 • Glycogen 저장증

2-3-6 Glycerol로 부터 PA의 합성

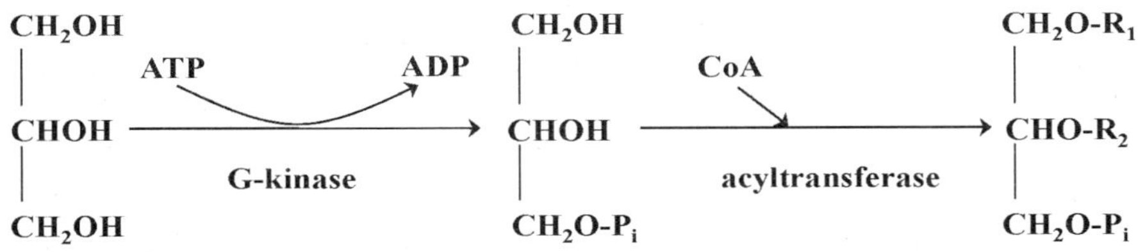

(glycerol) (glycerol-3-phosphate) (phosphatidic acid = PA)

- G-kinase : Glycerol kinase, CoA = Coenzyme A
- G-kinase의 coenzyme은 ATP, acyltransferase의 coenzyme은 CoA.

PA는 글리세로 인지질(glycerophospholipids, GP)의 일종으로서 GP로부터 TG로 합성되는 중간체로서 중요하며 TG의 축적을 특징으로 하는 지방간, 비만등의 형성에 중요한 물질이 될 수 있다.

2-3-7 조직/세포에 있어서 glucose 대사 경로의 다양성

Glucose 대사경로		조직/세포	주요생성물	이 용
Glycolysis (해당)	TCA cycle	뇌, 근육, 심장, 간	ATP	1-5-1-5
	혐기상태	적혈구, 근육, 심장, 간	Lactate (2-3-7-1a)	Gluconeogenesis (2-3-7-1)
Pentosephosphate pathway (오탄당 인산 경로)		적혈구, 뇌, 근육, 심장, 지방조직, 간	NADPH	• 지방산 합성 • 환원작용 (2-9-2, 6-2-1)
Glycogenesis (glycogen 합성)		근육, 심장, 지방조직, 간, 뇌	Glycogen	에너지 저장
Glycogenolysis (2-3-8-2B, 2-3-9)		근육, 심장, 지방조직, 간, 뇌	Glucose	• Hypoglycemia 보완(간) • ATP생성과 소비(muscle)
Glucuronides (Gu) (=glucuronic acid)		간	Gu	• 간접형 bilirubin과 결합 /bilirubin 독성억제 (9-2-2) • 17-OHCS 및 17-OS(2-4-2-1)와 결합하여 urine으로 배설
Lipogenesis (지질 합성, 특히 TG)		지방조직, 간	TG → VLDL 형성 (제 3장)	• 에너지 저장(지방조직) • 에너지 이용 (간)

임상
- 당뇨의 경우 세포 내부에 NADPH의 생성이 저하된다. 이것을 적혈구의 기능, 간의 혈액응고인자 합성, 지방조직에서의 지방산 합성, 심장/근육/간에서의 산화의 측면에서 일어날 수 있는 질환들을 생각해 봅시다
- 간은 TG를 저장하지 않고 VLDL 형태로 분비시켜 TG를 필요로 하는 조직으로 수송된다. 외부환경/내부환경의 이상으로 간에 TG가 증가하는 지방간의 발생기전을 생각해 봅시다

2-3-7-1 Gluconeogenesis의 원료와 임상적 특성

- **Gluconeogenesis(당신생) :**

  Glucose는 대사를 거쳐 인체가 생명체를 유지하는 다양한 물질 및 ATP의 생성에 이용되지만, 당뇨(제 5장), 기아(절식)등에 의해 세포내부에 glucose가 저하되면 glucose와 같은 탄수화물 이외의 물질로부터 새롭게 glucose가 합성되어지는 대사과정을 말한다.

- **Gluconeogenesis의 원료**

Gluconeogenic compounds	종 류	관여 생성경로
Organic acid	Lactic acid (Lactate)	Cori cycle (2-3-8)
Glucogenic amino acid	Alanine, aspartic acid등 모든 amino acid (단, ketogenic amino acid인 lysine, leucine만 제외)	Alanine cycle(ALT), AST(2-3-8-2, 10-4/No. 2, 3)
Glycerol (cortisol 분비)	-	TG 분해 → Glycerol의 인산화 (2-2-2, 2-3A)
Organic acid	Propionate (propionic acid)	TCA cycle (1-5-1-2B/2Ba)

2-3-7-1a Lactic acid의 생성

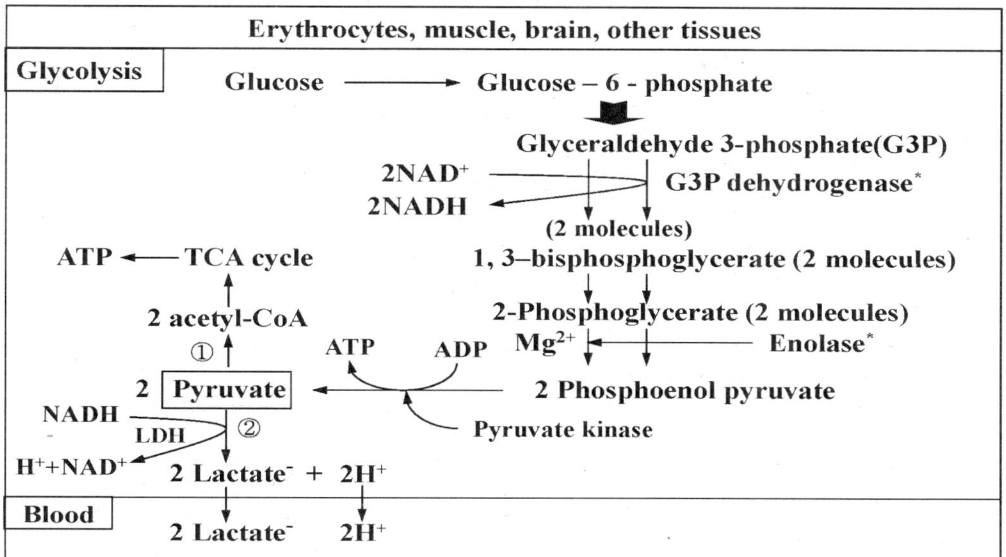

① 호기성 상태, ② 혐기성상태, LDH: Lactate dehydrogenase

2-3-7-1b Lactic acid의 생성과 임상(1)

- 호기성상태 glucose 는 Pyruvate →Acetyl-CoA →TCA cycle을 거쳐 완전 산화되면서 ATP를 생성하고 그 부산물로 H_2O와 CO_2를 생성시킨다.
- 하지만, 혐기성 상태(저산소증, 산소결핍증)인 경우는 glucose는 pyruvate → lactate로 환원된다.
- Lactic acid의 해리(dissociation)와 임상 lactic acid는 정상의 혈액 pH (7.4)에서 lactate(conjugated base)와 proton (H^+)으로 해리되고, 이들이 blood로 방출되어 blood lactate가 증가하여 blood pH가 산성으로 변하는 것을 lacticacidosis라고 한다.

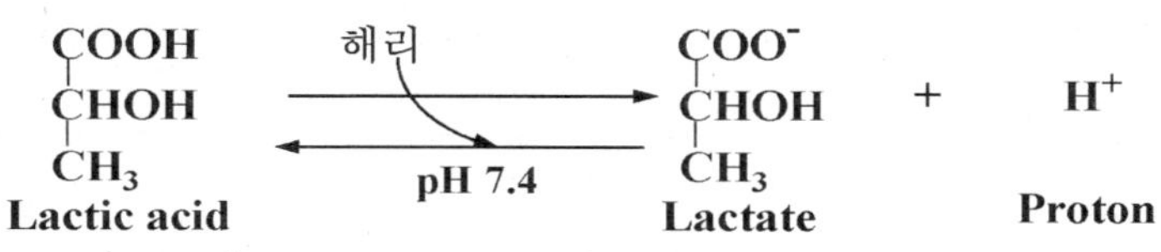

- 혈중으로 방출된 lactate는 blood를 산성으로 할 뿐만 아니라, 당의 신생 (gluconeogenesis)에도 이용된다 (2-3-7-1, 2-3-8).

2-3-7-1c Lacticacidosis의 종류와 원인 및 임상증상(2)

종 류	원 인
Type I (Type A) lacticacidosis	• **Lung**으로 산소유입불량/조직에 산소공급불량 **(hypoxia/**저산소증) • 혈류의 감소**(hypoperfusion)** (상처에 의한 혈액손실)/조직에 산소공급불량 **(hypoxia/**저산소증) • 울혈성 심장부전증**(congestive heart failure)** • 폐부종**(pulmonary edema)**
Type II (Type B) lacticacidosis	• **Blood**에 **lactic acid** 또는 **lactate**량의 증가 (산소부족/결핍과는 관계없다) • 간질환,신장질환,당뇨**(diabetes),**백혈병**(leukemia), AIDS, glycogen storage disease(glucose-6-phosphatase**결핍**),** 전신성 패혈증**(systemic sepsis),** 전신성뇌막염**(systemic meningitis),** 유전성 대사성질환**(inherited metabolic disease),** 유전성미토콘드리아질환 **(inherited mitochondrial disease, muscular dystrophy)** • 심한운동
임상증상	Lacticacidosis의 경우 호흡곤란,구토(vomiting),구역(질) (nausea, 오심), 발한(sweating), 혼수(coma)

2-3-7-1d Lactate 측정용의 채혈시 glycolysis 저해제를 첨가하는 이유 (2-3-7-1a)

- 이유 : **glycolysis**를 저해하지 않으면 채혈중에 **glycolysis**가 일어나 **lactate**나 **pyruvate**가 생성되기때문에 **lactate**의 측정시료로 사용할 수 없다. 이것을 배제하기 위해 **glycolysis**의 저해제를 채혈시 채혈 **tube**에 첨가해 둔다.
- 항응고제로서 Ca^{2+}를 제거시키는 **EDTA,oxaloacetate,citrate**를 **glycolysis** 저해제와 혼합하여 사용한다 **(1-6-2C).**
- **glycolysis** 저해제의 작용점

저해제	저해작용점 (2-3-7-1a)
• **Sulfhydryl reagents** (Hg^{2+}함유화합물) • **Alkylating compounds (Iodoacetate)**	• **Glyceraldehyde-3-phosphate(G3P)dehydrogenase (G3PD)** 저해 $G3P + NAD^+ \xrightarrow{①} 1.3\text{-bisphosphoglycerate} + NADH$ ①: G3PD
Fluoride(F)	• **Enolase** 저해 $2\text{-phosphoenolpyruvate} \xrightarrow[②]{Mg^{2+}} PPP$ ② : Enolase, PPP : phosphoenol pyruvate • **F**가 Mg^{2+}와 **phosphate**가 이온복합체를 형성하여 ②의 기질과의 반응저해

2-3-8 Lactate로 부터의 gluconeogenesis(Cori cycle)

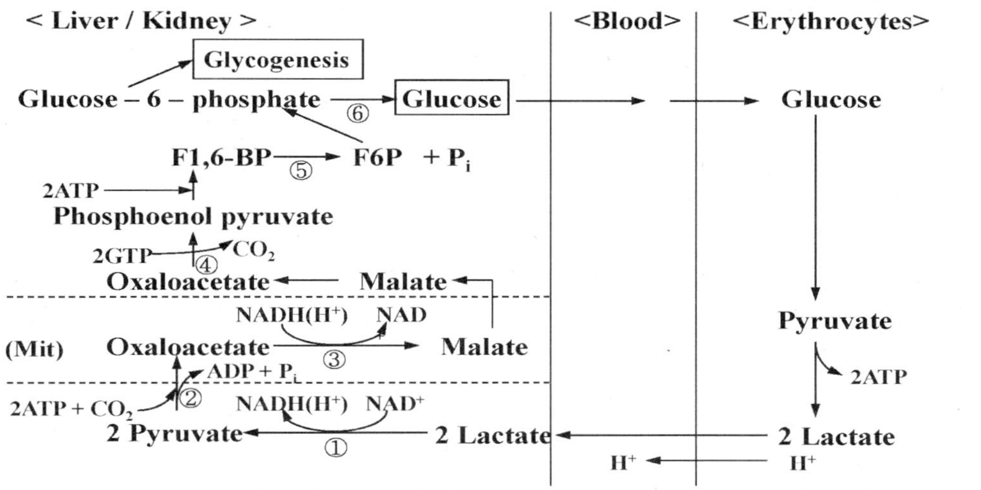

① : Lactate dehydrogenase, ② : Pyruvate carboxylase, ③ : Malate dehydrogenase,
④ : Phosphoenolpyruvate carboxykinase, ⑤ : Fructose 1,6-bisphosphatase,
⑥ : Glucose-6-phosphatase,
Mit: Mitochondria, F1,6-BP: Fructose 1,6-bisphosphate, F6P: Fructose 6-phosphate

2-3-8-1 Lactate로 부터 gluconeogenesis 임상 (1)

- **Liver 또는 kidney에서 lactate로부터 glucose가 생성될 때 6ATP가 소비되고, 적혈구에서 glucose로부터 2lacetate가 생성될 때 2ATP가 생성된다.**

$$2Lactate^{-} + 6ATP^{4-} \longrightarrow Glucose + 6ADP^{3-} + 6Pi + 4H^{+}$$

$$Glucose + 2ADP^{3-} + 2Pi \longrightarrow 2Lactate^{-} + 2ATP^{4-}$$

- **Lactate로 부터 glucose가 새롭게 생성되는 조직은 주로 liver, kidney이다.**

- **병적으로 lactate가 생성되는 경우는 type I, type II가 있지만(2-3-7-1c), 정상세포에서도 혐기적 세포인 적혈구에서의 glycolysis는 glucose가 lactate로 산화되어 이것이 다시 liver/kidney에서 새로운 glucose가 생성되어 다시 적혈구로 수송되어 이용되어지고, 이와 같은 cycle을 Cori cycle이라고 한다.**

- **liver나 kidney에 장해(간질환, 신장질환)에 의해 Cori cycle에 손상이 일어나면 lacticacidosis가 일어나고(2-3-7-1b), hypoglycemia(저혈당증)가 동반된다.**

- **Coricycle은 저산소증(hypoxia) 및 저혈당증의 경우 활발히 일어난다.**

2-3-8-1 Lactate로부터 gluconeogenesis 임상 (2)

• **Gluconeogenesis에 관여하는 주요효소 (2-3-8)**

효소	소재	필요보효소	유인/촉진인자	저해인자
Pyruvate carboxylase	**Mitochondria**	**ATP, biotin**	**Cortisol, Acetyl-CoA**	-
Phosphoenolpyruvate carboxykinase	**Cytosol**	**GTP**	**Glucagon**	**Insulin**
Fructose 1,6-bisphosphatase	**Cytosol**	-	-	**F-2,6-BP**
Glucose-6-phosphatase	**Endoplasmic reticulum**	-	-	-

* **F-2, 6-BP (Fructose 2,6-bisphosphate)**는 **glucagon**에 의해 파괴되고, **insulin**에 의해서 생성된다. 이것은 **fructose1,6-bisphosphatase**는 **glucagon**에 의해 유도 또는 촉진 될 수 있고, **insulin**에 의해 저해될 수 있음을 의미한다

2-3-8-1a 미숙아(Premature infants)의 저혈당증 원인과 임상

• 신생아(**newborn infant**)의 경우 **lactate**나 **alanine**으로 부터의 **glucose** 생성은 극히 제한적이다.

• 이것의 이유는 생후 수시간 동안 **phosphoenolpyruvate carboxy kinase (2-3-8, 2-3-8-1)**가 소량 존재하기 때문이다

• 따라서 저혈당증(**hypoglycemia**)이 일어난다.

• 미숙아의 간에는 **glycogen**이 소량 축적되어 있기 때문에 정상의 유아보다도 저혈당증에 쉽게 걸린다.

임상

• 신생아에게 절식시키면 안 되는 이유를 생각해 봅시다.

• 신생아에서 **phosphoenolpyruvate carboxykinase**가 결핍되었을 경우의 병리현상을 생각해 봅시다

2-3-8-2 Alanine으로 부터의 gluconeogenesis(Alanine cycle)

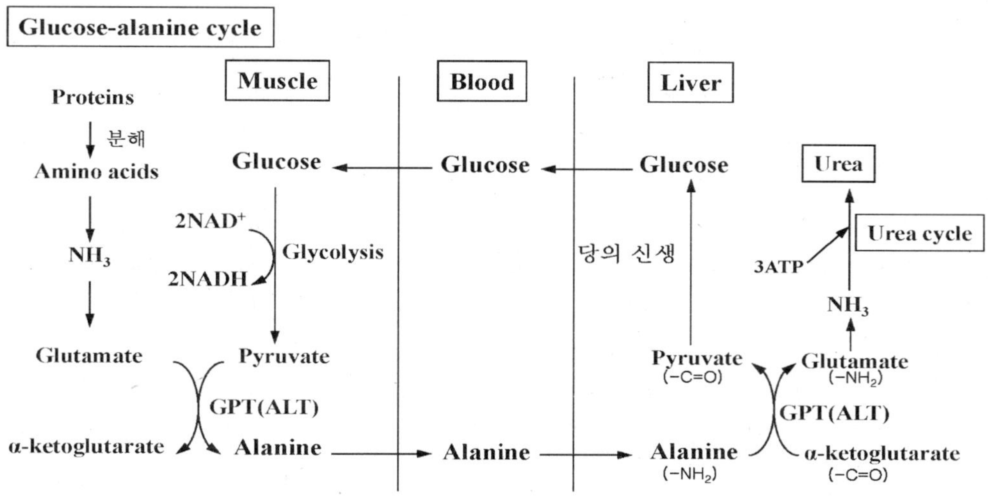

GPT(ALT) = Pyruvic glutamic transaminase(alanine aminotransferase) : 간, 심장, 신장, 골격근(근육), 췌장, 비장, 폐, 적혈구에 존재

2-3-8-2A Alanine으로 부터의 gluconeogenesis(Alanine cycle)

- **NH_3(암모니아수송) 과 glucose 신생과정 (요약)**

근육의 수축 (운동) → **NH_3(NH_4^+)/pyruvate** 생성 → **NH_3(NH_4^+)**가 **α-ketoglutarate**의 **C=O**에 결합하여 **glutamate**로 **amination** 된다 (**NH_3 + α-ketoglutarate + NADPH(H^+) → glutamate + $NADP^+$ + H_2O**) → **ALT**에 의해 **glutamate**의 **-NH_2**가 **pyruvate**로 전이 → **glutamate**는 **α-ketoglutarate**로 **deamination** 되고, **pyruvate**는 **alanine**으로 **amination** 된다 → **alanine**이 간으로 수송 → **ALT**의 역반응에 의해 **alanine**은 **pyruvate**로, **α-ketoglutarate**는 **glutamate**가 된다 → **pyruvate**는 당의 신생에, **glutamate**는 **urea**의 생성에 이용된다

임상

- **Muscle**과 **liver**에 **ALT**가 결핍(저하)하여 혈중에 **ALT**가 증가하면 어떤 임상증상이 일어날 수 있을지 생각해 봅시다
- **Muscle**에서는 **glucose**를 소비하고, **liver**에서는 **glucose**를 소비하기도 하고 **glucose**를 생성시켜 저혈당을 보완시키면서 이 **glucose**를 근육이 이용하게 한다 **(2-3-7, 2-3-8-2B)**
- **Alanine cycle**은 신생아, 저혈당증의 경우 활발히 일어난다

2-3-8-2B Glycogen 분해 (Glycogenolysis)와 임상

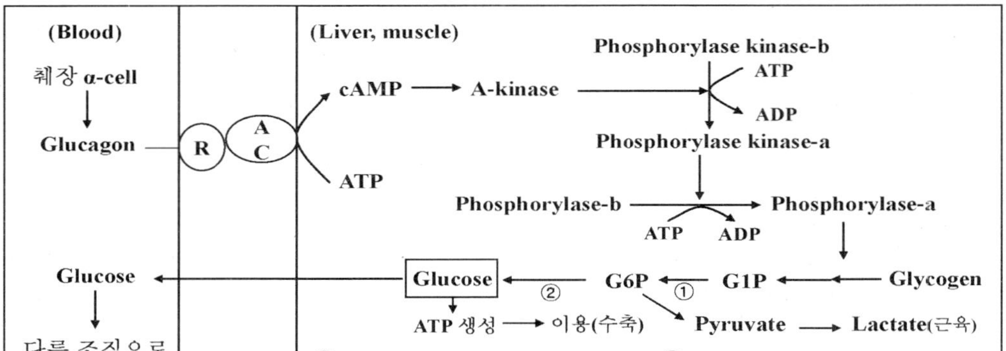

① Phosphoglucomutase ② Glucose-6-phosphatase
GIP:Glucose-1-phosphate, G6P:Glucose-6-phosphate
R:Receptor, AC:Adenylate cyclase, A-kinase:cAMP-의존성 protein kinase

① 간과 근육에 있어서 glycogen의 분해과정은 동일하다. 하지만 glycogen의 사용목적이 다르다
② Liver에서 glycogen의 분해는 저혈당(hypoglycemia)을 보충시켜 다른조직(예, muscle)이 사용할 수 있도록 혈액중으로 분비된다.
③ Muscle에서 glycogen의 분해는 근육의 수축에 필요한 에너지(ATP)를 생성시키기 위한 것으로 결국 glucose의 소비에 주목적이 있다.
④ 근육 glycogen이 분해되어 생긴 glucose는 혈액으로 분비되지 않으므로 혈액중의 glucose 농도에는 영향을 미치지 않는다

임상	심한 운동의 경우 간과 근육 또는 근육에서 일어날 수 있는 생리반응을 alanine cycle로 생각해 봅시다

2-3-9 Glycogen 합성과 분해에 의한 gluconeogenesis 과정 (요약)

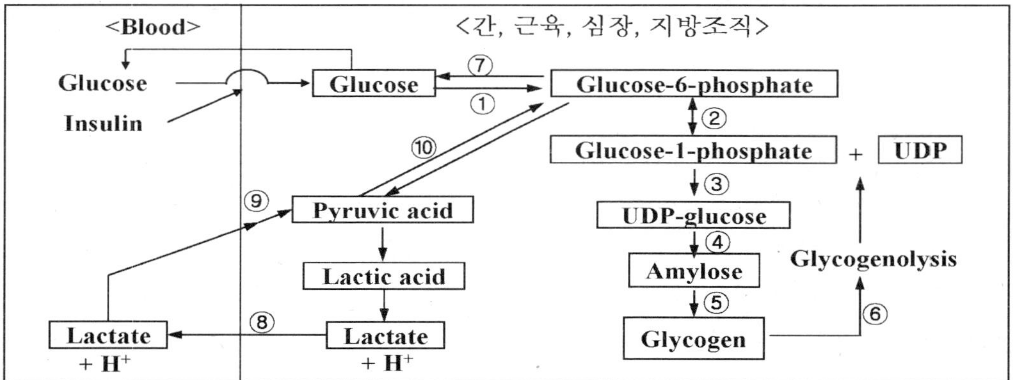

Glycogen 합성경로	① Hexokinase ⟶ ② Phosphoglucomutase ⟶ ③ UTP(uridine triphosphate) uridylyltransferas ⟶ ④ Glycogen synthase ⟶ ⑤ 1,4-α-glycogen branching enzyme ⟶ Glycogen
Glycogen 분해경로	⑥ Glycogenolysis(phosphorylase system, 2-3-8-2B) ⟶ ② ⟶ ⑦Glucose-6-phosphatase ⟶ Glucose
Glyconeogenesis 경로	⑧ ⟶ ⑨ Lactate dehydrogenase ⟶ ⑩ ⟶ ⑦(Cori-cycle)

2-3-9-1 Glycogen storage disease(Glycogen 축적증)과 임상 (2-3-9)

Glycogen 축적증	원 인	임상 증상
Von Gierke's disease (제1형 glycogen 축적증)	Liver, intestinal mucosa, kidney에 glucose-6-phosphatase의 결핍	Fasting-hypoglycemia, lacticacidosis, hyperlipidemia, hyperuricemia(purin 분해증가 원인), arthritis(관절염), hepatomegaly(간비대)
Pompe's disease (제2형 glycogen 축적증)	α-1,4-glucosidase 또는 acid maltase의 결핍	모든 조직에서 glycogen 축적
Cori's disease (제3형 glycogen 축적증)	Glycogen debrancher enzyme 결핍	제1형 glycogen 축적증과 유사
Anderson's disease (제4형 glycogen 축적증)	Brancher enzyme 결핍	• 간경변(cirrhosis), 근육약화, 간비대 증 진행(유아의 경우 발생) • Glycogen 축적은 관찰되지 않지만 amylopectin 축적
McArdle's disease (제5형 glycogen 축적증)	근육의 phosphorylase(glycogen 분해 관여 효소)의 결여	근육통증, 근육손상, 심한 운동 불가능

2-3-10 핵심포인트

1. Glucose

Monosaccharide로서 **polysaccharide**의 분해산물이며 생체의 생존에 필요한 에너지 **source**로서 핵산합성의 전구물질**(ribose-5-phosphate)**, 지방산 합성과 항산화 효소 **(glutathione reductase)**가 이용하는 **NADPH** 등의 **source**로서도 중요하다.

2. Acyltransferase (4-4-2, 4-4-3)

지방산 **[HOOC$(CH_2)_n$$CH_3$]**을 운반 또는 합성하는 효소로서 주로 동물의 간에 많이 존재한다. 합성된 지방산은 세포막을 구성하는 **phospholipids**의 성분으로 이용되기도 하고 에너지 저장을 위해 **triglyceride** (지방)의 합성에도 이용된다.

3. NADH (1-4-1-2C, 1-4-1-2Ca)

Reduced nicotinamide adenine dinucleotide의 약어로서 **glucose**의 산화단계에서 생성되며, 미토콘드리아에서 완전 산화되어 **3**분자의 **ATP**를 생성시킨다. 또한 산화환원효소인 **dehydrogenase**의 보효소 **(coenzyme)**로서 환원제 역할을 한다.

4. Coenzyme

효소의 단백질 부분과의 결합이 비교적 약하여 가역적 해리 평형상태에 있는 것으로서, 효소의 단백질 부분 **(apoenzyme)**과 **coenzyme**이 결합한 상태에서 효소의 촉매기능이 발현된다. **Dehydrogenase**의 **coenzyme**으로서는 **NADH (NAD^+), NADPH ($NADP^+$), FADH (FAD^+)** 등이, **kinase**의 **coenzyme**로서는 **ATP**가 이용되고, **acyl-CoA synthetase**의 **coenzyme**으로서 **CoA**가 사용된다**(1-4-1-2B).**

5. 당뇨 (Diabetic mellitus) (제 5장)

혈액 또는 뇨에 **glucose**가 증가하는 현상으로 주로 유전적인 당뇨**(type I** 당뇨**)** 및 후천적인 당뇨 **(type II** 당뇨**)** 등이 있는 것으로 알려져 있다. 당뇨의 경우 생체의 다양한 물질의 대사이상을 가져온다. 특히 에너지 **(ATP)** 부족으로 인한 **ATP** 이용효소의 기능저하와 **NADPH** 또는 **NADH**의 생성저하에 의한 다양한 생리반응에 이상이 일어날 수 있기 때문에 임상적으로 아주 중요하게 취급하는 병리현상이다.

6. 케톤체 (Ketone bodies, KB) (제 4장)

절식 또는 당뇨의 경우 에너지**(ATP)** 생성이 저하되기 때문에 이것을 보충하기 위해 근육의 단백질이 분해되어 생기는 **ketogenic amino acid**, 지방조직의 **triglyceride**가 분해되어 생기는 **free fatty acid**로부터 생성된다. **KB**에는 **β–hydroxybutyrate, acetoacetate, acetone** 등이 있고, **β–hydroxybutyrate**와 **acetoacetate**는 간에서 산화되어 **ATP** 생성 **source**로서 이용되고, **acetone**은 호흡기를 통해 체외로 방출된다.

7. Ketogenic amino acid

Ketone bodies의 전구체가 되는 **amino acid**로서 **leucine, lysine, threonine, isoleucine, phenylalanine, tyrosine** 및 **tryptophan** 등이 있으며, 이들 아미노산 중 **leucine** 및 **lysine**을 제외한 아미노산은 **glucose**의 신생**(gluconeogenesis)**에도 이용 된다.

8. Ketoacidosis (2-6-7-2)

절식, 당뇨에 의해 혈중에 **ketone body** (케톤체)가 증가한 결과 혈액의 **pH**가 **7.4**에서 산성으로 변화하는 임상증상으로 혼수상태를 유도한다. 이것은 생명체가 생존하기 위해서는 **pH**가 정상적으로 유지되어야 함을 의미한다.

9. Glucose transporter (Glucose 수송단백질)

Glucose를 세포 내부로 수송시키는 작용을 하는 원형질막 특유의 단백질로서 **isoform**이 **5-6**개 존재한다 **(2-3-3).**

2-4 부신 피질 호르몬의 기능

분비선	호르몬	표적조직	기능
부신피질	**[Glucocorticoids]** **Cortisol (hydrocortisone)** **Corticosterone** **Cortisone**	간 근육 지방세포	단백질 및 지방분해 촉진 간 **glycogen** 분해 촉진 간 **glucose** 신생 촉진 (혈당상승) 소염, 항알러지작용
부신피질	**[Mineralocorticoid]** **Aldosterone**	신장	**Na^+**과 **K^+**의 양적 평형조절 혈압조절

2-4-1 Cortisol의 기능

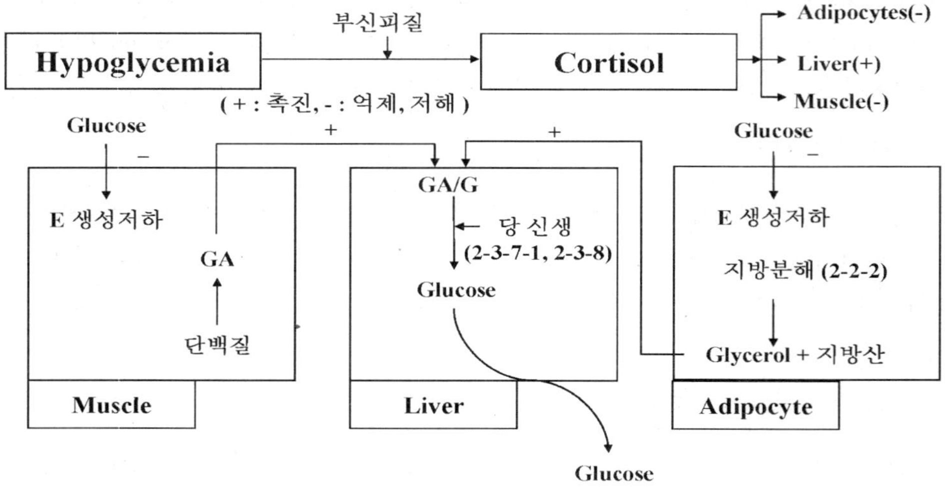

* E =Eenergy, GA : Glucogenic amino acid (2-5-10/No. 5), G : Glycerol

2-4-1-1 Cortisol의 혈당 상승 작용 (요약) (2-4-1)

- **Cortisol**을 포함한 **glucocorticoid**는 **ACTH**의 작용을 받아 부신의 피질에서 분비되는 **Steroid hormone**이다. 특히 이들은 **stress**에 의해 분비가 촉진된다.
- **Cortisol**은 근육과 지방세포 내부로의 **glucose**유입 억제, 근육 및 지방세포에서의 단백질 분해, 지방(**TG**) 분해작용을 거쳐 **liver**에서 당 (**glucose**)의 신생을 촉진함으로써 혈중의 **glucose**농도를 증가시킨다(**4-5-2**).
- **Glucocorticoid(cortisol)**의 과잉분비는 **insulin**에 길항적으로 작용하여 **insulin**의 세포에 대한 친화력이 낮아져 고혈당이 일어나 결국 당뇨현상이 나타나게 된다.

2-4-2 Glucocorticoid(Cortisol)의 임상적 의의

	결핍증 **Addison's disease**	과잉증 **Cushing's syndrome**
원인	부신기능저하	부신기능항진
결과	**Glucocorticoid(Cortisol)** 혈중농도 감소 **(2-4-2-1)**	**Glucocorticoid(Cortisol)** 혈중농도 증가 **(2-4-2-1)**
임상증상	피로, 저혈당, 저혈압, 피부착색, 여성탈모, 구토, 식욕부진, 체중감소	복부비만, 피부착색, 생식기발육부진, 고혈압, 고혈당, 다모증 (남성)

2-4-2-1 부신피질호르몬 대사산물 17-OHCS와 17-OS의 임상

- 부신피질호르몬은 다른 **steroid hormone**과 마찬가지로 내분비 장기로 부터 혈중으로 분비되어 표적세포에 작용한 다음 간(**liver**)에서 **17-OHCS** 또는 **17-OS**로 대사되어 대부분은 뇨(**urine**)중으로 일부는 담즙(**Bile**)중으로 배설된다. **17-OHCS** 또는 **17-OS**를 측정하여 각각의 장기 기능의 평가에 이용한다.
- **17-KS(17-OS)** : 남성호르몬 **androgen**의 대분분을 점유하는 **C-19**화합물이고, **C-17**에 **C=O**를 가지는 화합물의 총칭, 뇨중으로 배설되는 **17-KS(17-OS)**는 약 **30%**가 **testosterone**에 유래하고 나머지 **70%**는 부신피질 호르몬에 유래한다.
- **17-OHCS : Steroid** 골격의 **C-17, C-21**에 **–OH, C-20**에 **C=O**를 가지는 **steroid**총칭이고, 주로 **cortisol**이 간에서 **C-3**의 **C=O**가 **C-OH**로 환원되어 생성된다.
- 대표적인 부신피질호르몬의 대사산물

부신피질호르몬	화합물명	뇨중대사산물	질환 AD	질환 CS
Glucocorticoid	Cortisol	17-OHCS	감소	증가
남성고환호르몬	Testerone	17-OS(17-KS)(DHEA)	감소	증가

* **17-OHCS : 17-Hydroxycorticosteroid,** **17-OS : 17-Oxosteroid,** **17-KS : 17-Ketosteroid, DHEA : Dehydroepiandrosterone**
* **17-OHCS**와 **17-OS(17-KS)**는 간에서 이들의 **C-3** 위치에 결합되어 있는 **–OH(hydroxy group)**과 **glucuronic acid(2-3-7)**가 결합하여 뇨중으로 배설된다
* **AD : Addison's disease,** **CS : Cushing syndrome**

2-4-2-2 17-OHCS와 17-OS의 구조와 반응특이성

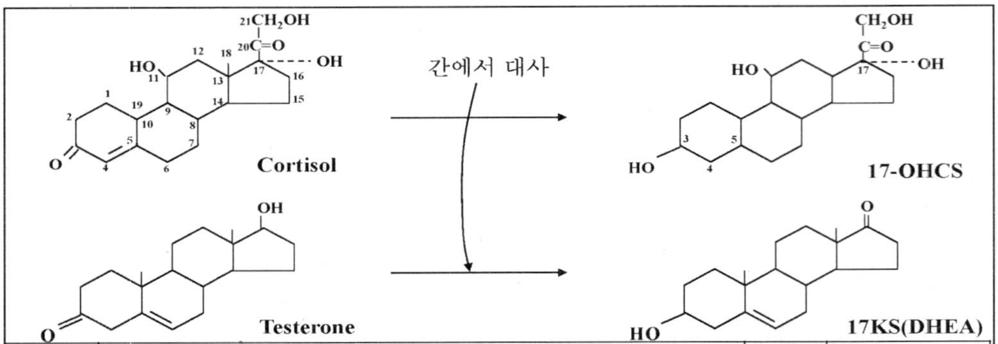

	탄소수	-OH 위치	케톤기 위치	이중결합 위치	⟶ 대사	탄소수	-OH 위치	케톤기 위치	이중결합 위치	뇨중 배설물질	정색반응 (반응물질/정색)
Cortisol	21	11,17, 21	3, 20	4, 5	⟶	21	3,11, 17,21	20		17-OHCS	Porter-silber (phenylhydrazine/황색)
Testerone	19	17	3	4, 5	⟶	19	3	17	5, 6	17-KS (DHEA)	Zimmermann (m-nitrobenzene/적색-적자색)

2-5 혈액의 체순환에 의한 혈압 발생

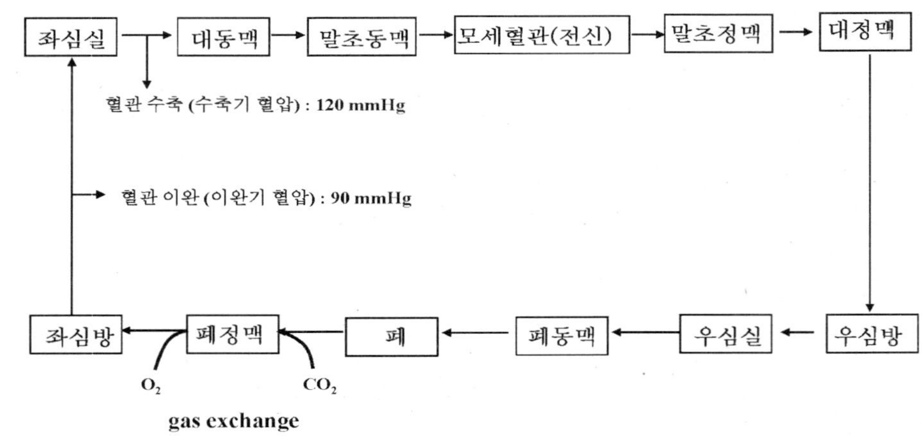

2-5-1 수축기 및 이완기 혈압 (2-5)

• 수축기 혈압 : 혈액이 좌심실에서 대동맥으로 들어갈 경우 심근이 수축되어 일어나는 혈관의 압력 **(120 ~ 160 mmHg)**

• 이완기 혈압 : 혈액이 폐정맥을 거쳐 좌심방에서 좌심실로 들어갈 경우 심근이 이완되어 일어나는 혈관의 압력 **(70 ~ 90 mmHg)**

2-5-1-1 고혈압의 종류

고혈압의 종류	정 의
1차성 고혈압	본태성 고혈압으로서 원인불명, 유전적/선천적이면서 자연적으로 혈압이 상승
교감신경계에 의한 고혈압	**Stress**에 의한 **acetylcholine** 및 **adrenaline (noradrenaline)** 분비에 의한 혈압 상승
2차성 고혈압	혈중 **glucose** 상승 호르몬인 **adrenaline**의 분비 증가 또는 신장에서의 **pro-renin**의 분비 증가에 의한 혈압상승으로 신장질환과 당뇨병의 합병증이다.

2-5-2 혈압 조절에 있어서 hormone의 homeostasis

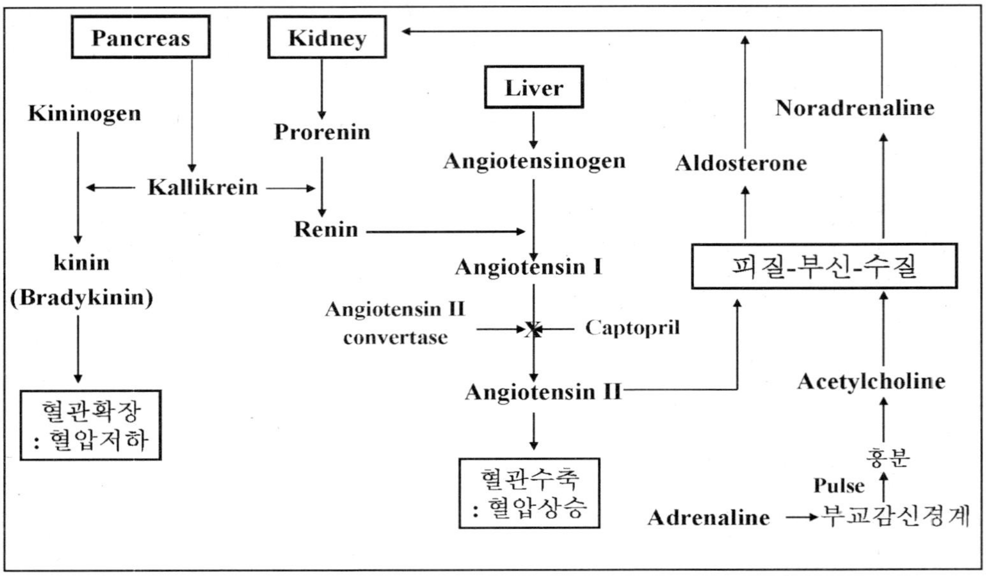

2-5-3 혈압 상승 호르몬 및 그 기능 (I) (2-5-2)

내분비선/조직	호르몬	표적세포/조직	작 용
교감성 내분비 세포 (교감신경계)	**Adrenaline**	부교감신경계	**Acetylcholine** 분비
부교감신경계	**Acetylcholine** (신경전달물질)	부신수질 (교감신경계)	**Noradrenaline** 분비
부신수질 (교감신경계)	**Noradrenaline**	**Kidney**	**Prorenin** 분비

• 부신수질세포 : 생명의 발생과정에서 신경세포가 변화하여 내분비 세포가 된것으로 신경세포로서의 특성과 내분비세포로서의 특성을 가지고 있는 신경 내분비 세포이다

2-5-3 혈압 상승 호르몬 및 그 기능 (II) (2-5-2)

내분비선/조직	호르몬	표적세포/조직	작 용
췌장/타액선	**Kallikrein (Kallidin)**	-	**Prorenin**을 **renin**으로 분해
Kidney	**Renin**	-	간에서 분비되는 **angiotensinogen**을 **angiotensin I**으로 분해
-	**Angiotensin I**	-	**Angiotensin II convertase**에 의해 **angiotensin II**로 분해
-	**Angiotensin II**	혈관	혈관수축 → 혈압상승

2-5-4 혈압 저하 호르몬 및 그 기능

내분비선/조직	호르몬	표적세포/조직	작 용
췌장, 타액선	**Kallikrein (Kallidin)**	-	**Kininogen**을 **Kinin (bradykinin)**으로 분해
-	**Bradykinin**	혈관	혈관확장 → 혈압 저하

- **Kallikrein**은 혈관확장작용으로 혈압을 저하시킬 뿐만 아니라 평활근 수축작용도 있기 때문에 혈압을 상승시키는 작용도 있다.

2-5-5 Na⁺과 혈압과의 관계 – 혈압의 homeostasis

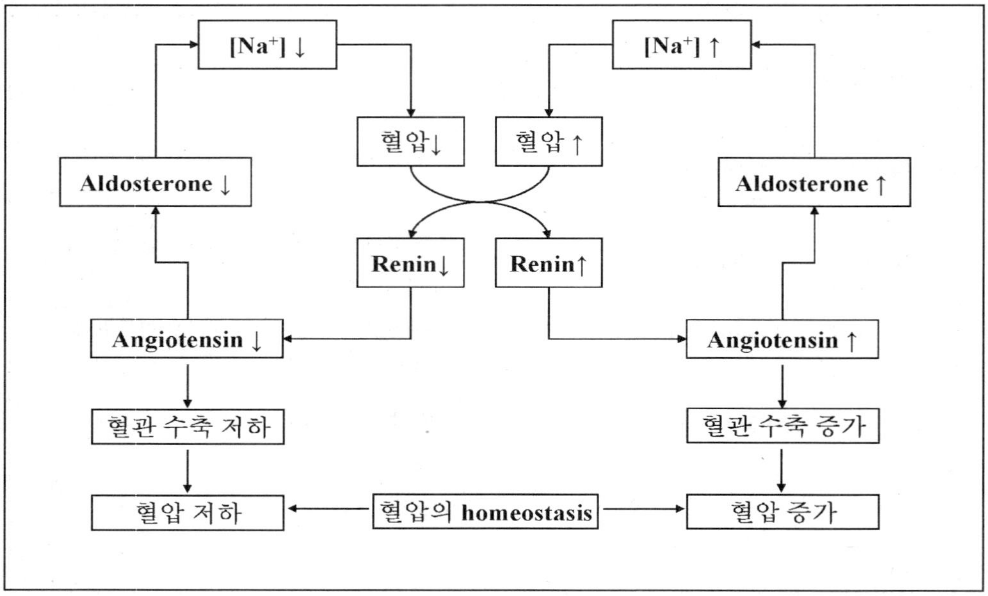

2-5-6 Na⁺과 혈압 상승호르몬의 혈중 농도 조절 (2-5-5)

	혈압 증가	혈압 저하
호르몬의 농도 변화	• **Renin**의 분비 감소 • **Angiotensin** 감소 • **Aldosterone** 감소	• **Renin**의 분비 증가 • **Angiotensin** 증가 • **Aldosterone** 증가
Na⁺ 농도	감소	증가
결　과	혈압 저하	혈압 증가

2-5-7 Aldosterone의 임상적 의의

	과잉증 Conn's syndrome	결핍증
원 인	부신 종양	Na^+ 결핍, K^+ 증가 (15-2)
결 과	Aldosterone 과잉 분비	Aldosterone 결핍증
임상 증상	고혈압, 고 Na^+ 혈증, 저 K^+ 혈증	저혈압, 저산소증

• Aldosterone의 분비 촉진 인자 : Angiotensin II, ACTH

2-5-8 고혈압 치료제 I

종 류	억제기전	약 물
혈관확장제	cAMP, cGMP 생성 촉진 Nitric oxide 생성 촉진	Molsidomine Verapamil, etc
Ca^{2+} 길항제	혈관세포내부의 Ca^{2+} 증가 억제	Ticlopidin, etc
Adrenaline (noradrenaline) 수용체 저해제	Adrenaline의 α_1 수용체와의 결합 억제	Clonidine

2-5-9 고혈압 치료제 II

종 류	억 제 기 전	약 물
PGI_2 생성 촉진제	cAMP 증가/ Ca^{2+} 증가 억제	PGI_2
Acetylcholine 생성 억제제	신경의 synapse 후막의 수용체와의 작용 감소	–
Angiotensin II 생성 저해제	Angiotensin II convertase inhibitor	Captopril

2-5-10 핵심포인트

1. 부신피질 (Adrenal cortex)

Glucocorticoids, androgen 및 **mineralocorticoid**와 같은 **steroid hormone**을 분비한다.

2. Cortisol의 분비

ACTH에 의해 분비가 촉진되고, **ACTH** 분비는 **cortisol**에 의해 **feed-back**의 저해를 받는다. **Cortisol**은 생명유지에 필수적이고, **stress** 반응에 관여되어 있다.

* ACTH : Adrenocorticotropic hormone

3. Androgen

Testicle에서 생성·분비되고, male의 제2차 성징을 발현시켜 전립선 발육, 고환 정관상피의 조정기능 촉진, 성욕항진 등의 생식기능을 유지시키고, female의 제2차 성징을 발현하는 estrogen에 길항적으로 작용한다.

4. Aldosterone

가장 중요한 mineralocorticoid로서 신장의 원위 세뇨관에서 분비되는 H^+와 Na^+의 교환작용으로 Na^+을 세뇨관 세포 내부로의 유입을 촉진한다. Aldosterone의 분비는 renin-angiotensin system에 의해 조절되고 혈압 및 blood volume에 따라 분비된다.

5. Glucogenic amino acid

당뇨, 기아 등의 생리현상에서 새로운 glucose의 생성에 사용되는 amino acid로서 leucine 및 lysine을 제외한 모든 amino acid가 glucose 생성에 이용되며, 이들의 amino acid는 근육의 단백질로부터 제공되며 간에서 glucose로 재합성되어 각종 생리반응에 이용된다.

6. Adrenal failure (부신 기능 부전)

부신의 자가면역파괴에 의해 발생되며 저혈당 현상이 일어나는 임상증상이다.

7. Angiotensin II convertase

Asp-Arg-Val-Tyr-Ile[5]-His-Pro-Phe-His-Leu[10]로 구성된 펩타이드인 **angiotensin I (inactive form)**을 **Asp-Arg-Val-Tyr-Ile[5]-His-Pro-Phe[8]**로 구성되는 **angiotensin II (active form)**로 전환시키는 효소. **Active form**인 **angiotensin II**로 전환되어야 혈압을 상승시키는 효과가 나타난다.

8. Acetylcholine (12-1-1)

Neuron의 **synapse** 전막에서 **acetyl-CoA**와 **choline**으로부터 생성되는 신경전달물질로서, **synapse** 전막에서 분비되어 **synapse** 후막의 수용체에 작용하여 흥분성을 전달하는 작용이 있다. **Acetylcholine**의 생성 · 분비가 저해되거나 그것의 수용체에 이상이 일어나면 흥분성의 전달이 저해 또는 감소되어 각종 신경 퇴행성 질환 (예, **Alzheimer's disease, Parkinson's disease** 등)이 발생한다.

2-6 신장의 주요 기능 (전해질 농도 및 pH 조절)

기 능	목 적
• H^+ 방출	• HCO_3^-의 중화 (pH 조절)
• HCO_3^- 방출억제	• Na^+와 결합 (전해질 농도 조절)
• $NaHCO_3$ 재흡수	• pH/전해질 농도 조절
• 최종 대사산물의 배설	• Urea, creatinine, uric acid, $NH_3(NH_4^+)$, bilirubin의 제거 (clearance)
• 각종 유기물의 재흡수	• Glucose, amino acid, ketone bodies등의 이용

2-6a 신장세뇨관 세포에서 H^+의 방출 목적 (요약)

- HCO_3^-의 재흡수 (H_2CO_3생성/2-6-2) → $NaHCO_3$로 재흡수 (모든 pH조절계 공통)
- 유기산의 적정 (NaH_2PO_4/2-6-3) → 배출 (in urine)
- 암모니아 배설 (NH_4Cl/2-6-4) → 배출 (in urine)

2-6-1 신장에서의 전해질 농도 및 pH 조절계 (혈액의 완충계)

산의 source	조 절 계	조 절 반 응
유기물의 산화 → H^+, CO_2	탄산 조절계	$H^+ + HCO_3^- \leftrightarrow H_2CO_3 \leftrightarrow H_2O + CO_2$
단백질 대사 → 인산, 황산	• 인산 조절계 • 황산 조절계	$H^+ + HPO_4^{2-} \leftrightarrow H_2PO_4^- \xrightarrow{Na^+} NaH_2PO_4$ $2H^+ + SO_4^{2-} \rightarrow H_2SO_4$
단백질 대사 / NaCl NH_3, Cl^-	암모니아 생성계	$H^+ + NH_3 + Cl^- \leftrightarrow NH_4Cl$

2-6-2 탄산 조절계

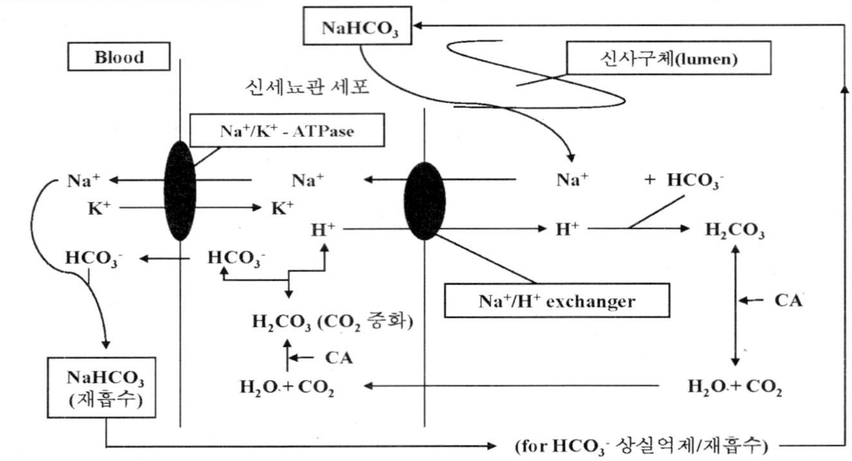

* CA : Carbonic anhydrase (Lyase 일종)

임상
- HCO_3^-가 재흡수 되지 않으면 혈액의 pH에는 어떤 변화가 일어나는지 생각해 봅시다
- 심한 탈수의 경우 혈액의 pH에는 어떤 변화가 일어날 수 있는지 생각해 봅시다
- Na^+/H^+-exchange의 장해시 혈액의 pH에는 어떤 변화가 일어나는지 생각해 봅시다

2-6-2-1a 탄산 조절계 (요약) (2-6-2)

- **Blood**로 방출된 **Na^+**는 신장 세뇨관 세포에서 **H_2CO_3**가 **CA**에 의해 **H^+**와 **HCO_3^-**로 분해되어 **blood**로 방출된 **HCO_3^-**와 결합함으로써 **$NaHCO_3$**로 중화된다.
- **$NaHCO_3$**는 다시 신장 사구체를 통해서 여과되어 **feedback** 됨으로서 **HCO_3^-**가 회수된다.

- **H_2CO_3**는 약산으로서 **proton (H^+)**와 **conjugate base (HCO_3^-)**로 해리된다. 이것으로부터 **Henderson-Hasselbalch formula (2-6-8)**에 의해 혈중의 **pH**를 계산할 수 있다.

2-6-2-1b 탄산 조절계 (요약) (2-6-2)

- 신장 사구체에서 $NaHCO_3$가 여과되어 Na^+와 HCO_3^-로 해리된다.
- Na^+는 aldosterone에 의해 신장의 세뇨관 세포내부로 유입된다.
- 이때 H^+가 신장 세뇨관의 lumen으로 분비되어 HCO_3^-(conjugate base)와 결합하여 H_2CO_3로 중화된다.
- 세뇨관 세포에 유입된 Na^+는 막에 존재하는 Na^+/K^+–ATPase에 의해 K^+ 과 교환되면서 blood로 방출되어 세포내부(세뇨관 세포내부)와 blood의 Na^+ 농도와 K^+ 농도가 조절된다(2-6-5).

2-6-2-2 Carbonic anhydrase(Carbonic hydratase, CA)의 기능

- $H_2O + CO_2 \rightleftharpoons H_2CO_3 \rightleftharpoons H^+ + HCO_3^-$의 반응을 촉매하는 효소로서 적혈구 및 각종 조직에서 발견
- H_2O에 CO_2를 부가하여 탄산(carbonic acid, H_2CO_3)을 생성

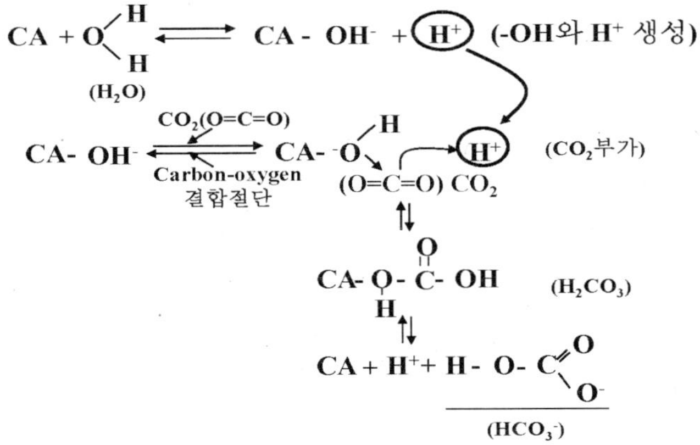

- CA는 carbon-oxygen lyase로서 효소분류 No.는 4번이다

2-6-2-2a Carbonic anhydrase(CA) 결핍의 결과와 임상

• 혈중에 Na^+ 증가

• CO_2중화작용 저하

• H_2CO_3 생성 저하
- → H^+ 생성/분비 저하 → HPO_4^{2-}, NH_3등의 중화 저하 → HPO_4^{2-}와 NH_3배출 저하/혈중에 증가
- → HCO_3^- 생성/분비 저하 → Na^+ 증가 → 고 Na^+혈증(2-5-7)

임상

혈중 Na^+ 증가 원인
• CA 결핍
• $NaHCO_3$ 투여, 식염 과다복용
• Aldosterone 과잉증 (Conn's syndrome, 2-5-7)

$NaHCO_3$ 함유용액 (예, 링거액)을 투여하는 이유와 이것에 함유되어 있는 $NaHCO_3$농도와, NaCl의 농도등을 조사해 봅시다

2-6-3 인산 조절계

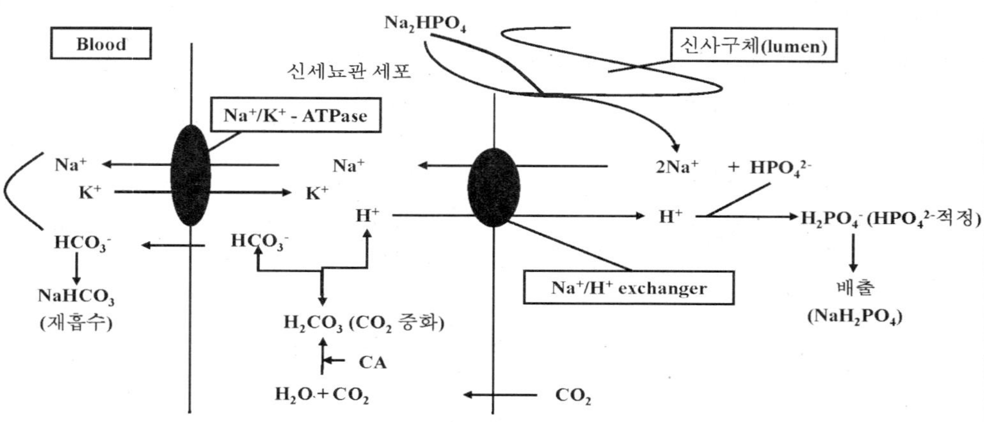

* CA : Carbonic anhydrase

임상 • 유기산으로서 인산(HPO_4^-)을 NH_2PO_4로 적정 하기 위한 Na^+의 source는 어떤 화합물이 될 수 있는지 생각해 봅시다 또 이것은 어떤 때에 공급해 주어야 하는지 생각해 봅시다

2-6-4 암모니아의 생성계

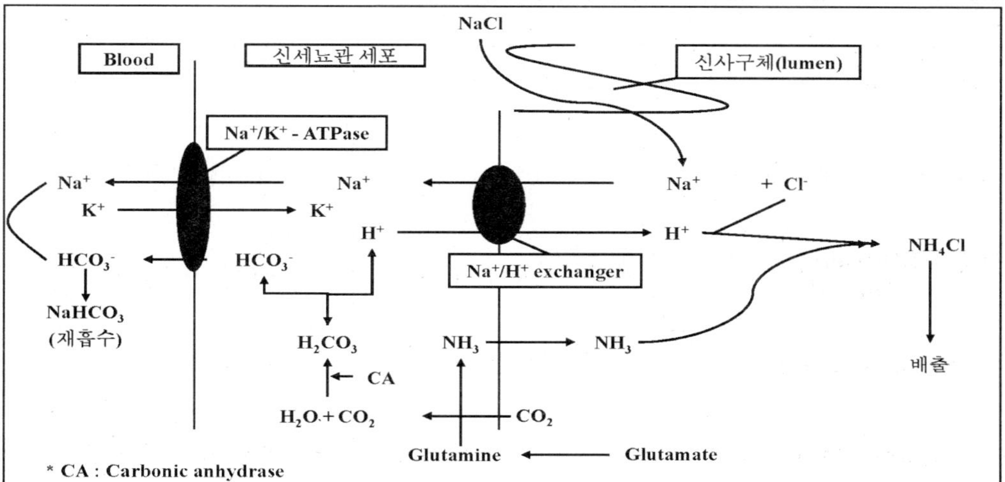

임상
- Na^+와 H^+의 결핍시 혈액 pH는 어떤 상태로 변하는지 생각해 봅시다
- NaCl이 saline(0.9% NaCl 용액)이라면 Na^+의 이온 농도는 얼마인가 계산해 봅시다
- Glutamine은 어떤 아미노산으로 부터 $-NH_2$를 수용하는지 또 이것의 특성은 무엇인지 생각해 봅시다

2-6-5 체내에서의 전해질 농도

Cation			Anion		
전해질	세포 내부 (mM)	세포 외부 (mM)	전해질	세포 내부 (mM)	세포 외부 (mM)
Na^+	5~15	145	Cl^-	1	111
K^+	140	5	HCO_3^-	10	29
Ca^{2+}	1~2	2.5~5	HSO_4^{2-}	10	0.5
Mg^{2+}	30	1~2	HPO_4^{2-}	50	1
H^+	4 X 10^{-5} (pH 7.4)	4 X 10^{-5} (pH 7.4)	Organic acid	-	7

- 세포의 내부와 외부에 존재하는 전해질로서 cation과 anion의 조성은 현저하게 다르다. 예를 들면, Na^+은 세포 외부에 145mM, 세포 내부에 5-15mM, Cl^-은 세포외부에 111mM, 세포 내부에 1mM이 존재한다. 이와 같이 Na^+과 Cl^-의 세포내·외부에 있어서 농도차가 있다 생물은 일반적으로 평형을 싫어한다. 세포는 활동을 멈출때에만 세포내·외부의 물질(예, 전해질)이 평형에 도달된다고 한다.

2-6-6 전해질 농도를 조절하는 막 단백질

막 단 백 질	존 재 부 위	기 능
Na^+/K^+–ATPase	원형질막	**Na^+**과 **K^+**의 교환
Cl^-/HCO_3^- shift protein (Band III)	적혈구의 원형질막	**Cl^-**와 **HCO_3^-** 교환
Na^+/H^+–exchanger	원형질막, 미토콘드리아막	**Na^+**과 **H^+**의 교환
Ca^{2+}–ATPase	원형질막, 소포체막	**Ca^{2+}**의 유입/유출
H^+–ATPase	미토콘드리아막	**H^+**의 수송

2-6-7 Anion gap(AG)과 임상적 의의

• 정의 : **Cation**과 **Anion**의 차

• **AG = total cation − total anion** $= (Na^+ + K^+) - (Cl^- + HCO_3^-)$

$= Na^+ - (Cl^- + HCO_3^-) = (Na^+ + UC^+) - (Cl^- + HCO_3^- + UA^-)$

$= Na^+ - HCO_3^- - Cl^- = [UA^-] - [UC^+]$

UC^+ : unknown cation

UA^- : unknown anion

• **AG**의 이용 : **Metabolic acidosis** 진단

• **AG**의 증가 : 상대적으로 **$[UA^-]$** 증가 또는 **$[UC^+]$** 감소 경우

• **AG**의 감소 : 상대적으로 **$[UA^-]$** 감소 또는 **$[UC^+]$** 증가 경우

2-6-7-1 AG 불변의 경우 임상 (1)

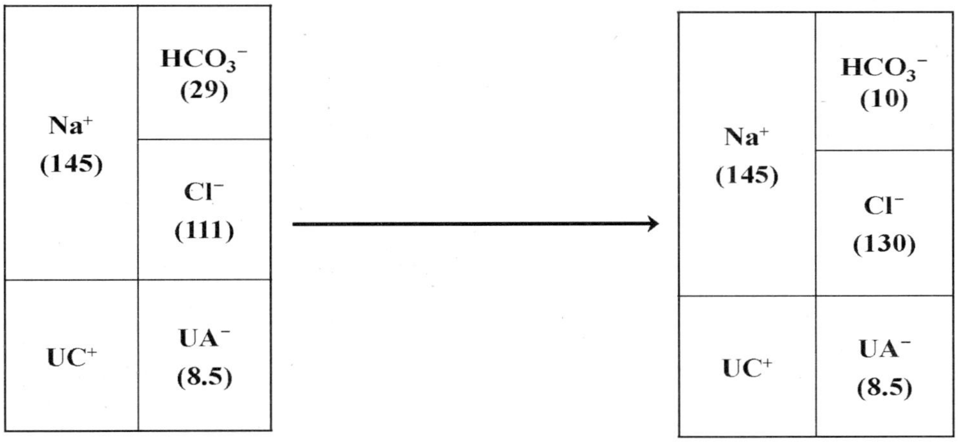

(정 상) (MHCA)

• **MHCA : Metabolic hyperchloremic acidosis**

2-6-7-1a AG 불변의 경우 임상 (1)

전해질 변화	전해질 변화 원인과 임상
HCO_3^- 감소	• 소화관으로부터 소실 (설사) • 신부전증에 의한 신장으로부터의 소실 • **CO_2**소실 (이유: **CO_2**는 **HCO_3^-**형태로 가장 많이 수송/소실)/2-6-12
Cl^- 증가 (**HCO_3^-** 감소량 만큼 증가)	• 저 **aldosterone** 혈증 • 뇨로 폐쇄 • **metabolic hyperchloremic acidosis** (신부전증, 간경변, 심장질환, 갑상선 기능항진증 동반)

2-6-7-2 AG 증가의 경우 임상 (2)

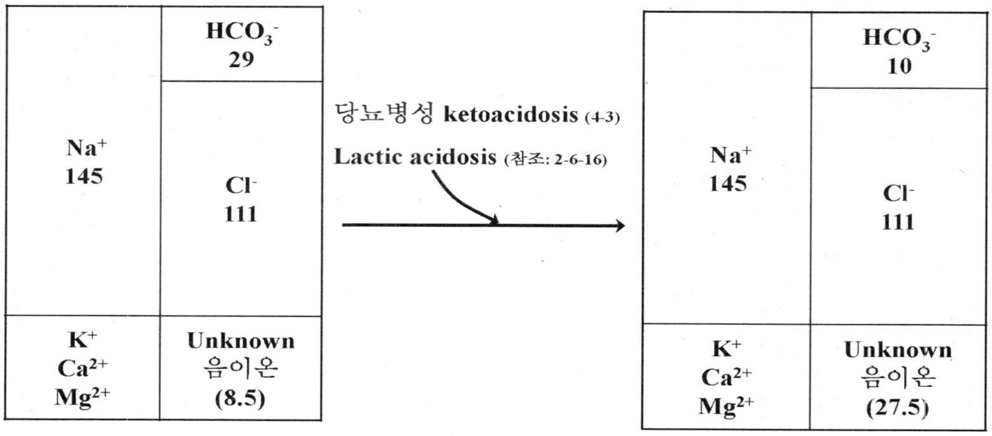

2-6-7-2a AG 증가의 경우 임상 (2)

원인 병리	증가하는 UA^- (unknown음이온)	결과
당뇨 (기아,절식) (제5장)	**Ketone bodies (제4장)**	당뇨병성 **Ketoacidosis (4-3)**
저산소증 **(2-3-7-1a/1b)**	**Pyruvate**로 부터 **lactate**생성	**Lacticacidosis (2-3-7-1c)**
신부전증	HPO_4^{2-}, HSO_4^{2-} 배출 장해	HPO_4^{2-}, HSO_4^{2-}축적

- **AG**의 증가는 상대적으로 UA^-의 증가 또는 UC^+의 감소에 기인한다
- 중독성 물질 (방부제 **Salicyclic acid**, 표백제 및 화장품 제조 등의 **ethylglycerol**, 유기용매 **methanol**)의 중독의 경우도 UA^-가 증가한다
- UC^+ 감소의 경우는 저 Ca^{2+}혈증, 저 K^+혈증, 저 Mg^{2+}혈증의 원인이 된다
- UA^-가 증가하는 것 만큼 HCO_3^-가 감소한다**(2-6-7-2)**

2-6-7-2b 혈액에 ketone bodies와 lactate 증가에 의한 혈액 pH의 산성화 이유 (2-6-10, 제4장)

- $CH_3CHOH\text{-}COOH$ (Lactic acid) $\xrightarrow[\text{pK 3.85}]{\text{pH7.15}}$ $CH_3CHOH\text{-}COO^-$ (Lactate) + H^+ (Proton)
- $CH_3COCH_2\text{-}COOH$ (Acetoacetic acid) $\xrightarrow[\text{pK ?}]{\text{pH7.15}}$ $CH_3COCH_2\text{-}COO^-$ (Acetoacetate) + H^+ (Proton)

- 당뇨(기아, 절식), 저산소증의 경우 Ketone bodies (acetoacetic acid, β-hydroxybutyric acid, acetone)과 lactic acid가 관련세포에서 생성되어 lactate 및 acetoacetate와 proton(H^+)으로 해리된다. 이것들이 혈중으로 분비(방출)되어지면 lactate(UA^-)와 acetoacetate(UA^-)가 증가하게 되고(2-6-7-2) hyperprotonemia가 발생된다
- 증가된 H^+와 혈액중의 HCO_3^- ($NaHCO_3 \rightarrow HCO_3^- + Na^+$)와 결합하여 H_2CO_3가 생성증가되며, 결과적으로 혈액중에 1차적인 HCO_3^-의 농도 감소현상이 일어난다(2-6-7-2)
- 혈중에 증가된 H_2CO_3는 H_2O와 CO_2로 해리되어 CO_2는 폐호흡을 통해 (적혈구의 hemoglobin이 수송) 체외(공기중)로 방출된다. 이것에 의해 2차적으로 혈중에 CO_2농도 저하 현상이 일어난다
- 따라서, 대사성 acidosis가 일어난다(2-6-9)

2-6-7-3 Anion gap(AG)의 감소와 임상증상

AG 감소원인	임상 증상
UA^- 감소	중증간질환에 의한 저 albumin혈증 (hypoalbuminemia)
UC^+ 증가	Cr^{2+}(크롬2가)중독, 고 K^+혈증, 고 Na^+혈증, 고 Ca^{2+}혈증, 고 Mg^{2+}혈증, IgG골수종

- 정상 혈액 pH7.4에서 albumin의 등전점(isoelectric point)은 4.7−5.2이므로 (−)로 하전되어 있다(UA^-감소)
- IgG의 pI는 7.4이상이므로 정상 혈액 pH7.4에서는 (+)로 하전되어 있다(UA^+증가)

2-6-8 pH 계산 공식 (Henderson-Hasselbalch formula)

H_2CO_3 ⟶ H^+ + HCO_3^-
(약산) (Proton) (Conjugate base)

$pH = pKa + \log [HCO_3^-]/[H_2CO_3]$

$= pKa + \log [HCO_3^-]/0.03 \times pCO_2$ (HCO_3^-는 대사, CO_2는 호흡에 의한 것임)

$pKa = H_2CO_3$ 의 해리 정수 (6.1)

0.03 = CO_2의 용존 계수

- HCO_3^- : 대사성 인자, pCO_2 : 호흡성 인자
- pH는 대사성 인자, 호흡성 인자에 의해 결정되며, 1차적으로 대사성 인자가 감소하고 2차적으로 호흡성 인자가 감소하여 산성이 되는 것을 대사성 acidosis라고 한다. 이와 같이 1차적으로 변하는 것을 명명하여 대사성 acidosis라고 부른다 (2-6-9)

2-6-9 Acidosis · Alkalosis (blood 내 pH 변화)

	원 인	$[HCO_3^-]$	$[CO_2]$	pH
대사성 acidosis	Shock 신장기능 이상 (신부전증) : $[HCO_3^-]$↓↓ 방지 기능 NH_4Cl 과잉 섭취	↓ (1차적)	↓ (2차적)	산성
대사성 alkalosis	K^+ 결핍 Na^+ 과잉 생성 고혈압 (고renin혈증 → Na^+ 증가)	↑ (1차적)	↑ (2차적)	알카리성
호흡성 acidosis	CO_2 수송 장애 중추성 호흡 억제	↑ (2차적)	↑ (1차적)	산성
호흡성 alkalosis	수의, 불수의적 호흡 자극 조직 저산소혈증에 의한 호흡 자극	↓ (2차적)	↓ (1차적)	알카리성

2-6-10 대사성 acidosis와 임상

관련 질환	결 과	HCO_3^- 변화	CO_2 변화	AG	pH 변화
당뇨/기아	Ketone bodies 증가	감소	감소	증가	산성 (대사성 acidosis)
신장 질환 (저aldosteron혈증)	NH_3 배설 장해 (H^+ 분비 및 Cl^- 배출 장해)	감소	감소	정상	
저산소증	Lactate, H^+ 증가	감소	감소	증가	

신장질환의 경우 대사성 acidosis가 일어난다 그 이유는 다음과 같다

신장질환 → HCO_3^- 상실 → 1차 HCO_3^-↓↓ + H^+ → H_2CO_3↓↓ → 2차 CO_2↓↓ + H_2O

2-6-11 호흡성 acidosis와 임상

관련 질환	결 과	HCO_3^- 변화	CO_2 변화	pH 변화
기관지 장해 폐의 가스 교환 장해	CO_2 과잉 생산/축적	증가	증가	산성

이유

폐질환(중증) → CO_2 체외 배출장해 → 1차 혈액 [CO_2]↑↑ + H_2O
(CO_2 확산장해)
→ H_2CO_3↑↑ (H_2O 소비 증가) → 2차 HCO_3^-↑↑ + H^+↑↑

2-6-12 CO_2의 수송 형태

용존 CO_2	9 %
HCO_3^- 형태	78 %
Carbamino-Hb	13 %

* Hb : Hemoglobin, Carbamino Hb : $Hb\text{-}NH_2 + CO_2 \rightarrow Hb\text{-}NH\text{-}CO_2 + H^+$

2-6-13 CO_2 증가에 의한 호흡성 acidosis 발생 기전 (Alcohol의 과잉 섭취) (제 10장)

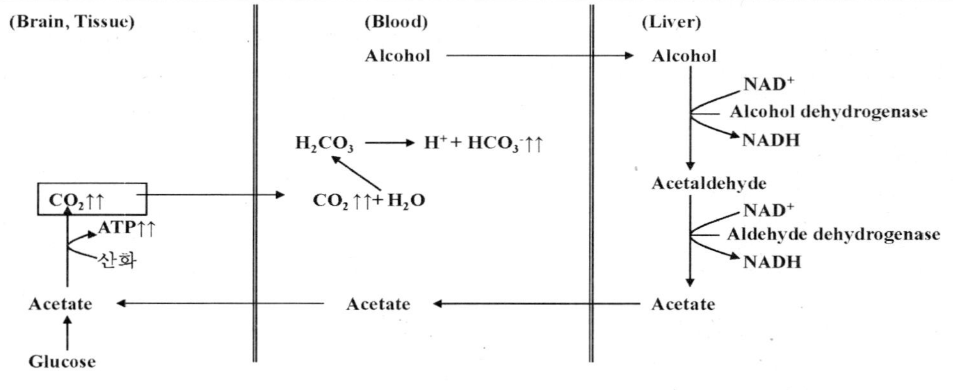

설명 요약	Alcohol의 산화에 의한 CO_2의 과잉생성으로 HCO_3^- 가 증가하는 병리현상으로 혼수상태, 호흡곤란, 多言을 동반한다.

2-6-14 폐의 CO_2 교환 장해에 의한 호흡성 acidosis 발생 기전 (적혈구 내부에서의 호흡성 acidosis)

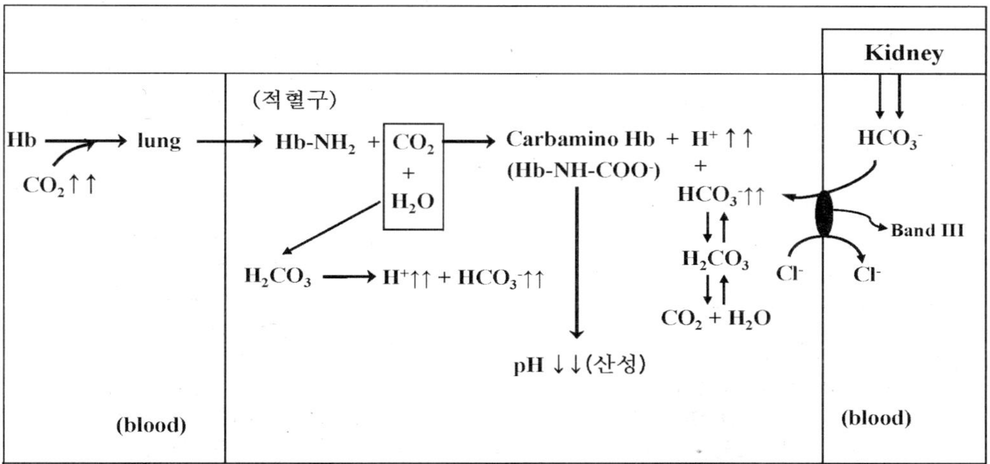

설명 요약	CO_2의 수송이 억제되어 CO_2가 증가하면 Hb와 결합하여 H^+가 증가함으로써 혈액의 pH가 산성으로 변한다.

2-6-15 호흡성 alkalosis의 발생 기전

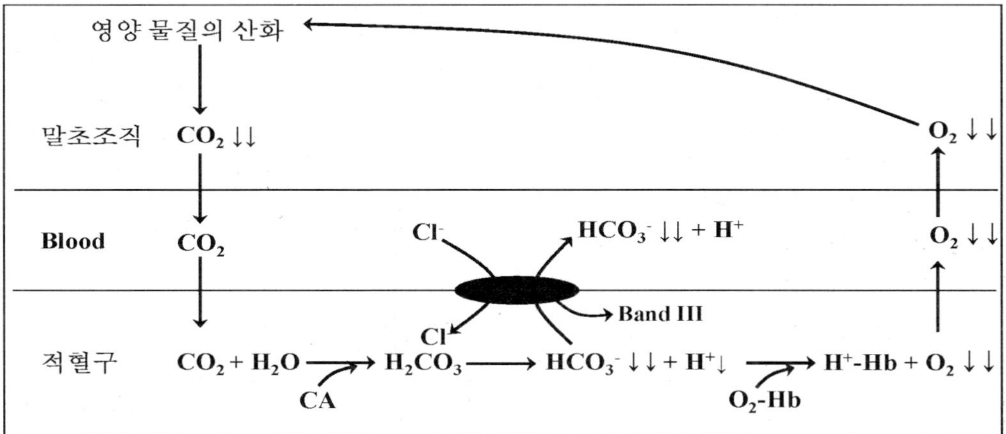

설명 요약	• 호흡중추장해에 의한 산소공급부족, 빈혈 등으로 CO_2의 생성저하 및 HCO_3^-의 생성저하로 호흡곤란, 신경염, 고열 등의 임상증상이 나타난다. • 과잉호흡 → CO_2 방출증가 → 1차 혈액 CO_2↓↓ + H_2O →(신장) H_2CO_3↓↓ → H^+↓↓ + HCO_3^-↓↓(2차)

2-6-16 대사성 alkalosis 원인 I (위액 상실/구토)

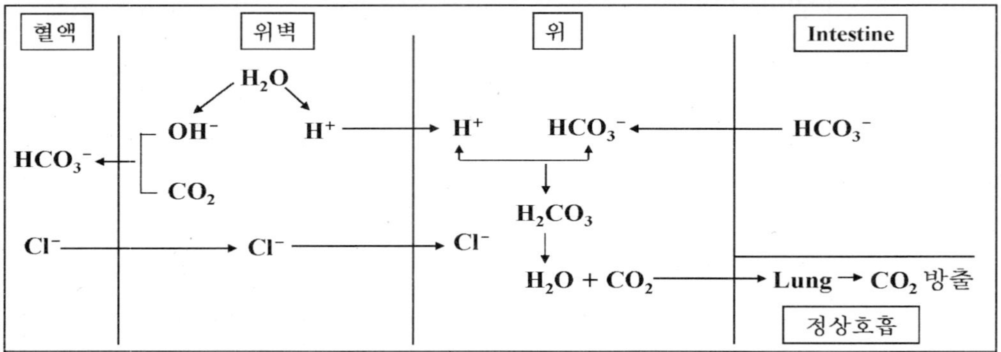

정상	위액 상실(구토)
• 위벽 → H^+/Cl^- 분비 → intestine으로 부터 분비된 HCO_3^-와 반응 → H_2CO_3로 중화 → H_2O/CO_2로 해리 • CO_2는 lung을 통해 체외로 방출 → 정상 호흡	• 구토 → H^+/Cl^-가 체외로 배출 → 위벽으로 부터 CO_2와 OH^-의 반응으로 생성된 HCO_3^-가 혈액으로 방출 → 혈액에 HCO_3^-증가 (1차) • Lung에서 CO_2의 방출 억제 → 혈액에 CO_2 증가 (2차) → 비정상 호흡 → 대사성 alkalosis

위벽으로 부터 HCl이 소화를 위해 위(stomach)로 분비될 때 H^+와 Cl^-가 해리되어 cotransport 가 된다

2-6-16A Cl^--channel과 cystic fibrosis(CF, 낭포성섬유종)

(The Nobel Prize in Physiology or Medicine, 1991, 1999, 2004, 2007)

Cl^--channel 분포 조직	Cl^--channel의 기능
Lung, pancreas, hepatobillary(간담즙관), reproductive tract(생식관), 위장관등의 상피 세포의 원형질막	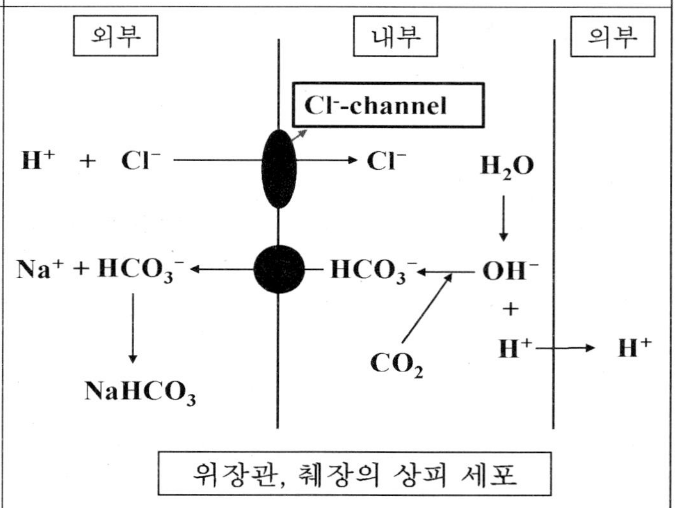

2-6-16Aa Cl⁻ – channel 이상과 CF (2-6-16A)

정상

- 위장관 또는 췌장의 상피 세포로 부터 HCO_3^-가 분비되어 Na^+과 결합 → $NaHCO_3$ 형성 → HCO_3^-의 방출 억제 (HCO_3^- 회수)
- HCO_3^-가 분비되기 위해서는 Cl^--channel(1-4-1-1B)을 통해 위장관 또는 췌장의 상피 세포 내부로 유입되는 Cl^-과 antiport 형식(1-4-1-1B)으로 교환되어야 한다
- Cystic fibrosis는 Cl^--channel의 수송기능 저하에 의한 전해질 (예, HCO_3^-)의 분비 이상을 특징으로 하는 상염색체 퇴행성 질환(autosomal recessive disease)이다

CF 임상증상

- 췌장 lipase 분비 저하 → TG 분해/흡수 억제 → 지방변(fatty stool) ↑↑
- Cl^- 유입 감소(억제) → 체액과 전해질(HCO_3^-)의 분비 장해 → 탈수 ↑↑
- 체온의 증가에 의한 발열이나 주위 온도가 높을 때 땀샘(sweet gland)으로부터 분비되는 땀에는 Na^+, Cl^-등의 전해질의 농도가 높아진다
- 특히, 땀에는 Cl^-이온보다 Na^+의 농도가 더 증가한다

따라서 땀 중의 Na^+ 농도 증가는 Cystic fibrosis(낭포성섬유종)의 진단지표이다

2-6-16a 대사성 alkalosis 원인 II (Conn's syndrome)

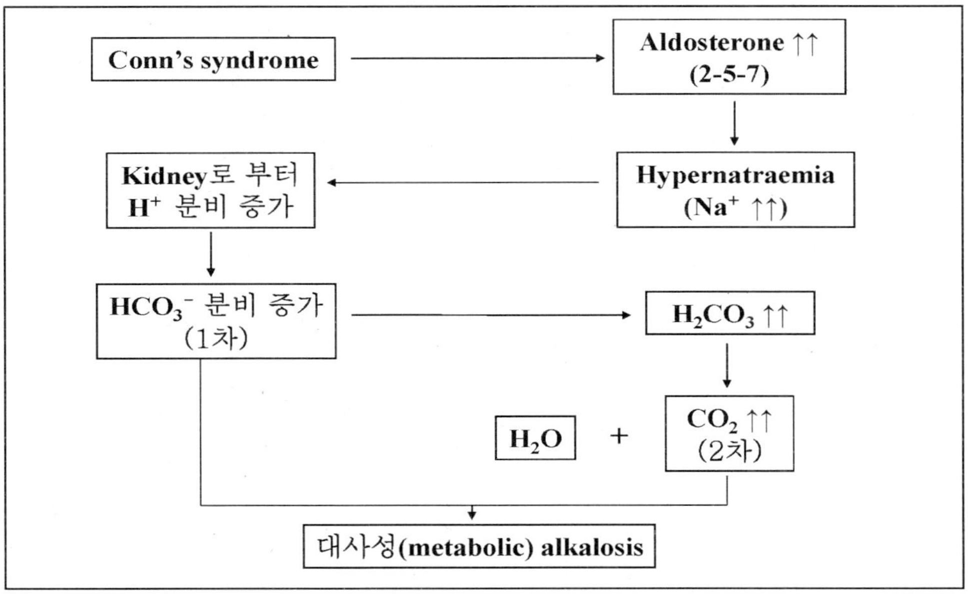

2-6-17 Lactate 생성과 lactic acidosis의 발생기전

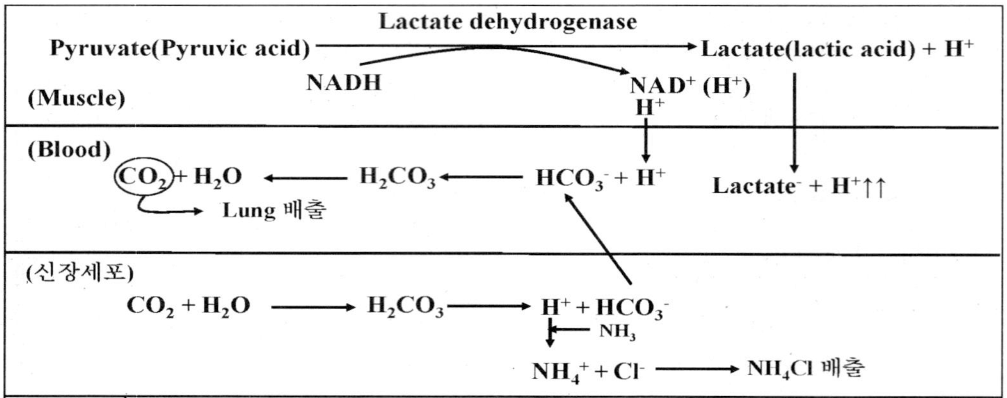

설명 요약	저산소증인 경우 glucose의 산화 · 분해에 의해 생성된 pyruvic acid가 lactate dehydrogenase에 의해 lactate로 환원된다. 이것이 H^+와 함께 혈중으로 분비됨으로써 blood의 pH가 산성으로 변한다.

2-6-17 Lactic acidosis의 발생원인과 임상

발 생 원 인	임 상
조직에 산소공급 부족	**Shock,** 심혈전**,** 빈혈**,** 저산소증
O_2 이용능력 저하	신성 당뇨**,** 백혈병

2-6-18 핵심 포인트

1. Hydrogen ion (H^+)의 항상성

H^+의 항상성은 조직이나 혈액에서의 완충작용에 기인하고, 이 완충작용은 신장으로부터의 **acid** 분비 및 폐로부터의 CO_2의 분비에 의존한다. 혈액중의 H^+ 농도는 CO_2 분압 (pCO_2)에 비례하고, **bicarbonate** (HCO_3^-)에 반비례한다.

임상

- H^+는 H_2O, 유기산(예, lactic acid)으로 부터 해리된다 $H_2O \rightarrow H^+ + OH^-$ 에서 Lactic acid의 conjugate base에 해당되는 것은 어느 것이며, pH의 개념을 생각해 봅시다

2. Plasma chloride

Metabolic acidosis의 경우 **anion gap**이 증가한다. 그러나 **metabolic acidosis** 이면서 **anion gap**이 정상인 환자에서는 혈액에 Cl^-의 항상성은 조직이나 혈액에서의 완충작용에 기인하고, 이 완충작용은 신장으로 부터의 **acid** 분비 및 폐로부터의 CO_2의 분비에 의존한다. 혈액중의 H^+농도는 CO_2 분압 (pCO_2)에 비례하고, **bicarbonate** (HCO_3^-)에 반비례한다.

2-7 근육수축 / 이완 호르몬 및 신경전달물질

내분비선/조직	호르몬	
	수 축	이 완
부신수질	**Adrenaline (α-수용체)**	**Adrenaline (β-수용체)**
뇌하수체 후엽	**Oxytocin**	–
신경세포	**Acetylcholine**	–
혈 중	–	**Kinin (Bradykinin)**

2-7-1 Smooth muscle의 수축, 이완 관련 hormone 및 신경전달물질의 작용 기전

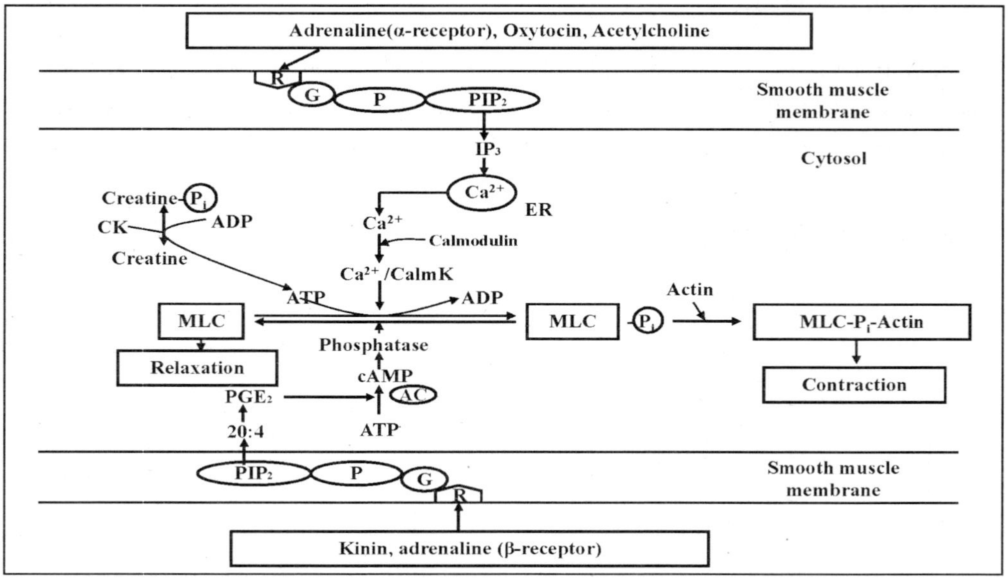

2-7-2 수축 반응 관여 물질

물 질	기 능
Ca^{2+}	Calmodulin (2-7-11/No. 9)과 결합
Ca^{2+}/Calmodulin-dependent protein kinase	Myosin light chain (MLC)의 인산화 (1-4-1-5, 2-7-11/No. 8,9)
ATP (1-4-1-5)	MLC의 인산화 source

임상

ATP의 source는 creatine-pi(phosphate)이다. creatine의 합성 source로서 어떤 amino acid가 필요한지, 그 합성과정을 γ-GTP의 기능을 가지고 생각해 봅시다

2-7-3 근육 수축 기전 (요약) (2-7-1)

수축 호르몬 (2-7) 및 신경전달물질 (12-2)의 근육 세포막 수용체 결합

↓

G-protein (G)의 활성화, phospholipase C (P)의 활성화, phosphatidylinositol 4,5-bisphosphate (PIP_2)의 가수분해 및 inositol 1,4,5-trisphosphate (IP_3)의 생성 (1-3-1-2, 1-3-3)

↓

IP_3가 endoplasmic reticulum (ER)로 부터 Ca^{2+} 동원

↓

Ca^{2+}과 calmodulin의 결합, Ca^{2+}/calmodulin-dependent protein kinase (Calmk)의 활성화에 의해 myosin light chain (MLC)에 phosphate 결합

↓

MLC-Pi에 actin (2-7-11/No. 9)이 결합함으로써 수축반응이 일어난다.

임상

- 근육 수축 반응에 관여하는 제2차 정보전달 물질(second messenger)은 무엇인지, 그리고 이것의 중요성을 고혈압의 발생 측면에서 생각해 봅시다
- 세포 내부의 Ca^{2+}의 다양한 기능을 생각해 봅시다

2-7-4 근육 이완 관여 물질

물 질	기 능
PGE_2 (2-7-9)	Adenylate cyclase (AC) 활성화
cAMP	Phosphate의 활성화를 거쳐 MLC-P_i로부터 phosphate 분해

* PGE_2 : Prostaglandin E_2

2-7-5 근육 이완 기전 (요약) (2-7-1)

이완 호르몬 (2-7)의 근육 세포막 수용체 결합

↓

G-protein (G)의 활성화, phospholipase C (P)의 활성화, PIP_2의 분해 및 arachidonic acid (20:4)의 생성, 20:4의 대사에 의한 PGE_2 생성

↓

PGE_2의 adenylate cyclase (AC)의 활성화에 의한 ATP로부터 cyclic adenosine monophosphate (cAMP)의 생성

↓

cAMP에 의한 phosphatase의 활성화를 거쳐 MLC-P_i로부터 P_i가 가수분해됨으로써 이완반응이 일어난다.

임상

- cAMP는 근육이완 이외에 혈관 확장도 있다. 이것을 혈압 하강 작용으로 생각해 봅시다
- cAMP 이외에 혈관확장(vasodilation) 작용을 가지는 또 다른 second messenger와 이에 관련된 아미노산 대사산물로서 체내 gas의 일종 (NO)의 기능을 혈관이완 측면에서 생각해 봅시다
- 콜레라 독소, 백일해 독소 및 탄저균에 의한 병리 현상을 cAMP의 생성과 관련시켜 생각해 봅시다

2-7-6 PIP_2의 분해와 IP_3의 생성 (1-3-1-2, 1-3-3)

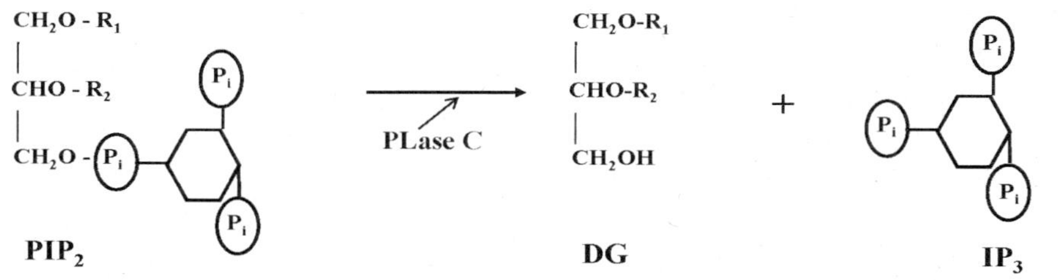

* PLase C : Phospholipase C

- **Pi**는 **phosphate**이다 이것의 결합형태로 부터 **PLase C**가 **esterase(hydrolase)**임을 설명하세요
- R_1, R_2는 지방산이며, 이것의 결합형태와 **DG**로 부터 R_1, R_2의 지방산을 가수분해 시키는 효소의 특성과 기능을 생각해 봅시다

2-7-6-1 PIP_2의 분해와 IP_3의 생성 (요약) (2-7-1)

- **Phospholipase C**가 PIP_2에 작용하여 **DG (diacylglycerol)**과 IP_3가 생성

↓

- **DG**는 **protein kianse C**와 결합하여 세포반응을 조절할 뿐만 아니라 **arachidonic acid (20:4)**의 공급원이 된다.

↓

- **20:4**는 **cyclooxygenase(7-4/No. 3)**의 반응에 의해 생리활성물질이 **prostaglandin (PG)**으로 대사된다**(2-7-7)**.

↓

- IP_3는 소포체의 수용체 (Ca^{2+}**-ATPase**와 다름, **1-7/No. 22**)에 작용하여 소포체에 저장되어 있는 Ca^{2+}을 세포질로 동원시킨다.

- **Protein kinase C**의 다양한 기능적 특성에 관해 생각해 봅시다
- **Cyclooxygenase**의 종류와 염증반응 세포에 특이적인 것에 대해 생각해 봅시다

2-7-7 PGE_2의 생성 기전

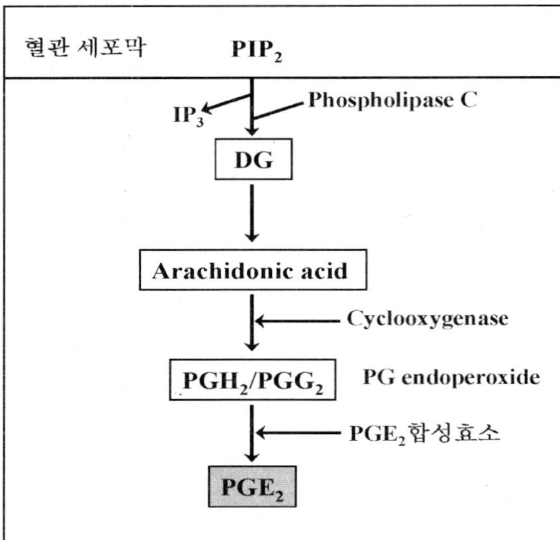

* PGH_2 (G_2) : Prostaglandin H_2 (G_2)

임상

- Arachidonic acid는 필수지방산으로서 인체의 생리기능조절에 중요하다. 이것의 precursor fatty acid는 무엇이며, 이것 또는 arachidonic acid의 결핍의 경우 근육이완 (2-7- 1, 2-7-5) 이외에 다양한 기능을 가지는 prostaglandins (eicosanoids)의 생성이 저하 또는 결여된다 혈전증 또는 두뇌활성의 측면에서 생각해 봅시다

- DG로 부터 arachidonic acid가 분해·생성되는 과정을 생각해 봅시다

- Arachidonic acid의 구조특성을 생각해 봅시다

2-7-8 Prostaglandins의 전구 인지질

① CH_2O - R_1
② CHO - R_2 (20:4)
③ CH_2O - P_i --- Choline (Phosphatidylcholine)
Inositol (Phosphatidylinositol)

R_1, R_2 : Fatty acid

- Prostaglandin(PG)의 전구 인지질은 주로 phosphatidylinositol (PI), PI 분자 중 inositol의 C-4 위치에 phosphate가 결합되어 있는 PIP, inositol의 C-4, C-5 위치에 phosphate가 결합되어 있는 PIP_2 이다.

- PG의 전구 지방산은 20:4, 20:5(eicosapentaenoic acid), 20:3(dihomo-γ-linolenic acid) 등이 있는데 이들은 주로 C-2에 많이 결합되어 있고, 이들이 분해·생성 되었을 때 PG로 대사되어진다.

- PC에는 phospholipase A_2, PI (PIP, PIP_2)에는 phospholipase C만 작용한다.

- 20:4, 20:5, 20:3의 전구지방산(precursor fatty acid)은 무엇이며, 이들로부터 생성되는 과정을 생각해 봅시다

2-7-9 Prostaglandins의 생성 (요약)

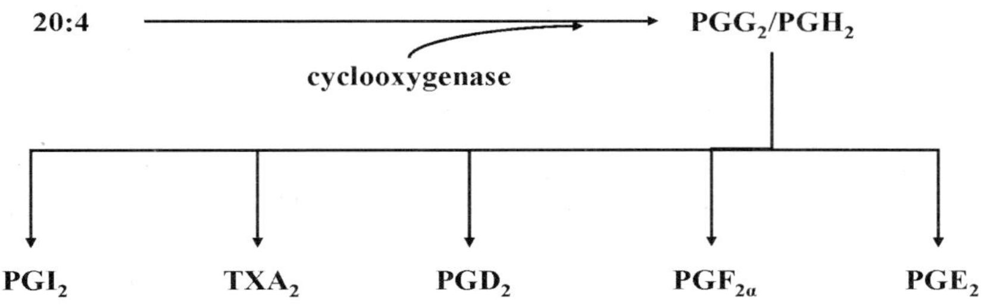

PGI_2 : Prostacyclin (prostaglandin I_2)
TXA_2 : Thromboxane A_2
PGD_2 : Prostaglandin D_2
$PGF_{2\alpha}$: Prostaglandin $F_{2\alpha}$
PGE_2 : Prostaglandin E_2

2-7-10 각종 prostaglandins (PGs)의 주요 기능 (I) (1982년 노벨의학 생리학상)

PGs	생성세포	기 능	임 상	기능 특성
PGI_2	혈관내피 세포	혈중 콜레스테롤, TG 억제, 혈관이완, 혈소판 응집 억제	혈전증, 동맥경화증, 고혈압 등의 억제	Autacoid (2-7-11/No. 2)
TXA_2	혈소판 간	혈관수축, 혈소판 응집 촉진, 간 재생 등	혈전증 유발, 혈압증가, 간기능 강화	Autacoid
PGD_2	모든 세포	두뇌 활성 촉진 등	학습 활동 증가	Autacoid

임상

- PGI_2와 TXA_2의 혈소판 응집억제 및 혈소판 응집촉진 작용으로부터 지혈, 혈전형성 (혈전증)에 관해 생각해 봅시다
- PGI_2는 어떻게 혈관을 이완시키는지 생각해 봅시다

2-7-10 각종 prostaglandins (PGs)의 주요 기능 (II)

PGs	생성세포	기 능	임 상	기능특성
$PGF_{2\alpha}$	모든 세포	**Renin(prorenin)** 분비 억제 등	고혈압 억제	**Autacoid**
PGE_2	모든 세포	인산화된 **myosin light chain**의 탈인산화, **renin** 분비, 억제 등	혈압저하, 근육이완	**Autacoid**

2-7-11 핵심 포인트

1. Arachidonic acid의 또 다른 대사물질 **leukotrienes (LTs)**

(6-2-4, 6-2-4-1, 6-2-4-2, 제 **7**장**)**

백혈구의 염증 반응 때 백혈구의 세포막 인지질 **(phosphatidyl choline** 등**)**로부터 분해된 **arachidonic acid**에 **lipoxygenase**의 반응을 거쳐 생성되는 것으로서 LTA_4, LTB_4, LTC_4, LTD_4 등이 있고, 백혈구**(leukocytes)**에서만 생성되는 생리활성 물질이기 때문에 **leukotriene**이라고 부른다.

임상

- **Allergy,** 염증**, gout**에 의한 통증등의 물질의 생성과정을 **IgG**의 기능으로 생각해 봅시다
- **Slow-reacting-substance anaphylaxis** 물질의 종류를 생각해 봅시다
- **Lipoxygenase**는 지방산에 산소분자를 첨가해주는 과산화효소 이다 이것의 기능 특성을 **hydroperoxy fatty acid(HFA)**의 생성으로 설명하고 **HFA**의 기능 등을 조사해 봅시다

2. Autacoid

어떤 세포에서 생성·분비되어 자기세포 또는 이웃세포에 작용하여 생리활성을 나타내는 물질로서 **prostaglandins, leukotrienes, histamine, serotonin** 등 다양한 종류가 있다.

임상	• **Histamine**의 기능을 **allergy** 반응으로 생각해 봅시다 • **Serotonin**의 기능을 편두통의 발생과정으로 생각해 봅시다

3. Lactate dehydrogenase (LDH)

산소결핍상태에서 **pyruvate**를 **lactate**로 환원시키기 위해 **NADH**를 환원제로 사용하는 세포로서 각종 조직/세포에 다양한 **isoenzyme (LDH_1~LDH_5)**으로 존재한다. 다양한 원인으로 손상된 조직 또는 세포로부터 혈액으로 방출되므로 **(1-2, 1-5)** 임상적으로 각종 조직 또는 세포의 질환 진단지표로 이용된다. 심근경색에서 **LDH_1**와 **LDH_2**가 간질환에서 **LDH_4**와 **LDH_5**가 증가하는 임상현상을 보인다.

4. Creatine kinase (CK) (제 8장)

CK는 **ATP**의 **γ-**위치에 결합되어 있는 인산을 **creatine**에 전이시키는 반응**(**정반응**)**과 **creatine-phosphate**의 **phosphate**를 **ADP**에 전이시키는 반응 **(**역반응**)**을 촉매하는 효소이고**, TCA cycle**이나 혐기적 해당계에서 생성된 **ATP**의 **phosphate**를 안정한 **creatine-phosphate**의 형태로 저장하고 **(**정반응**)**, 필요에 따라 에너지로서 이용하기 위해 역반응으로 **phosphate**를 **ADP**에 결합시켜 **ATP**를 이용한다.
골격근, 심근, 뇌에 특이적으로 존재하고 다른 장기에는 거의 존재하지 않기 때문에 임상적으로 근육이나 뇌질환의 진단지표로 이용된다. **CK**는 **3**종의 **isoenzyme (CK-MM, CK-MB, CK-BB)**이 있다. 특히 심근경색 때는 **CK-MB**가 혈중에 증가한다.

5. Isoenzyme

동일한 생물종에 본질적으로 동일한 반응을 촉매하는 효소가 **2**종 이상 존재하는 것으로서 단백질의 **1**차 구조가 서로 다르고 다른 유전자에 의해 결정되는 효소이다.
임상적으로 중요하게 다루는 **LDH, CK** 및 **ALP** 등은 다양한 **isoenzyme**으로서 각종 조직 / 세포에 존재한다. **(2-7-11/No. 4)**

6. Creatine (제 8장)

신장에서 **arginine**과 **glycine**으로부터 생성된 **glycocyamine (guanidinoacetate)**이 간장으로 수송되어 **methionine**의 **methyl group**이 부가되어 생성된다. 생성된 **creatine**은 골격근, 심근 및 뇌 등으로 수송되어 에너지 **(ATP)**를 안전하게 저장하는 **high energy compound**이다. 임상적으로 근육질환 등의 진단에 이용된다.

7. Calmodulin (2-7-1/2)

다양한 세포생리반응에 관여하는 세포 내부의 유리 **Ca^{2+}**과 특이적으로 결합하는 단백질로서 골격근/비골격근 세포의 수축, 증식, 분비 반응 등 다양한 세포 생리 반응에 관여한다.

8. Myosin light chain (2-7-1)

근육의 구조 단백질 **myosin (분자량 480kDa)**은 **actin**의 결합부위인 **globular head group**에 연결되어 있는 **small polypeptides**와 여기에 **Polypeptide**가 고리처럼 길게 연결/결합되어 있다. 전자의 **small polypeptide** 부분을 **myosin light chain** 이라하며 **Ca^{2+}/Calmodulin-dependent protein kinase**에 의해 인산화되어 근육 또는 비근육세포의 수축반응에 관여한다.

9. Actin (2-7-1)

근육의 주요 구조 단백질의 하나로서 알려져 있지만 일반적인 세포에도 존재하면서 세포분열 때의 수축반응에 관여하는데 다양한 세포생리반응에 관여하는 **Ca^{2+}**과 특이적으로 결합하는 단백질로서 골격근/비골격근 세포의 수축, 증식, 분비 반응 등에 관여한다.

2-8 Ca^{2+} 조절 호르몬과 임상적 의의

학 습 목 표
• 혈중 Ca^{2+} 조절 호르몬의 종류 및 특성 • 혈중 Ca^{2+} 조절 mechanism • Ca^{2+} 대사 이상과 관련 질환 • Bone의 형성

2-8-1 Ca^{2+}의 존재 형태

세 포 외 부 (Blood)	세 포 내 부
· Albumin과 결합상태 (45%) · Ion 상태 (45%) · Citric acid, phosphate 등과 결합상태 (10%)	· 세포질에 존재 (10^{-7} M) · 소포체에 저장 (10 mM) · Ca^{2+}-binding protein과 결합

2-8-2 Ca^{2+}의 기능

세 포 외 부 (Blood)	세 포 내 부
· 혈액응고 · Albumin과 결합하여 삼투압조절 · 췌장으로부터 insulin 분비 · 효소의 cofactor (예, amylase, renin) · Bone 형성 물질 · 신경세포로부터 acetylcholine 분비 · 기타	· 골격근, 심근의 수축 · Bone 형성(치아성분)/인산염, 탄산염, 불소화합물형태로 존재 · 혈소판 활성화 · 효소의 cofactor (예, phospholipase A_2, C) · Lymphocytes의 활성화 · 세포증식/분화 · 비만세포의 활성화 · Phagocytosis 및 pinocytosis · Insulin 등의 분비 · 신경전달물질의 분비 · Lipoprotein의 분비 · Glycogen 합성 저하 · 기타

임상

- 혈중에 Ca^{2+}농도가 저하되었을 때 bone의 형성에 미치는 병리현상을 생각해 봅시다
- 세포 내부에 Ca^{2+}농도가 증가하였을 때 glycogen의 합성이 저하되는 이유를 생각해 봅시다
- 간세포/지방세포로부터 Ca^{2+}의 증가에 의한 lipoprotein의 분비를 동맥경화증 발생과 연관시켜 생각해 봅시다

2-8-3 혈중 Ca^{2+}의 대사

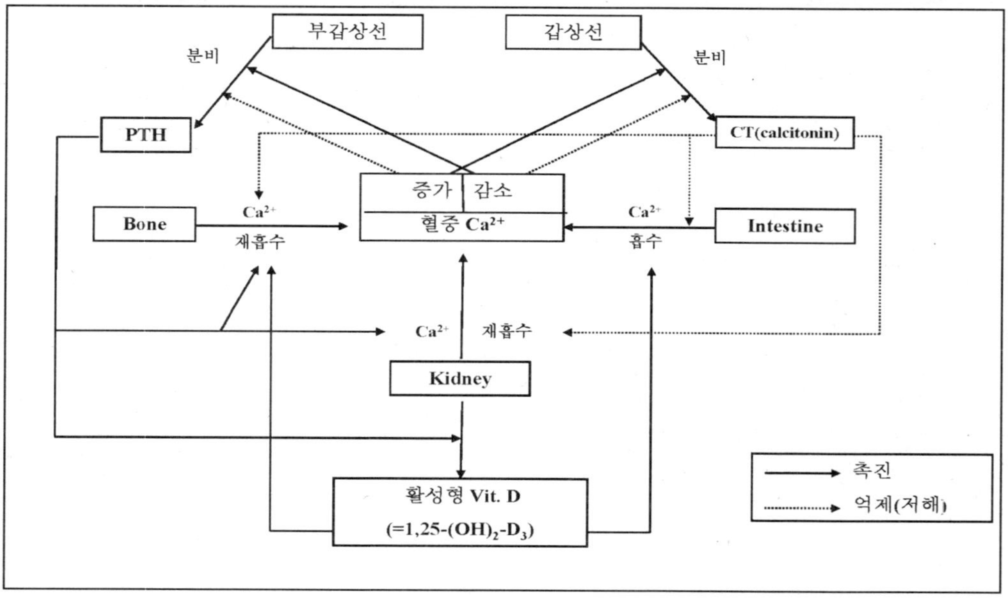

2-8-3-1 혈중의 이온화 Ca^{2+}이 감소했을 경우 Ca^{2+} 증가 mechanism (2-8-3)

분비선/조직	분비호르몬	표적조직/세포	기 능
부갑상선	**Parathormone (PTH)**	**Kidney, bone**	**Ca^{2+}** 재흡수/ 혈중 **Ca^{2+}** 증가 **Vitamin D** 활성화
-	활성형 **vitamin D** **[1, 25-$(OH)_2$-D_3, 2-8-11/No. 1]**	**Bone, intestine**	**Ca^{2+}** 재흡수/ 혈중 **Ca^{2+}** 증가

임상

- 피부 조직에서 **vitamin D**는 어떤 물질로 부터 생성되는가 생각해 봅시다
- 지용성 활성형 **vitamin D**가 **bone**을 형성하기 위해 세포의 어느 곳에 있는 수용체에 작용하는지 생각해 봅시다

2-8-3-2 혈중의 이온화 Ca^{2+}이 증가했을 경우 Ca^{2+} 감소 mechanism (2-8-3)

분비선/조직	분비호르몬	표적조직/세포	기 능
갑상선	**Calcitonin (Thyrocalcitonin)**	**Bone, intestine, kidney**	**Ca^{2+}** 흡수억제/혈중 **Ca^{2+}** 감소

2-8-4 Ca^{2+}, P (PO_4^{3-})의 homeostasis 조절인자

호르몬 / 작용장기	PTH	$1,25\text{-}(OH)_2D_3$	CT
Bone	재흡수↑ (Ca^{2+}, PO_4^{3-} 방출)	재흡수↑ (Ca^{2+}, PO_4^{3-} 방출)	재흡수↓ (Ca^{2+}, PO_4^{3-} 방출않음)
Kidney	Ca^{2+} 재흡수↑ PO_4^{3-} 재흡수↓↓	Ca^{2+} 재흡수↑ PO_4^{3-} 재흡수↑	Ca^{2+} 재흡수↓ PO_4^{3-} 재흡수↓
Intestine	Ca^{2+} 재흡수↑ PO_4^{3-} 재흡수↑	Ca^{2+} 재흡수↑ PO_4^{3-} 재흡수↑	Ca^{2+} 재흡수↓ PO_4^{3-} 재흡수↓
혈청	Ca^{2+}↑ PO_4^{3-}↓	Ca^{2+}↑ PO_4^{3-}↑	Ca^{2+}↓ PO_4^{3-}↓

2-8-5 고 Ca^{2+} 혈증 (Hypercalcemia)의 임상

원 인	임 상 증 상
PTH 작용 증가	원발성 부갑상선 기능 항진증(2-8-11/No. 6), 신장결석, 악성종양
활성형 vit. D 작용 증가 (2-8-11/No. 1)	Sarcoidosis(2-8-11/No. 2)
Bone 흡수 증가	다발성 골수종, 악성종양, osteoclast(2-8-11/No. 4) activating factor 생성 촉진
Ca^{2+} 과잉 섭취	Milk-alkali syndrome(2-8-11/No. 5), 유선암, 유방암
* PTH : Parathormone	

2-8-5-1 주요한 高 Ca^{2+} 혈증의 진단 point

병 명	혈청 PO_4^{3-}	Alkaline phosphatase	Others
원발성 부갑상선 기능 항진증	↓	↑	PTH 상승 고 Cl^- 혈증
異所性 PTH 생성 종양	↓	↑	PTH 상승
악성종양 골(bone)에 전이	↑	변화 없음 or ↑	Alkalosis
Vit. D 과잉증	↑	변화 없음	1, 25-$(OH)_2$-Vit. D_3 상승
Sarcoidosis (肉腫症 : 육종증, 2-8-11/No.2)	↑	변화 없음	-

2-8-6 저 Ca^{2+} 혈증 (Hypocalcemia)의 임상적 의의

원 인	임 상 증 상
· 부갑상선 호르몬 분비 저하	수술 후 부갑상선 기능 저하증, 특발성 부갑상선 기능 저하증
· 부갑상선 호르몬 수용체 이상	Mg^{2+} 결핍증
· 활성형 Vit. D의 작용 저하	Vit. D 결핍증, 만성신부전증, 간질환
· Ca^{2+} 흡수 이상	소화기 및 호흡기 질환 (급만성장염, 협심증, 천식)
· 기타	비만, 피하조직 석회화, 난장이

2-8-6-1 주요한 hypocalcemia 감별 point

병명	혈청 PO_4^{3-}	Alkaline Phosphatase (2-8-11/No.9)	Others
부갑상선 기능 저하증	↑	↓	PTH 저하
위성 (僞性) 부갑상선 기능 저하증	↑	↑	PTH 상승
Vit. D 결핍증	↓	↓	1-α-Vit. D_3가 유효
Vit. D 의존증	↓	↓	-
신부전증	↑	변화 없음 or ↑	-

2-8-7 Hyperphosphatemia (고인산혈증) / Hypophosphatemia (저인산혈증)의 원인

Hyperphosphatemia	Hypophosphatemia
부갑상선 기능저하증 위성 부갑상선 기능저하증 Vit. D 과잉증 급성 골(bone) 위축 신부전 말단 거대증 유산 acidosis	원발성 부갑상선 기능항진증 Vit. D 결핍증 (2-8-11/No.12) Fanconi 증후군(2-8-11/No.14) 호흡부전증후군 인 섭취부족 수산화알루미늄 gel 투여 가족성 저 인산혈증

2-8-8 조골세포(Osteoblast) 및 파골세포(Osteoclast)에서의 Ca^{2+} 조절 호르몬의 기능 비교 (2-8-8)

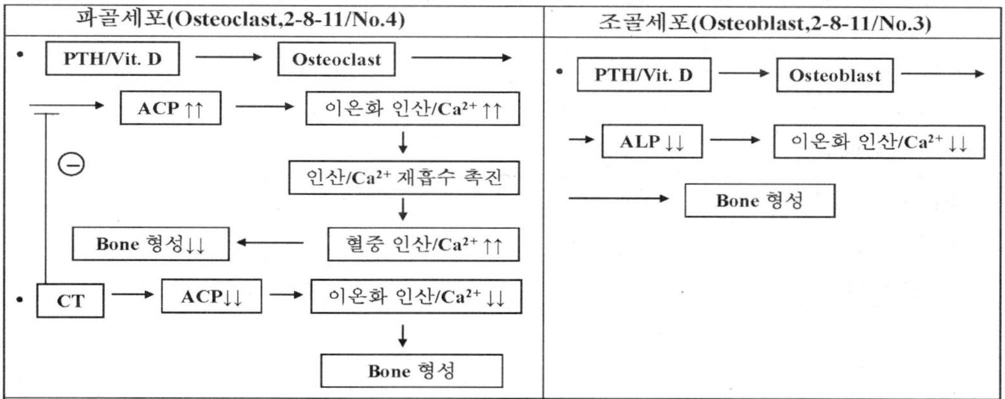

- CT ; Calcitonin, PTH ; Parathormone, Vit. D ; 활성형 vitamine D
- ACP ; Acid phosphatase, ALP ; Alkaline phosphatase
- 조골세포에서 PTH와 Vit.D의 ALP저해작용에 의해 혈중의 이온화 Ca2+과 인산의 농도가 감소하는 것은 bone이 형성된다는 것을 의미하고, 반대로 파골세포에서 PTH와 Vit.D의 ACP촉진 작용에 의해 혈중의 이온화 인산과 Ca^{2+}이 증가하는 것은 bone의 형성이 억제됨을 의미
- Alkali 측에서 혈중 이온화 Ca^{2+} 감소, acid 측에서 혈중 이온화 Ca^{2+} 증가
- CT는 osteoclast에서 PTH와 Vit.D의 기능을 억제하고, osteoblast에서는 PTH와 Vit.D의 기능을 억제 하지 않는다

2-8-9 Metabolic bone disease의 임상지표 변화 I

혈 중 농 도				
Disease	**Ca^{2+}**	인산	**ALP**	기 타
Osteoporosis (골다공증, 2-8-11/No. 8)	정상	정상	정상	-
Osteomalacia (골연화증, 2-8-11/No. 11)	감소 또는 정상	감소	증가 (↑↑)	-
Paget's disease (2-8-11/No. 10)	정상 또는 증가	정상	증가 (↑↑↑)	-

* ALP : Alkaline phosphatase

* ↑ : 증가 정도의 표시

2-8-10 Metabolic bone disease의 임상지표 변화 II

혈 중 농 도				
Disease	**Ca^{2+}**	인산	**ALP**	기타
Renal osteodystrophy (신성 골형성 이상증) (2-8-11/No. 11)	감소 또는 정상	증가	증가	**Creatine** 증가
Primary hyperparathyroidism (1차성 상피소체 기능 항진증)	증가	정상 또는 감소	정상 또는 증가	-

2-8-11 핵심 포인트

1. Vitamin D (Vit. D)의 대사

체내로 섭취된 **Vit. D_3** 혹은 피하조직에 존재하는 **provitamin D_3**가 자외선 또는 열변성 반응에 의해 변환된 **Vit. D_3**는 간 및 신장에서 **1,25-$(OH)_2$**로 대사된다. 이것은 **intestine** 등의 장관 (腸管) 및 **bone**에 작용하여 혈액 **Ca^{2+}** 농도를 상승시킨다(고칼슘혈증).

2. Sarcoidosis

류육종증 (類肉腫症) 또는 육아조직성 병변을 일으키는 질환으로 피부, 폐, 임파절, 간장, 비장, 눈, 사지의 **small bone**에 원인불명으로 육종이 생기는 것을 말하며, 임상적으로 혈장에서 **fibrinogen** 증가, **globulin** 증가, 백혈구 감소, 림프구 감소,혈청요산 증가, **vitamin D**에 대한 감수성이 증가하여 장관에서 칼슘흡수가 증가하고(고칼슘혈증), **angiotensin II convertase**의 활성이 증가하여 고혈압 증상이 관찰된다.

3. Osteoblast (조골세포)

섬유 모세포 기원의 세포로서 성숙하면 **bone**의 형성에 관여한다.

4. Osteoclast (파골세포)

골의 흡수와 제거를 일으키는 거대한 다핵세포로서 **bone**의 형성을 저해시킨다.

5. Milk-alkali syndrome

혈중에 칼슘농도가 증가하는 병리현상 **(hypercalcemia)**으로 **milk**의 섭취와 소화불량 때 산도를 중화시키는 제산제 **(antacid)**의 섭취와 관련 있고, 임상적으로 악성질환과 상피소체 기능 항진증 **(hyperparathyroidism)**에서 **bone**의 통증을 동반한다.

6. 원발성 갑상선 기능 항진증

종양 (주로 갑상선 종양)과 관계 있다. 갑상선 호르몬의 과잉은 **bone**, 신장세뇨관, 소화기관 점막의 세포 기능을 변화시킨다. 이 결과 신장결석, 신장 세뇨관 내의 칼슘침착, 골다공증이 발생하여 **bone** 통증, 구토, 자연골절 등이 일어난다. 혈중에 칼슘이 증가하면 근무력, 식욕부진, 악심, 구토, 복통 등의 소화관 증상이 일어난다.

7. 속발성 갑상선 기능 항진증

만성 신장질환, 비타민 **D** 결핍증 등처럼 혈중의 칼슘농도가 정상치 이하로 저하한다.

8. Osteoporosis (골다공증)

Bone의 감소와 **bone**의 밀도가 낮아지는 상태로서 대부분의 경우 노년층에서 발견되고 **bone**이 쉽게 파괴되는 병리현상이다. 이것의 **1**차적인 원인으로는 **aging (female > male), post-menopausal estrogen** 결핍, **2**차적인 원인으로는 **alcoholism, smoking,** 영양적인 칼슘 결핍 등 이 있다.

9. Alkaline phosphatase (ALP)

Liver, bone (osteoblast), 태반, 소장점막, 신장 등에 존재하면서 알칼리 상태에서 **phosphomonoester**를 가수분해하여 알코올과 **phosphate**를 생성시키는 효소 단백질이다. 혈중에 **ALP**가 증가하는 경우는 **2**가지로 분류된다.

생리적 상태	병리적 상태
임 신	간담도 질환 **(cholestatic liver disease)**
유아의 성장기	**Paget's disease (bone disease, 2-8-11/No.10)**
	Osteomalacia (bone disease2-8-11/No.11)

Bone의 형성과 **osteoporosis** (골다공증)의 경우는 혈중 **ALP**는 증가되지 않는다.

10. Paget's disease

변형성 골염으로 알려진 질환으로 골형성 과잉으로 변형성 골파괴를 항진하며 주로 고령자에게서 발생하는 골 **(bone)** 질환이다. 이 경우 구루병과 마찬가지로 혈중에 **acid phosphatase (ACP)**와 **alkaline phosphatase**의 활성이 증가한다. **ACP**는 산성의 **pH** 상태에서 **phosphomonoester**를 가수분해하여 알코올과 **phosphate**를 생성시키는 효소 단백질이다.

11. Osteomalacia (골연화증)

골연화증은 골의 석회화에 장애를 나타내는 질환으로 **vitamin D** 결핍에 의한 **2**차적인 것으로 일광노출 감소, 식이성 부족, 장관흡수 장애가 원인이 되는 경우가 있다.

12. Rickets (구루병)

Vitamin D의 흡수장애로 정상적인 골 **(bone)** 형성에 장애가 있는 병태이다.

13. Renal osteodystrophy (신성 골형성 이상증)

소아기에 발증하는 만성 신부전증 질환에 의해 일어나는 병태로서 신장의 기능 저하로 혈중에 인산이 증가하고 혈중의 칼슘이 정상이거나 감소하는 증상이다.

14. Fanconi 증후군

• 신장의 근위세뇨관성 acidosis가 증가하고, 세뇨관 상피세포에서 Bence jones 단백질의 직접적인 신장독성이 원인

원인	임상증상
• 유전성 • 후천성 - 납중독 - **Na^+/H^+** 교환체 장애 - 구루병 - 골연화증	• 뇨당**(glycosuria)** • 아미노산 뇨증**(aminoacid uria)** • 인산 뇨증**(phosphaturia)** • 신장근위세뇨관 산증 **(proximal tubular acidosis)** • 저 **K^+**혈증**(hypokalemia)**

2-9 갑상선 호르몬의 생성 및 분비 / 임상적 의의

학 습 목 표

- 갑상선 호르몬의 생성/ 분비 **mechanism**
- 갑상선 호르몬의 기능
- 갑상선 호르몬의 임상적 중요성
- 갑상선기능항진증의 임상

2-9-1 갑상선 호르몬의 생성/분비 mechanism

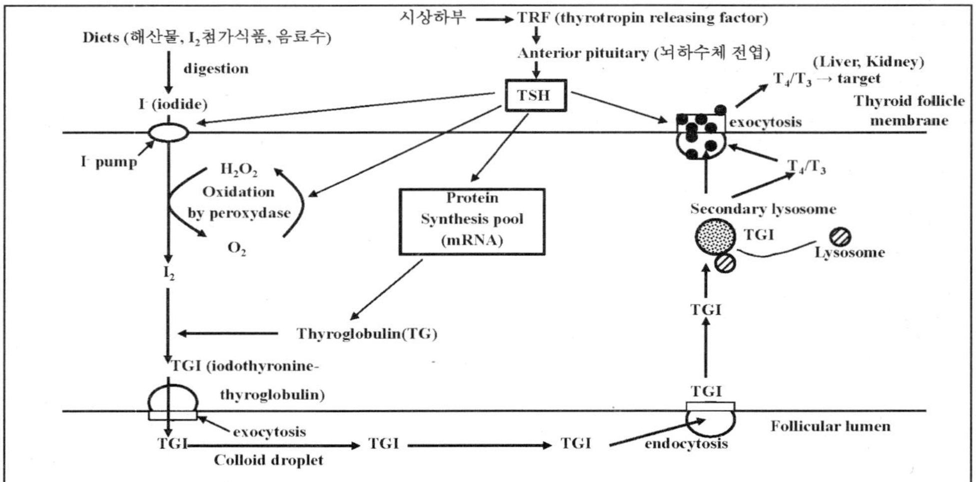

- 혈액으로 방출된 **T3, T4**는 **lipophilic compound**이므로 **prealbumin, albumin** 또는 **thyroxine binding globulin(2-9-5/No. 4)**과 결합하여 **target tissue(cell)**인 **liver, kidney**에 작용한다
- **T3 : Triiodothyronine, T4 : Thyroxine(Iodine 4**개로 구성)

2-9-1-1 갑상선 호르몬의 생성/관여 호르몬 (2-9-1)

분 비 선	분비 호르몬	표적 세포	기 능
시상하부 **(Hypothalamus)**	**TRF**	뇌하수체 전엽	**TSH** 생성 촉진/분비 **(2-9-1-2)**
뇌하수체 전엽 **(Pituitary anterior)**	**TSH**	갑상선 소포	갑상선 호르몬 합성 촉진/분비

*** TRF : Thyrotropin releasing factor, TSH : Thyroid stimulating hormone**

T_3 : Triiodothyronine, T_4 : Thyroxine (Iodide 4개로 구성**)**

2-9-1-2 TSH에 의한 갑상선 호르몬(T_3, T_4)의 합성 분비 촉진 (2-9-1/2-9-1-1)

T_3, T_4의 합성 및 분비 과정	TSH에 의한 촉매 반응
• **Tyroid follicle(TF)**의 **iodide(I^-)-pump** 활성화 • **Iodide**가 **TF** 내부로 능동 수송 **(1-4-1-1)** • I^-는 **peroxidase (2-9-2)**에 의해 I_2로 산화 • I_2가 **thyroglobulin (2-9-5/No. 3)**의 **tyrosine** 잔기에 결합하여 **iodothyronine thyroglobulin(TGI)**으로 변환 • **TGI**가 **exocytosis (1-4-1-1D)**, 다시 **TF** 내부로 **endocytosis (1-4-1-1D)** • **TGI**가 **lysosomes**의 **protease**에 의해 T_4**(thyroxine, tetraiodothyronine)** 및 T_3**(triiodothyronine)**으로 분해 • T_3/T_4가 **exocytosis** → T_3/T_4 고유의 생리 기능 발현	• **Iodide(I^-)-pump** • **Iodide**의 능동 수송 • **Peroxidase** 활성 • **Protein synthesis**을 통한 **thyroglobulin(TG)** 합성

임상

T_3/T_4는 **amino acid tyrosin**의 유도체이다. **Tyrosine** 유도체로서의 생리 활성 물질을 조사하여 그것들의 결핍증상들을 생각해 봅시다

2-9-1-3 T_3, T_4의 기능과 목적

기 능	목 적
• 당대사 (당소비) 촉진(장관으로 부터 **glucose** 흡수촉진) • 단백질 및 핵산 합성 촉진 • 인지질대사 촉진 • 핵산대사 촉진, **RNA**량의 증가 • **NADPH₂** 합성 촉진 • 산소 소비 증가/ 산화적 인산화 **(1-4-1-2A)** 촉진 • 혈중콜레스테롤 저하	성 장 촉 진

임상

• **T_3/T_4**는 **hydrophobic(lipophilic)** 호르몬으로서 **target cell**인 **liver, kidney**에 작용하여 위에 제시한 물질 대사를 조절한다. 만약 이들의 조직(세포)에서 **$NADPH_2$**의 합성이 저하되었다면 어떤 병리 현상이 일어날 수 있을지 생각해 봅시다. 또한 **$NADPH_2$**의 합성 저하 원인이 될 수 있는 질환은 무엇인지 생각해 봅시다

• 이상의 작용들은 insulin, glucagon, cortisol, catecholamine(dopamine, adrenaline, noreadrenaline)등과 협동으로 일어난다.

2-9-2 산화적 스트레스 발생과 그 억제 기전

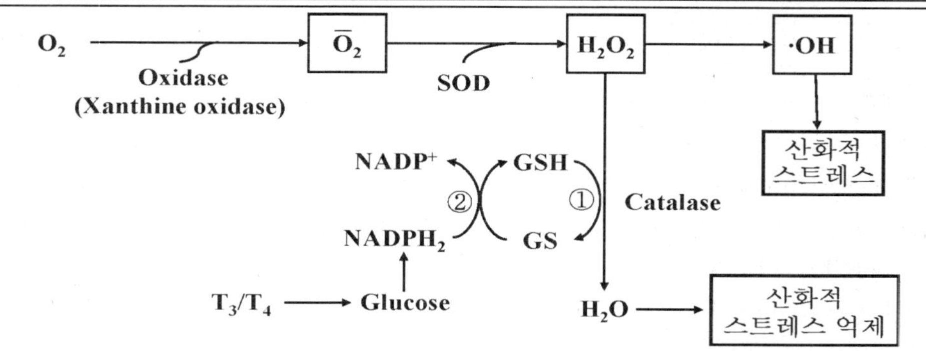

* **Active oxygen species : O_2(Superoxide anion), H_2O_2 (Hydrogen peroxide), ·OH (Hydroxyl radical)**

SOD : Superoxide dismutase, GSH : Reduced glutathione, GS : Oxidized glutathione

② NADPH-glutathione reductase ① Glutathione peroxidase

임상

Macrophage 또는 **neutrophil**이 **pathogen(bacteria)**에 의한 생체 방어를 위해 **H_2O_2**를 이용하는 **myeloperoxidase(MPO)**의 활성 **mechanism**과 **MPO**의 결핍시의 임상 증상을 생각해 봅시다

2-9-2-1 산화적 스트레스 억제에서의 $NADPH_2$의 이용의 중요성 (2-9-2)

- **Glutathione peroxidase**가 H_2O_2를 H_2O로 환원시키기 위해 환원형 **glutathione (GSH)**를 이용한다.
- 이 결과, 활성이 없는 산화형 **glutathione (GS)**이 생성 → 산화적 스트레스 억제능력 소실
- 산화적 억제능력을 확보하기 위해 산화형의 **glutathione**을 환원형 **glutathione** 으로 환원시키는 **glutathione reductase**가 활성화 되어야 한다.
- **Glutathione reductase**의 보효소로서 반드시 수소 공여체인 $NADPH_2$가 환원제로 이용된다.

2-9-3 T_3 / T_4의 임상

과 잉 증	결 핍 증 (2-9-3-1)
• 갑상선 기능 항진증 **(Basedow's disease, 2-9-5/No. 1)** • 기초 대사율 증가 → **Heat intolerance** • **Appetite** • **Skin/warm-moist** • 안구돌출	• 풍토병성 갑상선종 **(Endemic goiter)** • 갑상선 기능 저하증 - **Cretinism**(유아소아발육지연) - **Myxedema** (점액수종) - 체중증가

2-9-3-1 T_3 / T_4의 합성 저하(결핍) 원인

합성 저하(결핍) 원인	장해 인자
• **Iodine** 섭취 부족 • **Iodine** 수송 장해 • **Peroxidase**의 유전적 결핍/저해 • **Thyroglobulin(TG)**의 이상 분해 • **TG**의 **tyrosine** 잔기에 **iodide**의 결합 결여 • **TG**로 부터 T_3/T_4의 생성/분비 장해 • T_3/T_4의 표적 조직(세포)에 대한 작용 이상	• **Perchlorate, nitrate, thiocynate** • **Thiouracil, iodine** 과잉 (H_2O_2 저해)

2-9-4 갑상선 기능 항진증과 중증의 간장해의 경우 혈중에 free fatty acid (FFA)가 증가하는 이유?

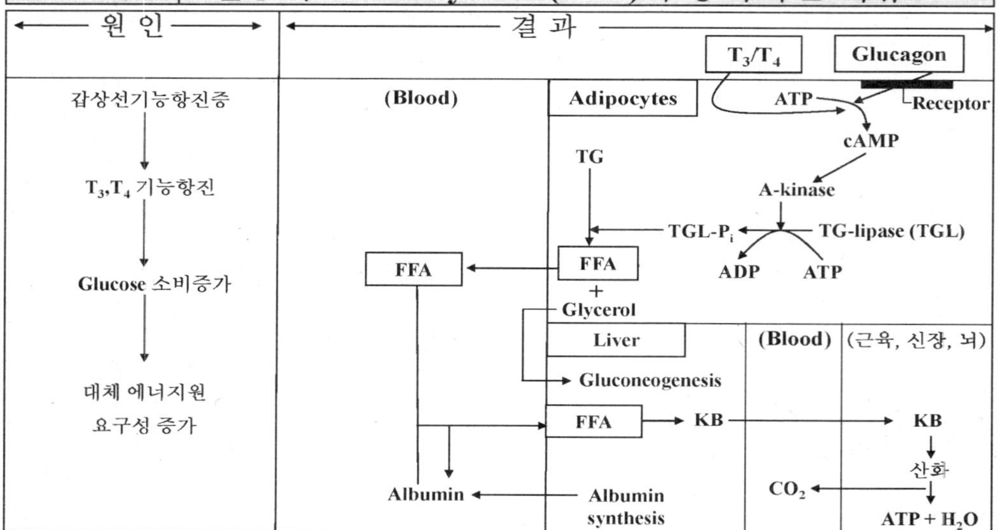

KB(ketone bodies)는 간에서 이용되지 못하고, 수용성이기 때문에 단순 확산으로 근육, 신장, 뇌로 수송/산화 되어 **ATP**의 생성에 이용된다

2-9-4-1 갑상선 기능 항진증과 중증의 간장해의 경우 혈중에 free fatty acid (FFA)가 증가하는 이유?(요약) (2-9-4)

- **T_3, T_4**의 기능이 항진(갑상선 기능 항진)된다면 **glucose**의 소비 증가가 초래된다 **(**저혈당**).**
- 이 결과 대체 에너지원 요구성이 증가된다. 이것을 보완하기 위해 **adipocytes**에서 **TG**로부터 분해/생성된 **FFA**가 **blood**를 거쳐 **albumin**과 결합하여 간으로 유리되어 **ketone bodies (KB)**생성에 이용된다 **(4-1, 4-2).**
- 만약 간의 장해에 의해 간에서 **albumin**이 생성·분비되지 않으면 혈중에 **FFA**가 증가한다.

2-9-5 핵심 포인트

1. Basedow's disease

- 갑상선 기능 항진증으로서 유전성 질환으로 알려져 있고 임상적으로 안구돌출, 안구운동장애, 빈맥, 갑상선 종대가 일어난다.
- 갑상선 자극 호르몬 **(thyroid stimulating hormone)**의 갑상선 세포 수용체 자극에 의한 **cAMP**의 생성 증가를 동반하여 단백질 합성, **T_3/T_4**의 합성 등의 기능이 촉진된다.

2. Myxedema (점액수종)

중증의 갑상선 기능 저하증 및 점액수종에서는 전신조직 또는 체강에 걸쳐 광범위하게 체액저류를 일으킨다.

3. Thyroglobulin (TG, Mw. 660 kDa, 당단백질)

- 상피세포에서 생성되어 **TSH**의 자극을 받아 **thyroid follicle lumen**으로 분비된다.
- 분자내에 **tyrosine**이 많고, 이것의 **phenol** 잔기에 1개의 **I**가 결합된 **monoiodotyrosine(MIT)**, 2개의 **I**가 결합된 **Diiodotyrosine(DIT)**의 형태로 T_3/T_4를 저장하고 있다.
- **DIT**와 **MIT**가 **coupling**되어 T_3**(triiodothyronine)**이 되고, **DIT**와 **DIT**가 **coupling**되어 T_4**(tetraiodothyronine, thyroxine)**이 된다
- **TG**가 혈중에 증가하는 질환은 갑상선 분화암, 갑상선종, **endemic goiter**등이 있고, 생리적으로 임신의 경우 **TG**가 혈중에 증가한다.

4. 혈액중의 T_3/T_4를 표적 조직(세포)까지 수송시키는 단백질 **(2-9-5/No. 5)**

종 류	결합 수송율 (%)
Thyroxine-binding protein	T_3/T_4 **(70 - 75)**
Thyroxine-binding prealbumin	T_3 **(25 - 30)** T_4 **(15- 20)**
Albumin	T_3 **(25 - 30)** T_4 **(5- 10)**

5. 혈액중의 물질을 세포/조직으로 수송시키는 물질의 종류 (6-1B)	
수송시키는 물질	수송되는 물질
Bile acid	지방산, 지용성 **vitamin(A, D, E, K)**
Prealbumin	**Vitamine A**, 갑상선 호르몬 **(thyroxine,T_4/triiodothyronine, T_3)**
Albumin	**Calcium**, 간접형 **bilirubin**, 지방산, 치료약물(**steroid**성 약물), 양이온
Hemoglobin	산소(O_2), 이산화탄소(CO_2)
Ceruloplasmin	구리(**Cu**)
Transferrin	철(**Fe**)
Lipo proteins (CM, VLDL, LDL, HDL) Apo-A, Apo-B	**Cholesterol, cholesterol ester, triglyceride, phospholipids glycolipids, FFA**
* 식사 유래의 triglyceride, cholesterol, FFA등의 수송 lipoprotein → CM (chylomicrone)	

제 3장 Lipoprotein과 임상

학 습 목 표

- Lipoproteins의 종류 및 구조 특성
- Lipoproteins의 대사의 중요성
- Lipoproteins의 임상적 중요성과 그 관련 질환
- LDL의 수용체 이상과 임상
- Cholesterol 대사 관여인자

3-1 Lipids를 운반하는 Lipoprotein 구조

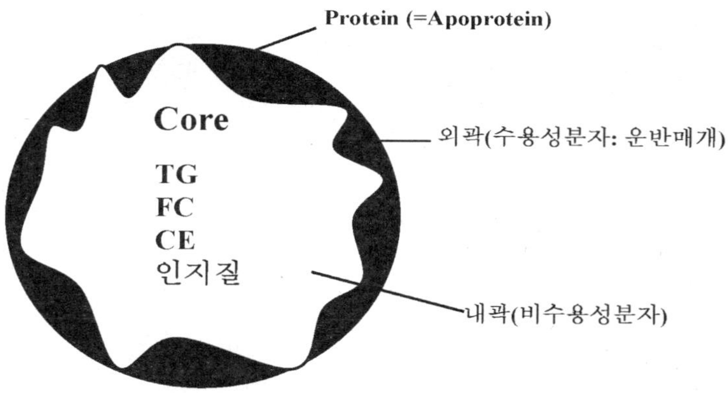

TG : Triacylglycerol (triglyceride)
FC : Free cholesterol
CE : Cholesterol ester

3-1-1 Lipoprotein의 구조 (요약) (3-1)

- 외곽분자 : Apoprotein, 인지질(Base 부분, polar head group) 및 free cholesterol (FC) 등의 polar group을 지닌 분자가 분포
- 내곽분자 : Triglyceride (TG), cholesterol ester (CE) 등의 non-polar group을 지닌 분자가 분포
- 외곽 및 내곽분자가 서로 회합하여 구상의 미셀 (micelle)을 구성한다(3-12/No.1)

임상

Lipoprotein의 외곽에 왜 polar group이 분포되어 있는지 물(H_2O)의 분자구조 특성과 물의 기능 측면에서 생각해 봅시다

3-2 Lipoproteins의 종류와 구성성분

Lipoproteins	PLS (%)	TG (%)	FC (%)	CE (%)	Apoproteins (%)
CM	7	84	2	5	2
VLDL	18	54	7	12	9
IDL	18	50	8	27	11
LDL	14	30	16	24	16
HDL	24	4	2	20	50

- CM : Chylomicrons, VLDL : Very low density lipoprotein
- IDL : Intermediate density lipoprotein, LDL : Low density lipoprotein
- HDL : High density lipoprotein, PLS : Phospholipids
- TG : Triglyceride, FC : Free cholesterol, CE : Cholesterol ester

3-3 Lipoproteins의 분리

	Density (g/ml)
CM	< 0.95
VLDL	0.96 ~ 1.006
IDL	1.007 ~ 1.019
LDL	1.02 ~ 1.063
HDL	1.064 ~ 1.21

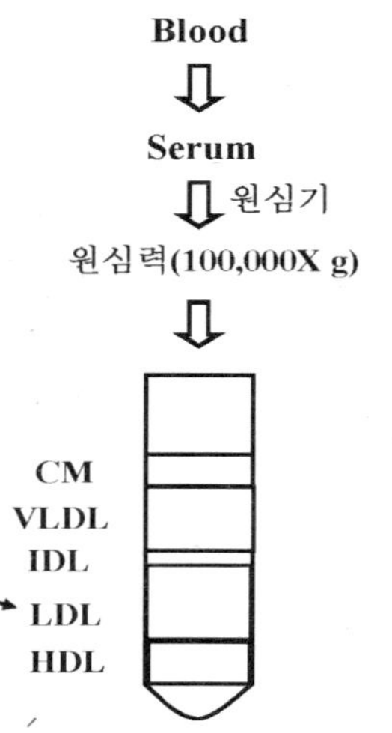

- 원심기는 서로 다른 비중(밀도)의 혼합물 또는 용해도가 서로 다른 혼합물로부터 물질의 비중(밀도) 또는 용해도의 차이에 따라 분리해내는 기구로서 임상화학/생화학에서 침전법에 이용된다
- 원심력(g)를 가지고 원심회전(rpm, round per min)으로 환산하여 원심하며, 원심기의 회전반경(r)에 따라 rpm이 달라진다 회전횟수(n)는 G(g)=1.12(or 1.118) x 10^{-9} x r x n^2로 계산할 수 있다

3-4 외인성 및 내인성 요인에 의한 lipoproteins의 대사

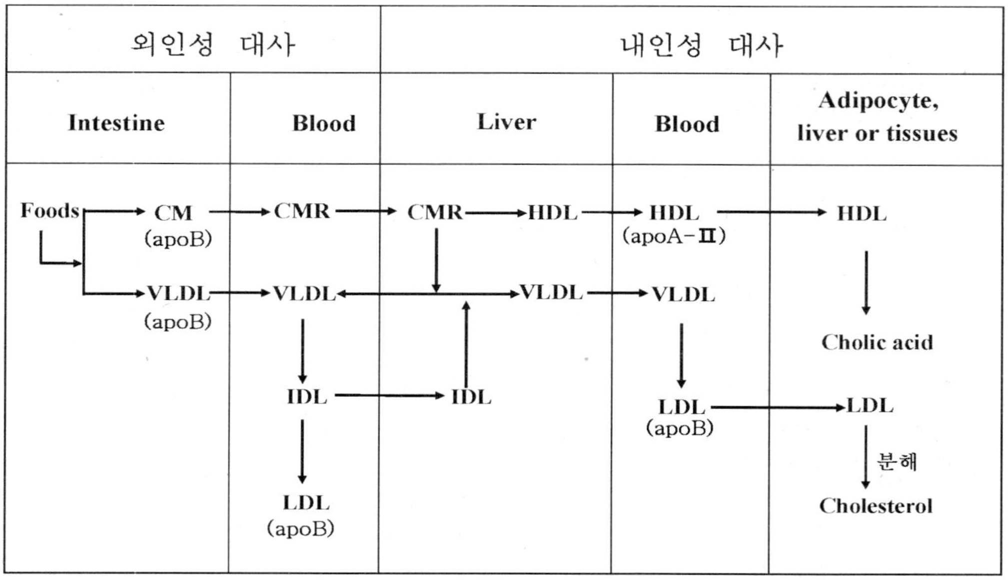

3-4-1 외인성 lipoprotein (LP) 대사의 중요성 (3-4)

Origin	LP의 합성 및 분비 (관련조직)	CM, VLDL 분해효소 (분비조직)	CM, VLDL 중의 분해물질 및 생성물		생성물의 수송조직/이용	
			분해물질	생성물	수송조직	이 용
식사에 유래하는 lipids (cholesterols, TG 등)	CM, VLDL (Intestine)	LPL (지방세포, 근육)	TG	FFA	FFA→근육 지방조직,	ATP 등의 생성
				Glycerol	Glycerol → 간	Gluconeogenesis, TG synthesis
				CM→CMR	CMR, IDL → 간	HDL 또는 VLDL로 합성
				VLDL→IDL	IDL → 간 ↳ 혈액 →LDL	LDL로 분해

- LPL : Lipoprotein lipase, FFA : Free fatty acid, CMR : Chylomicron remanent
- Heparin에 의해 근육 또는 지방세포로 부터 혈액으로 분비된 LPL의 활성은 CM, VLDL에 함유된 Apo C- I or II 및 insulin에 의해 촉진되고, Apo C-III 에 의해 억제된다
- IDL은 heparin에 의해 liver로 부터 혈액으로 분빈된 hepatic TG lipase(HTGL)에 의해 LDL로 분해되고, 이때 HTGL의 활성에는 혈중의 칼슘이온이 필요하다.

3-4-2 내인성 lipoprotein (LP)의 분비/대사의 중요성 (3-4)

분비/대사 조직	Liver에서 HDL 대사			Cholesterol의 이용/조직	
	분해물질	분해효소	생성물	조직	이용
Liver	Cholesterol ester (4-4-3-3A)	Esterase	Cholesterol	Liver	Cholic acid 합성(소화촉진)

- Liver에서 CMR로부터 생성된 HDL은 HDL에 특이적인 Apo A-II에 의해 혈중으로 방출되어 다시 간 세포 내부로 유입된다. 유입된 HDL 중의 cholesterol ester은 cholesterol esterase에 의해 cholesterol로 분해되고, 이 cholesterol은 cholic acid의 합성원으로 이용되고 cholic acid는 intestine으로 분비되어 lipid의 유화(emulsion), 소화 및 흡수에 이용된다

3-4-2-1 혈중 HDL의 작용

작 용	혈중 HDL 감소시의 발증 질환
• LDL 농도 감소 • LDL 함유 apo-B의 제거	• 고콜레스테롤 혈증 (Hypercholesterolemia) (3-12/No. 8) • 동맥 경화증 (Atherosclerosis)

임상

HDL은 왜 동맥경화증의 원인이 되는 hypercholesterolemia를 억제 할 수 있는지 생각해 봅시다

3-4-3 내인성 VLDL의 분비/대사 중요성 (3-4)

분비/대사 조직	Blood에서 VLDL 대사			생성물의 이용	
	분해물질	분해효소	생성물	FFA	Glycerol
Liver에서 Blood로	TG	LPL	FFA Glycerol IDL LDL	지방조직, 근육에서 ATP 등의 생성에 이용	간에서 gluconeogenesis 및 TG synthesis (2-3)

임상

- LPL의 생성조직은 무엇인지 또 그 조직의 손상에 의해 일어날 수 있는 임상증상 등을 생각해 봅시다
- VLDL을 간으로 부터 혈중으로 분비시키는 단백질과 그것의 기능을 촉진시키는 간세포 내부의 분자에 대해 조사해 봅시다
- Gluconeogenesis는 어떤 경우에 일어날 수 있는지 생각해 봅시다
- VLDL이 혈액으로 분비되지 않으면 어떤 병리현상이 일어나는지 생각해 봅시다
- 혈액중 VLDL이 왜 동맥경화 밸생의 위험 lipoprotein인지 생각해 봅시다

3-4-3-1 Liver에서의 VLDL 합성의 촉진 및 억제 인자

합성 촉진 인자	합성 억제 인자
• **High calorie foods**	• 기아 **(starving)**
• **High carbohydrates**	• 절식 **(fasting)**
• **Alcohol drinking (제 10장)**	• **Glucagon**
• **Insulin**	

임상

- **High carbohydrates**를 섭취하면 왜 간에서 **VLDL**의 합성이 증가되는지 생각해 봅시다
- **Alcoholism**일 때 왜 간에서 **VLDL**의 합성이 증가되어 고지혈증을 일으키는지 생각해 봅시다
- **Insulin**이 합성시키는 **VLDL**은 생명체 유지를 위해 어디에 이용될 수 있는지 생각해 봅시다

3-4-4 내인성 IDL의 대사 중요성 (3-4)

대사 조직	분해 물질	분해효소	생성물	생성물 이용		
				FFA	**Glycerol**	**LDL**
Liver	**TG**	**HTGL** (3-12/No. 4)	**LDL** **FFA** **Glycerol**	지방조직, 근육으로 수송되어 **ATP** 등의 생성에 이용	간으로 수송되어 당신생 및 **TG**합성에 이용	간으로 수송되어 **cholic acid** 등의 **source** 인 **cholesterol** 이용

* **HTGL : Hepatic TG-lipase**

3-4-5 내인성 LDL의 수송과 대사의 중요성

(1985년 노벨 의학 • 생리학상, Goldstein and Brown)

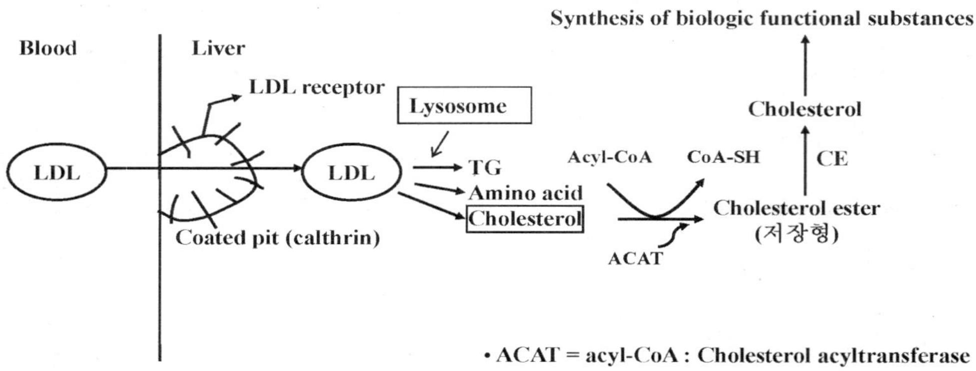

임상

• Cholesterol로부터 생성될 수 있는 생리기능성 물질들의 종류와 기능의 중요성을 LDL receptor의 이상 (abnormality)으로 생각해 봅시다

• LDL의 분해에 의해 생성된 TG와 amino acid로부터 생성될 수 있는 생명유지물질의 종류와 그 기능에 대해 생각해 봅시다

3-4-5-1 내인성 LDL의 수송과 대사의 중요성(요약)

(3-4-5)

• **LDL은 liver나 다른 조직으로 수송된다.**

• **LDL의 수송은 세포막에 있는 LDL 수용체 (calthrin이 coating되어 있다.) coated pit에 접촉하여 endocytosis에 의해 유입된다. 이것은 LDL 수용체가 LDL 중의 apoB-100을 인식함으로써 일어난다.**

• 간 내부에 유입된 **LDL은 Lysosome** 중의 산화분해효소 의해 **free cholesterol (FC), TG, amino acid** 등으로 분해된다.

• **FC는 ACAT에 의해 cholesterol ester**로 대사되어 저장되기도 하지만, **HMG-CoA reductase**의 활성 억제, **LDL** 수용체 합성 억제작용이 있다.

• **LDL이 혈중에 증가하면 동맥경화가 일어난다 (3-5).**

임상

• HMG-CoA reductase의 활성특성과 비만 또는 고콜레스테롤혈증 발생과의 관계를 생각해 봅시다
• HMG-CoA reductase의 저해약물의 종류에 대해 조사해 봅시다.
• ACAT와 고지혈증 발생과의 관계를 생각해 봅시다.

3-4-5-2 LDL receptor의 특성과 임상적 중요성

- **LDL** 중의 **apoB-100**을 인식하여 **LDL**을 세포 중으로 **endocytosis**로 수송시킨다. (수용체 매개성 수송)

- **LDL**의 **receptor**의 개수는 극히 제한적이기 때문에 **LDL**의 농도가 높으면 그 만큼 **LDL**의 수용능력이 저하된다. 이것 때문에 **high cholesterol diet**에 의해 혈중에 **LDL**이 증가하였을 때 **hypercholesterolemia**가 일어난다.

- 유전적으로 **LDL** 수용체가 결핍되었을 경우 혈중에 **cholesterol**의 농도가 증가하는 **hypercholesterolemia**가 일어나고 동맥경화**(3-5)**의 발생이 증가한다. 이와 같은 병리현상을 "가족성 고콜레스테롤 혈증 **(familial hypercholesterolemia)**" 라고 한다.

3-5 Macrophage에 의한 LDL의 산화와 동맥경화

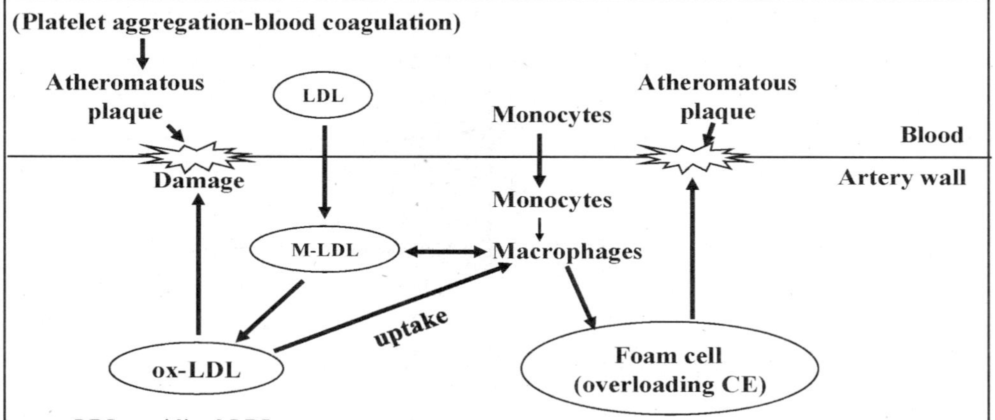

- ox-LDL : oxidized LDL
- CE : Cholesterol ester, M-LDL : Mild oxidized LDL

임상	Macrophage가 왜 산화된 LDL을 phagocytosis 하는지 생각해 봅시다

3-5-1 Macrophage에 의한 LDL의 산화와 동맥경화 (요약) (3-5)

- **LDL은 내피 밑의 표면측에서 mild 하게 산화된다 (M-LDL).**
- **M-LDL : 동맥벽 내부로 monocytes의 침윤을 촉진시키고 또한 monocytes를 macrophage로의 성숙을 촉진시킨다.**
- **Macrophage의 탐식작용 (phagocytosis)에 의해 M-LDL은 좀 더 강하게 산화된다. LDL 중의 polyunsaturated fatty acid(PFA)가 활성산소 종에 의해서 산화된다 (2-9-2, 2-9-2-1).**
- **Macrophage가 LDL을 uptake할 때 cholesteryl ester가 과잉으로 축적하게 되고, 산화된 LDL (ox-LDL)만 macrophage가 인식하여 uptake시킨다. 이 때 형성된 cell이 foam cell이다.**
- **ox-LDL과 foam cell에 의해 artery wall이 손상되고, 이것은 atheromatous plaque 형성의 원인이 되어 결과적으로 동맥경화가 발생한다.**

임상

산화된 LDL 중의 PFA이외에 LDL구성성분 중 어떤 물질도 산화될 수 있는지 생각해 봅시다

3-6 Cholesterol 대사에 관여하는 주요인자

Estrogen	Lecithin cholesterol acyltransferase (LCAT)
• Cholesterol로부터 bile acid 합성 (4-5) 촉진 • 혈중 cholesterol 감소/동맥경화 억제	• Lecithin (PC)의 C-2 위치에 결합되어 있는 지방산을 free cholesterol로 전이시킴으로써 cholesteryl ester의 합성에 관여 (3-12/No. 5)

임상

젊은 여성은 젊은 남성보다 동맥경화에 잘 걸리지 않는다고 하며, 반대로 갱년기 여성에서는 동맥경화 발생율이 갱년기 남성보다 증가한다고 한다. Estrogen의 분비 장해가 일어나면 어떤 병리현상이 동반될 수 있는지 생각해 봅시다

3-6-1 HDL, 조직, blood에서의 LCAT의 기능

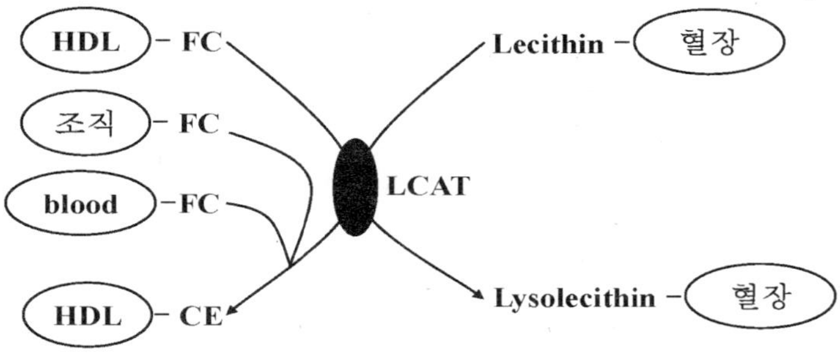

* FC=Free Cholesterol, CE=Cholesterol ester

* LCAT는 간에서 합성되어 혈액으로 방출된다

3-6-1-1 HDL, 조직, blood에서의 LCAT의 기능 (3-6-1)

- HDL 중의 apoprotein A-I에 의해 LCAT가 활성화된다 (apoprotein A-II에 의해서는 억제된다)
- 혈장의 lecithin에 C-2에 결합되어 있는 지방산을 HDL, 조직, 혈액의 free cholesterol 에 결합시켜 cholesteryl ester(cholesterol ester)로 전환시키고 lecithin을 lysolecithin으로 전환시킨다.
- 결과적으로 free cholesterol (FC)을 HDL-cholesterol(=cholesteryl) ester로 만들어 FC의 농도를 감소시키는 작용을 가지는 것이 LCAT이다.
- Cholesterol ester 함유 HDL은 간으로 수송되어, 그것중의 cholesterol ester는 다시 간에서 FC로 분해된다.
- FC는 cholic acid 등의 생성에 이용된다.
- LCAT의 결핍시 동맥경화, 고지혈증 등이 발생한다.

3-6-2 적혈구에서의 LCAT의 작용

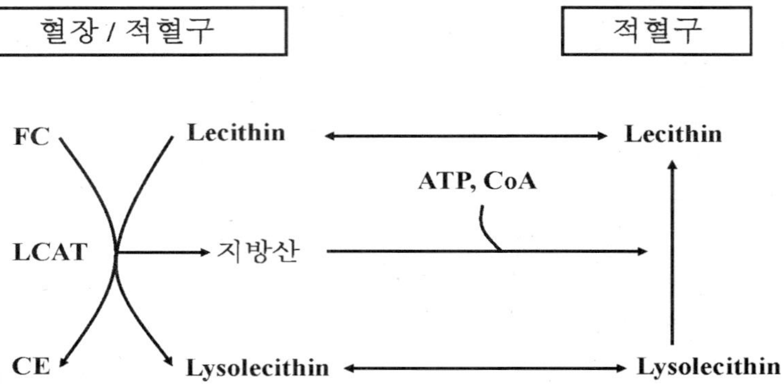

3-6-2-1 적혈구에서의 LCAT의 작용 (3-6-2)

- 적혈구의 **FC (free cholesterol)**과 **lecithin**은 혈장과 적혈구 사이를 자유롭게 이동한다.
- **LCAT**에 의해 적혈구의 **lecithin**에 결합된 지방산이 **FC**에 결합하여 **cholesteryl ester (CE)**가 된다.
- 이 때 생성된 **lysolecithin**은 **food**로 제공되는 지방산이 다시 결합하여 **lecithin** 으로 합성된다.
- **LCAT**의 결핍시 적혈구막에는 **FC** 및 **lecithin**이 증가한다. 이 경우 적혈구는 파괴되어 **target cell**처럼 변한다.
- **Target cell**로 변하여 용혈성 빈혈을 일으킨다**(Tangier disease)**.

임상
- **Lecithin**이 재합성되기 위해 **food**로서 제공해야하는 이유를 성숙적혈구의 구조와 물질대사 측면에서 생각해 봅시다
- **Target cell**의 생성원인에 대해 조사해 봅시다

3-6-3 LCAT의 생성과 질환

생성 조직	결 핍 요인	결핍시의 질환	임상증상
Liver	• 유전적 (LCAT 결손증) • 간경변증 • 간암 • 극성/극증 간염 • 폐쇄성 황달	• 심근경색 • 동맥경화증 /Hypercholesterolemia • 용혈성 빈혈 (Tangier disease, target cell 형성) • 신장 기능 장해	• 각막 혼탁 • 단백뇨

* LCAT는 원인성 고지단백 혈증, 지방간 및 임신의 경우 혈중에 증가한다

3-7 혈중 lipids 농도 변화와 임상적 의의

병리현상	HDL cholesterol	LDL cholesterol	Triglyceride
비만	저 하	정 상	증 가
과음	증 가	정 상	증 가
당뇨	정상/소량 감소	정 상	증 가 (↑↑)
갑상선 기능 저하증	정 상	증 가 (↑↑)	증 가/정 상
신증	저 하	증 가 (↑↑)	증 가
만성 신부전증	저 하	증 가/정 상	증 가
담즙 울체	정 상	증 가	정 상

* ↑↑ : 증가의 강도

3-8 혈중 lipids 농도를 이용한 관련질환 진단

Formula	Diseases
동맥경화지수 = TC-(HDL-C)/HDL-C	동맥경화지수가 증가하면 동맥경화발병률 증가
당뇨 · 동맥경화지수 = apoB/TC	당뇨 · 동맥경화지수가 증가하면 당뇨와 동시에 동맥경화 발병율 증가
비만 · 동맥경화지수 = TG/HDL-C	• 비만 · 동맥경화지수가 증가하면 비만과 동시에 동맥경화 발병율 증가 • cardiac risk factor로서 이 ratio가 클수록 심장질환 발병율 증가

* TC : Total cholesterol, HDL-C : High density lipoprotein에 함유된 cholesterol
apoB : Apoprotein B, TG : Triglyceride, LDL-cholesterol = TC - (HDL-C) - 1/5 TG

3-9 Lipoprotein 이상과 고지혈증의 분류

(3-9-1)

Type Hyperlipoproteinemia	Appearance of Plasma	Lipoprotein Abnormality	Lipid Abnormality
Normal Control	Clear	None	None
Type Ⅰ	Creamy layer over Clear plasma	CM ↑↑↑ VLDL ↑↑	TC→N TG ↑↑↑↑
Type Ⅱ A	Clear	LDL ↑↑↑	TC↑↑
Type Ⅱ B	Clear or slightly turbid	LDL ↑↑↑ VLDL ↑↑↑	TC↑↑ TG↑↑
Type Ⅲ	Turbid	IDL ↑↑↑	TC↑↑ TG↑↑
Type Ⅳ	Turbid to milky	VLDL ↑↑↑	TC↑ or N TG↑↑
Type Ⅴ	Creamy layer over Turbid suspension	CM ↑↑↑ VLDL ↑↑↑	TC ↑ TG ↑↑↑

• Appearance of plasma : 항응고제가 함유된 plasma를 시험관에 주입한 다음 4℃에서 24시간 정치시킨 후의 시험관의 plasma의 모양

3-9-1 Hyperlipoproteinemia와 Hyperlipidemia

Type	원발성 고지혈증 원인	속발성 고지혈증 원인
Ⅰ형	가족성 LPL 결원증(3-12/No. 2), 가족성 apo-CⅡ 결원증(3-12/No. 3)	당뇨병(3-12/No. 6)
Ⅱa형	• 가족성 고콜레스테롤혈증 • LDL 수용체 이상, LDL 수용체 결핍	갑상선 기능저하증, 신증
Ⅱb형	가족성 복합형 고지혈증	만성 신부전증
Ⅲ형	• 가족성 Ⅲ형 고지혈증, hepatic TG lipase(3-12/No. 4) 결원증 • Apo E 이상	갑상선 기능저하증
Ⅳ형	• 가족성 Ⅳ형 고지혈증, 가족성 복합형 고지혈증 • TG의 과잉생성에 의한 VLDL의 과잉생성 및 VLDL 분비 증가	알코올, 만성 신부전증
Ⅴ 형	가족성 Ⅴ형 고지혈증, 가족성 LPL 결원증, 가족성 apo-CⅡ 결원증	당뇨병(3-12/No. 6), 알코올(제10장), Steroid-hormone

임상 당뇨의 경우 왜 고지혈증이 일어나는지 liver lipid 대사와 glucose의 대사 측면에서 생각해 봅시다

3-10 Apolipoprotein(apoprotein)의 종류와 기능 (I)

종 류	아미노산수	기 능
Apo A-I	245	HDL의 구성, LCAT의 활성촉진
Apo A-II	154	HDL 흡수촉진, LCAT 및 HTGL 활성억제, HDL의 구성
Apo B-100	4356	간으로부터 혈중으로 VLDL 분비촉진, VLDL과 IDL의 구성
Apo B-48	2152	Intestine으로부터 혈중으로 VLDL 분비촉진, CM의 구성
임상	VLDL이 혈중으로 분비되지 않으면 어떤 병리현상이 일어나는지 생각해 봅시다	

3-10 Apolipoprotein(apoprotein)의 종류와 기능 (II)

종 류	아미노산수	기 능
Apo C-I	**57**	**LCAT의 cofactor, LPL의 활성촉진, VLDL의 구성**
Apo C-II	**95**	**LPL의 활성촉진, CM 및 VLDL의 구성**
Apo C-III	**79**	**LPL의 활성억제, CM과 VLDL의 제거 억제**
Apo E	**299**	**LDL에 결합, β-amyloid peptide(제12장)와 결합**

3-11 Apolipoprotein E(apo-E)의 다양한 기능

기 능	목 적 / 결 과
LDL 수용체의 ligand	**TG-rich lipoprotein (VLDL, CM, CMR) 을 간으로 수송**
CETP(3-12/No. 9)와 lipoproteins과의 결합 친화성 증가	**HDL-중개 cholesterol의 역수송 조절**
Macrophage 내부로 산화된 LDL의 유입 억제	**Foam cell의 형성 억제/ 동맥경화억제** **(3-5, 3-5-1)**
Phenotype인 apo-E_4가 amyloid β-peptide와 결합	**Alzheimer's disease(제 12장) 발증의 risk 증가**

*** CETP : Cholesteryl ester transfer protein**

3-12 핵심 포인트

1. Micelle

Triglyceride (TG), cholesterol (CH) 및 **phospholipids (PLs)** 중의 지방산 부분은 물에 녹지 않는 화합물이기 때문에 소화, 흡수 및 조직으로 수송되기 어렵다. 이들 **lipids**들의 소화, 흡수 및 조직으로의 수송을 위해 혈중 단백질 및 인지질의 **base (choline, ethanolamine, inositol, serine** 등)의 **hydrophilic group (polar group)**이 물과 접촉하는 부분을 구성하고 나머지 **TG, CH** 및 **PLs**의 지방산 분자 등의 **hydrophobic group (non-polar group)**은 **core** 부분으로 구성되는 것을 말하며, **lipid**를 수송하는 **lipoprotein**이나 약물을 보다 쉽게 표적조직으로 수송하기 위해 제조하는 인공막인 **liposome**도 **micelle**을 구성하는 것이다.

2. Lipoprotein lipase 결원증

Lipoprotein lipase (LPL)은 **chylomicron**과 **very low density lipoprotein (VLDL)**에 함유되어 있는 **triglyceride**를 **glycerol**과 **free fatty acid**로 분해시키는 효소로서 주로 지방조직 **(adipocytes)** 또는 **muscle** 등에서 생성 · 분비된다. **LPL**이 결원되었을 때 혈중에 **CM** 및 **VLDL**이 증가하여 동맥경화가 촉진되는 원인이 된다. 또한 **IDDM**일 때도 이 효소의 활성이 저하되어 혈중에는 **TG, VLDL, CM**등이 증가하는데 이것은 **insulin**이 **LPL**의 활성을 촉진하기 때문이다.

3. Apoprotein(apolipoprotein)-C II 결원증

Lipoprotein lipase의 활성에 필요한 **apoprotein**으로서 **apo-C II**가 결원되었을 경우 **chylomicron**이 혈중에 증가하는 제**1**형 **hyperlipoproteinemia**의 증상이 특징이다.

4. Hepatic triglyceride lipase (HTGL, 2-2-6/No.1)

주로 간에서 생성·분비되는 효소로서 **adipocytes**와 **muscle**에서 생성·분비되는 **lipoprotein lipase**와 마찬가지로 **intermediate density lipoprotein (IDL), low density lipoprotein (LDL)** 및 **high density lipoprotein (HDL)** 중의 **triglyceride (TG)**를 가수분해시킨다. 이것의 결핍시에는 혈중에 **TG**가 증가한다. **HTGL**은 부신피질 또는 난소로부터도 분비된다.

5. LCAT 결원증

High density lipoprotein (HDL)에 의한 **cholesterol** 역전송계 **(reverse-transport system)** 경로에 관여하는 **lecithin cholesterol acyltransferase (LCAT)**는 혈중 **free cholesterol**에 지방산의 전이를 촉매하는 효소로서 주로 **HDL** 입자 표면에 존재하고, 결핍의 경우 **HDL**의 농도가 낮아져 동맥경화의 위험이 증가하고, 적혈구의 파괴에 의한 용혈현상이 증가한다.

6. 당뇨병 합병증과 Hypertriglyceridemia

당뇨병의 경우 **VLDL**이 간으로부터 혈중으로의 분비가 촉진되고, **VLDL**에는 **TG**가 다량으로 함유하고 있기 때문에 혈중에 **TG**가 증가하고, **HDL**이 저하한다. 혈중 **TG**의 증가 **(hypertriglyceridemia)**의 경우 허혈성 심장질환의 발증 및 진전이 현저하다. 이 경우는 인슐린 저항성**(type 2-diabetes)**의 증가와 더불어 현저하게 나타난다.

7. 인슐린 저항성 (Insulin resistance) (5-2)

Insulin은 혈중의 **glucose**를 이용하는 조직/세포의 내부로 수송하며, 췌장 **β-cell**에서 분비되는 호르몬이다. **Glucose**를 조직/세포에 수송하는데 필요이상의 **insulin**이 증가하는 **(**필요로하는**)** 상태를 인슐린 저항성이라 하며, 인슐린 저항성이 증가하면 할수록 당뇨의 증상이 현저하게 증가하고 고지혈증 현상이 증가한다.

8. 갑상선기능저하증과 고콜레스테롤혈증

갑상선기능저하증인 경우 liver에서 low density lipoprotein (LDL) 수용체의 활성이 감소한다. 이 결과 1) 혈중에 LDL의 농도 증가, 2) total cholesterol의 증가, 3) Macrophage에 의한 LDL의 산화촉진(3-5), 4) HDL의 농도 감소 등에 의해서 동맥경화가 촉진된다.

9. CETP와 그 결원증 (TG + HDL - CE $\underset{}{\overset{CETP}{\rightleftarrows}}$ VLDL/LDL + CE)

CETP (cholesteryl ester transfer protein)는 high density lipoprotein (HDL) 중의 cholesteryl ester를 very low density lipoprotein (VLDL), low density lipoprotein (LDL) 등의 apoprotein-B를 함유하는 lipoprotein으로 전송시키고, 그 교환으로 triglyceride를 HDL로 전송하는 작용을 가지고 있다. CETP 결원증은 유전적으로 혈중에 HDL의 농도가 증가한다. 한편 CETP가 과잉적으로 항진되면 동맥경화의 진전이 증가한다.

10. Apolipoprotein E (apoprotein E)

Apolipoprotein E (apo E)는 chylomicrone, VLDL 및 HDL에 존재하는 arginine이 풍부한 glycoprotein으로서 신체의 다양한 세포에서 합성된다. Apo E의 합성과 분비의 주요 조직은 liver이다. Apo E의 기능은 다양하며 (3-11), nerve 재생, 면역반응, neuron 및 smooth muscle cell의 성장과 분화조절에도 관여한다. 또한 apo E는 VLDL이 분해되어 생긴 IDL에 결합하여 IDL의 clearance를 증가시키는 기능도 있다.

11. LDL-receptor (The Nobel prize in physiology and Medicine 1985, 2007)

Apo B-100 또는 apo E와 결합하여 간세포 내부로 lipoprotein (LDL,VLDL, CM, CMR 등)을 수송시키는 당단백질이며, LDL 수용체의 결원증 또는 이상증에서는 가족성 고콜레스테롤혈증 (familial hypercholesterolemia)가 일어나며 피부황색종, 동맥경화증 등의 임상증상을 동반한다.

제 4장 Ketone bodies, Cholesterol 및 Bile acid

학 습 목 표
• Ketone bodies (KB)의 생성 필요성 • KB의 생성 source / 종류 • KB의 생성과 산화분해 mechanism • KB의 생성과 관련 질환 • Cholesterol 대사의 특이성 • Bile acid 생성과 기능 특이성 • Fatty acyl-CoA의 대사 특성

4-1 Ketone boides(KB) 생성의 필요성과 source

기아, 절식, 당뇨의 경우 에너지 생성 저하 → 에너지 생성 필요

⇩

조직/세포	분해물질 → 생성물	KB 합성 source	KB 합성 조직	KB의 이용 조직
Adipocytes	TG → 3FFA+glycerol	FFA	간, 신장	뇌, 근육, 골격근, 신장, 심장
Muscle	Protein → amino acids	Ketogenic amino acids		

• Protein 분해에 의해 ketogenic amino acid와 glucogenic amino acid가 생성
• Glycerol과 glucogenic amino acid는 간에서 gluconeogenesis (당의 신생)에 이용된다

4-2 Ketone boides의 생성과 이용 mechanism

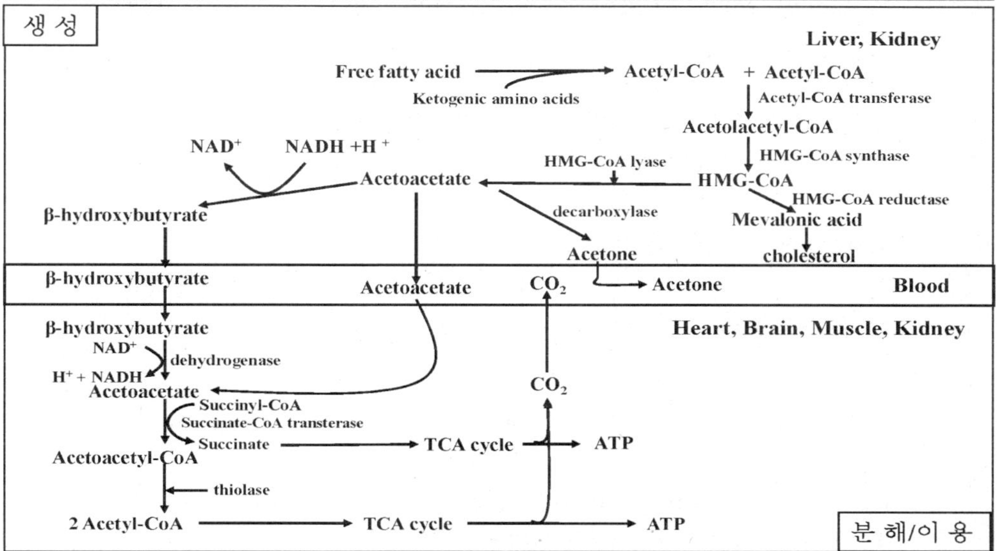

* HMG-CoA → β-hydroxy- β-methylglutaryl-coenzyme A

4-2-1 Ketone boides의 생성 mechanism (요약) (1)(4-2)

- Ketogenic amino aicd(leucine, lysine, phenylalanine, tyrosine, isoleucine, tryptophan, threonine)과 fatty acid가 β-oxidation과정을 (4-6-6)거쳐 acetyl-CoA로 산화
- Acetyl-CoA와 또다른 acetyl-CoA가 acetyl-CoA thiolase에 의해 acetoacetyl-CoA로 대사
- Acetyoacetyl-CoA에 HMG-CoA synthase(4-6/No. 1)가 작용하여 HMG-CoA가 생성
- HMG-CoA는 HMG-CoA lyase(4-6-2/No. 2)에 의해 acetoacetate로 분해

- Ketone body가 간과 신장에서만 합성되는 이유는 HMG-CoA lyase가 간과 신장에서만 존재하기 때문이다

4-2-1 Ketone boides의 생성 mechanism (요약) (2)(4-2)

- **Acetoacetate**는 **β-hydroxybutyrate dehydrogenase(4-6/No. 5)**에 의해 **NADH**로 부터 **H^+**를 공여받아 **β-hydroxybutyrate**로 환원
- 또한 **acetoacetate**에 **decarboxylase**가 작용하여 **acetone**이 생성
- **Ketone boides : Acetoacetate, β-hydroxybutyrate, acetone**

임상

- 당뇨의 경우 ketone bodies 이외에 혈중에는 지방산이 증가할 수 있다. 그 이유를 생각해 봅시다
- Acetoacetate로 부터 β-hydroxybutyrate가 생성될 때 NADH(H^+)가 소비된다. 만약 NADH(H^+)가 결핍되어 있다면 어떤 병리현상이 일어날 수 있는지 생각해 봅시다

4-2-2 Ketone boidies의 산화에 의한 이용 mechanism (요약) (1) (4-2)

- **Liver, kidney**에서 생성된 **β-hydroxybutyrate**는 **blood**를 경유하여 **brain, muscle, kidney, heart**로 유입
- 유입된 **β-hydroxybutyrate**는 다시 **β-hydroxybutyrate dehydrogenase(4-6/No. 5)**에 의해 **NAD^+**에 **$2H^+$**를 제공하면서 **aceoacetate**로 산화
- **Acetoacetate**는 **succinyl-CoA**와 함께 **succinate-CoA transferase(4-6/No. 4)**의 작용을 받아 **acetoacetyl-CoA**로 대사되고, **succinyl-CoA**는 **succinate**로 대사

4-2-2 Ketone boides의 산화에 의한 이용 mechanism (요약) (2) (4-2)

- Acetoacetyl-CoA는 thiolase에 의해 2분자의 acetyl-CoA로 분해
- Acetyl-CoA와 succinate는 TCA-cycle를 거쳐 산화·분해되어 최종적으로 ATP의 생성 source로 이용
- Acetone은 산화되지 않고 호흡기를 통해 체외로 방출

임상

β-hydroxybutyrate가 acetoacetate로 산화될 때 NAD^+가 NADH + H^+로 환원된다. 이것으로 부터 ketone body의 생성에는 NADH + H^+ 가 이용되고, ketone body의 이용을 위해서 NAD^+ 가 이용되는 것을 생명체의 유지조건 중 무엇을 만족시키는것인지 생각해 봅시다

4-3 Diabetic ketoacidosis (2-6-7-2b)

기아, 당뇨의 경우 에너지 대체원으로서 liver, kidney에서 생성된 ketone bodies가 혈중으로 분비됨으로써 혈액의 pH가 감소하여 산성으로 변하는 병리현상으로서 혈중에 glucose, free fatty acid, CO_2 등의 농도도 증가한다.

임상

Diabetic ketoacidosis의 경우 pH가 산성으로 되는 이유를 H_2CO_3 완충제로 설명해 봅시다

4-3-1 Ketone body (KB)의 특징

- 수용성이기 때문에 혈액중에서 지방산처럼 특별한 운반 단백질(예, albumin)이 필요 없다.
- **TCA-cycle**이나 호흡쇄의 처리가 원활하지 못할 때 간장(**liver**)에서 합성되어 다른 장기(근육(골격근), 심장, **kidney, brain**)으로 운반되어 **ATP source**로 이용되고, 간(**liver**)에서는 **ATP source**로 이용되지 않는다.
- 혈중에 **ketone body**가 증가하면 혈액 **pH**는 산성으로 변한다. 이와 같은 병리 현상을 **ketoacidosis(2-3-10, 4-3)**라 한다.
- 당뇨병, 고지방식, 절식(기아), 운동, 외상(外傷), 대수술등 **ATP**보급을 위해 **glucose, glycogen**과 같은 탄수화물보다도 **lipid**(예, **fatty acid**)를 이용하고 있을 때 **ketoacidosis**가 관찰된다(**4-4-1-1**).
- 신장에 장해가 없다면, **blood**보다도 뇨중에 **ketone body**의 농도가 높아진다.

  당뇨병의 경우 尿에 **ketone body**가 나타나면 당뇨 관리 상태가 나쁘다는 것이다. 비만자가 절식으로 무리한 식사 제한을 했을 경우 뇨중에 **KB**가 관찰되며 건강한 사람이 심한 운동을 했을 경우에도 뇨중에 **KB**가 관찰된다.

4-4 High carbohydrate diet시 ketone bodies 생성이 감소하는 이유

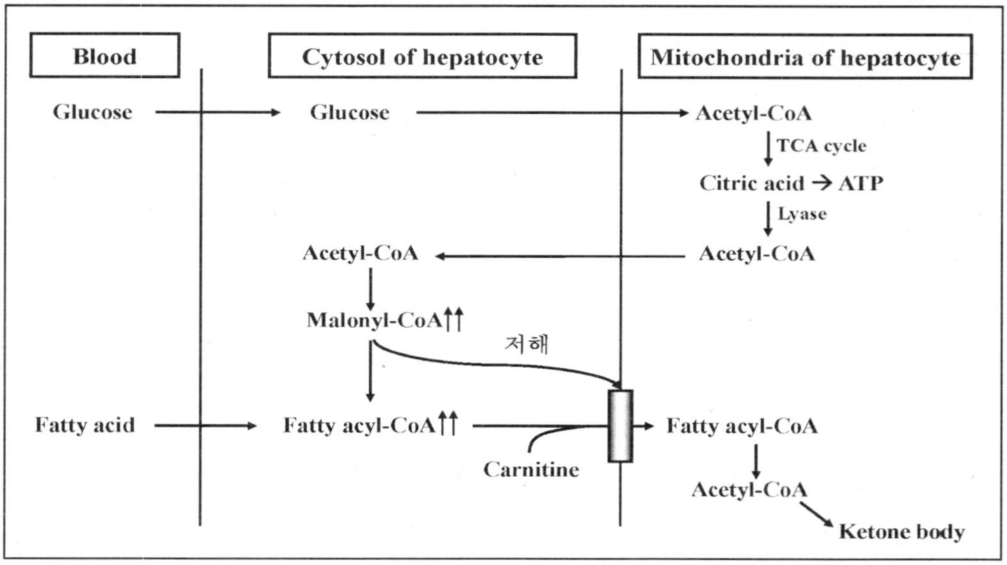

4-4-1 High carbohydrates diet시 ketone bodies의 생성 감소 (요약) (4-4)

- 정상인 또는 기아 상태에서 탄수화물의 섭취에 의해 **ketone bodies**가 생성되지 않는 것은 임상적으로 바람직하지만, 당뇨환자가 탄수화물을 많이 섭취했을 때 **ketone boides**가 적당히 생성되지 못한다면 바람직하지 못할 수도 있다.
- **High carbohydrates**의 섭취에 의해 많은량의 **malonyl-CoA**가 생성된다.
- **Fatty acyl-CoA**는 **2**가지의 경로에 의해 즉, **malonyl-CoA**로부터, **food**로 제공된 **fatty acid**로 부터 생성되며, **carnitine**의 **fatty acyl-CoA**의 수송작용으로 **mitochondria** 내부에 유입되어 **ketone bodies**의 전구체인 **acetyl-CoA**로 산화되어 **ketone bodies**의 생성에 이용된다.
- 많은량의 **malonyl-CoA**는 **fatty acyl-CoA(4-4-2-3A)**의 **mitochondria** 내부로의 수송을 억제시킨다.
- 이 결과 **Acetyl-CoA**가 생성되지 않아 **ATP source**인 **ketone bodies**의 생성이 저하된다.

4-4-1-1 Ketone bodies의 합성에 있어서 high carbohydrates diet와 high fat diet 또는 절식 때 ketone bodies의 생성차이

High carbohydrates diet	High fat diet와 절식(starvation)
• High carbohydrate diet → glucose → pyruvate → mitochondria에서 citrate 생성 • Citrate → TCA cycle → ATP 생성 ↓ Cytosol로 return → acetyl-CoA → malonyl-CoA → fatty acyl-CoA → fatty acid 합성 → Triglyceride ↑↑↑ • Fatty acid는 β-oxidation 되지 않고, malonyl-CoA은 cartine transferase(4-4-2, 4-4-2-1)의 활성을 강하게 억제하기 때문에 fatty acid는 mitochondria matrix로 수송될 수 없다. 이 결과 fatty acid는 β-oxidation 되지 않아 acetyl-CoA가 생성되지 않으므로 KB의 생성이 억제된다	• High fat diet/starvation → 저장 triglyceride 이용 → triglyceride 분해 → fatty acid → fatty acyl-CoA↑↑↑ • Fatty acyl-CoA → mitochondria의 matrix로 유입 → acetyl-CoA → ketone bodies 생성 (4-3-1) • Fatty acyl-CoA은 acetyl-CoA가 malonyl-CoA로 전환 되는 것을 억제한다

임상

- 당뇨환자가 **high fat diet** 시 지방간/**hypertriglyceridemia**가 일어나는 이유를 생각해 봅시다
- 당뇨환자가 **high fat diet**나 절식 시 혈액의 **pH**가 산성으로 되는 이유를 생각해 봅시다 (식사의 규칙적인 습관 중요)

4-4-2 Fatty acyl-CoA가 mitochondria 내부로 통과하는 양식

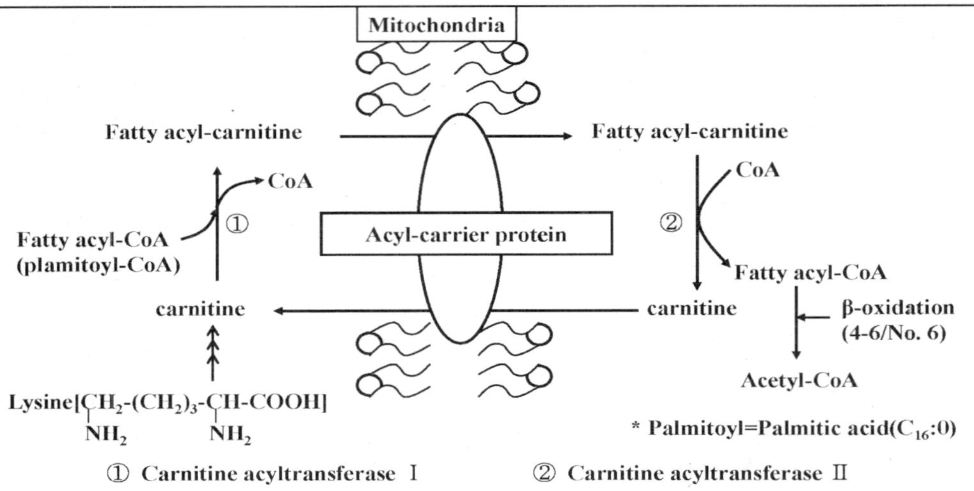

임상

생체는 Acetyl-CoA를 어디에 사용할 수 있는지 생각하고, carnitine의 중요성을 임상적으로 생각해 봅시다

4-4-2-1 Fatty acyl-CoA가 mitochondria 내부로 통과하는 양식(요약) (4-4-2)

- **Fatty acyl-CoA(4-4-2-3A)는 carnitine acyl transferase I(4-4-2의①)에 의해 carnitine과 결합하여 acyl-carrier protein을 통해 mitochondria 내부로 유입**

- **Fatty acyl-carnitine은 carnitine acyl transferase II(4-4-2의 ②)에 의해 fatty acyl-CoA가 유리된다.**

- **이 fatty acyl-CoA는 mitochondria에서 β-oxidation(4-6/No. 6)과정을 거쳐 acetyl-CoA로 산화되어 각종 생리 반응물질로 생성·이용된다.**

4-4-2-2 Carnitine acyltransferase 또는 Carnitine transporter의 결핍과 임상

- **Carnitine acyltransferase (CAT)와 carnitine transporter (CT)의 결핍은 유전적 이상이다.**

- 이 경우 근육의 통증 **(muscle cramping), 수척, death**을 일으킨다.

- **Muscle, kidney, heart, fibroblast** 등의 조직에 **CT**의 결핍에 의해 일어날 수 있다.

- 임상적으로 고암모니아혈증, **muscle weakness,** 심근증 **(**심장장해**),** 저혈당성 혼수상태를 동반한다.

4-4-2-3 Fatty acyl-CoA 및 Acetyl-CoA의 이용

- **Ketone bodies(β-hydroxybutyrate, acetoactate, acetone)**의 **source**

- **ATP(1-4-1-4, 1-4-1-5)**의 **source**

- **Cholesterol**의 **source**

- 지방산 합성

4-4-2-3A Fatty acyl – CoA 이란?

- **Fatty acid의 화학식은 $CH_3(CH_2)_n$-COOH이다**
- **Acyl group은 fatty acid를 포함한 모든 산 (R-COOH)의 carboxyl group (-COOH)으로 부터 hydroxy group(-OH)을 제외한 잔기 R-CO (R-C=O)를 말한다. 따라서 Fatty acyl은 [$CH_3(CH_2)_n$-CO]로 표기한다.**

  여기서 n은 $-CH_2$의 개수를 의미하며 탄소수 16개로 이중결합이 없는 palmitic acid (16:0)의 acyl은 $CH_3(CH_2)_{14}$-CO (palmitoyl acyl)로 표기한다
- **Palmitoyl – CoA의 합성**

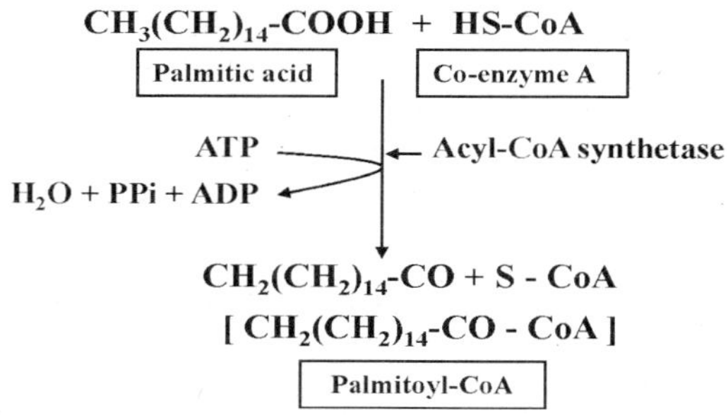

* PPi = Pyrophosphate

4-4-2-3B Fatty acyl – CoA로 부터 glucose의 생성

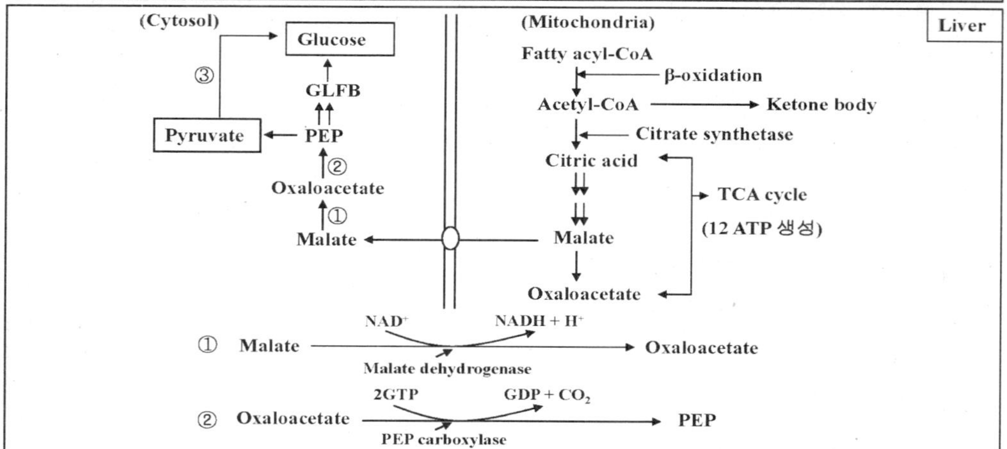

- PEP : Phosphoenol pyruvate
- GLFB : Glycolysis-feed back (Gluconeogenesis)
- ③ : Gluconeogenesis pathway

임상	β-oxidation이 저해되거나 Fatty acyl-CoA가 carnitine acyltrasferase나 carnitine transport의 결핍에 의해 glucose가 생성되지 못하면 저혈당성 혼수상태(hypoglycemic coma)가 발생

4-4-3-3 Cholesterol 의 이용

- Bile acid salts (cholic acid, taurocholic acid, glycocholic acid)의 source
- Steroid hormone (corticoid, androgen, esterogen, gestagen) source
- 세포막의 구성분 (세포막의 안정성 구축)
- Vitamine D_3 source

4-4-3-3A Cholesterol 구조 특성과 그 유도체의 종류

Steroid	Sterol : steroid의 C-3에 –OH 결합
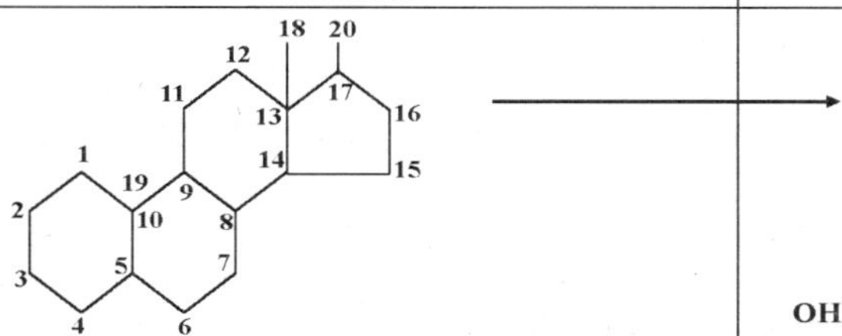	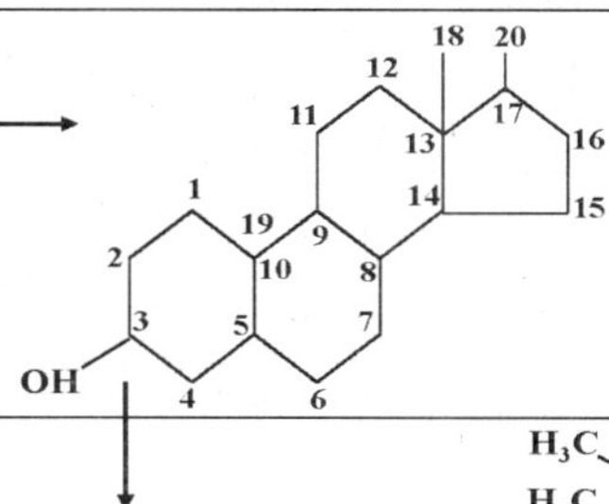
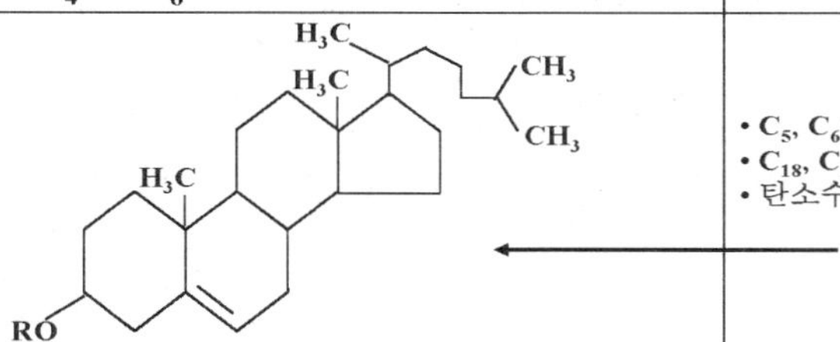 R = CH_3-$(CH_2)_n$-CO- (지방산)	• C_5, C_6에 이중결합 • C_{18}, C_{19}에 CH_3 • 탄소수 27개 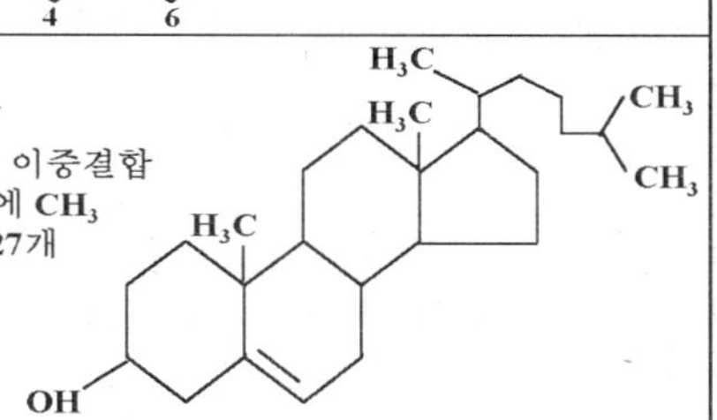
Cholesterol ester: Cholesterol의 C-3 OH에 지방산이 ester bond로 결합	Cholesterol (Free cholesterol): 동물성 steroid

4-4-3-3Aa 동물성 sterol의 종류와 기능

동물성 steroid (C_{20})	기능 / 이용
Cholesterol (C_{27})	• 형질막 구성분 (세포막 안정화, 4-4-3-3) • Steroid hormone source : Corticoid, androgen, estrogen, gestagen, progesterone • Bile acid source • Vitamin D source
Bile acid (C_{24}) (4-4-2-3B)	• Cholic acid (Bile acid의 80%) • Glycocholic acid (Cholic acid에 glycine 결합) • Taurocholic acid (Cholic aicd에 taurine 결합) • Deoxycholic aicd
Steroid hormone	2-8-3-1
Vitamin D	

4-4-3-3B Bile acid의 특성

- Cholesterol의 최종대사 산물
- 간장(liver)에서 만들어져 담즙으로 담낭에 저장
- 답즙산은 유리의 형태로 배설되지 않고 glycine 및 taurine과 결합하여 glycocholic acid, taurocholic acid의 형으로 장관으로 수송
- 담즙은 알카리성이고, 담즙산 나트륨 염이나 칼륨염을 형성하여 강한 계면 활성 작용을 가지고 지방(fat and oil, triglyceride) 유화(emulsion)시켜 lipase와 지방의 접촉을 촉진시켜 지방의 소화, 지방산 및 지용성 비타민 (A, D, E, K)의 흡수 촉진

- 사람의 주요 답즙산 성분

Cholic acid (glycholic acid, taurocholic acid)	80 %
Deoxycholic acid	15 %
Chenodeoxycholic acid	2 %
Lithocholic acid	3 %

4-4-3-3Ba Bile acid의 검출 반응

검출 반응명	검출 반응
Pettenkofer	담즙산의 수용액에 소량의 **sucrose**와 진한 황산을 첨가 → 진한 황산을 첨가 → 적색으로 비색(정색)
Hammarsten	담즙산의 수용액에 **25%** 염산을 첨가 → 가열 → 황색으로 정색 → 실온 방치 → 자색으로 정색
Mjluis	담즙산 → 에탄올로 용해 → 요도 용액 첨가 → 가열 → 투과 광선에서 청색, 반사 광선에서 황색의 침상 결정을 만든다

4-5 HMG-CoA의 행방

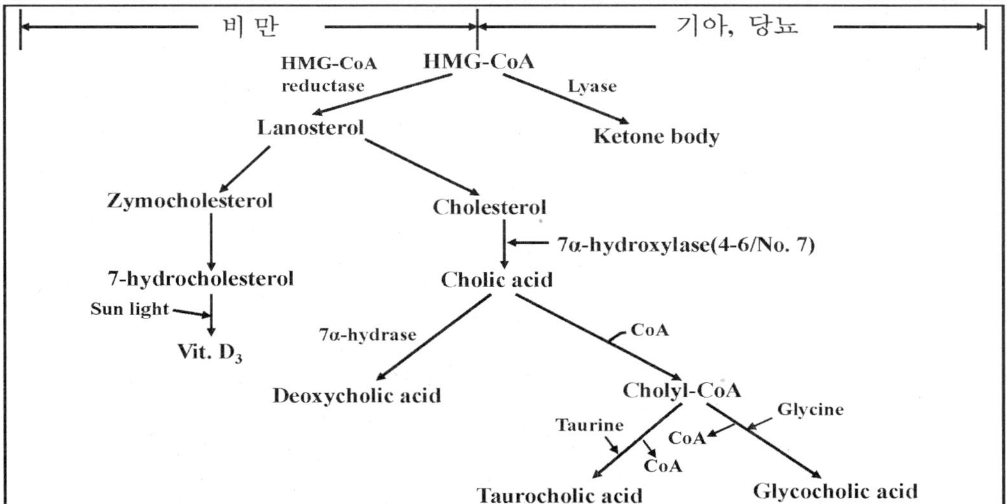

임상	**HMG-CoA는 acetoacetyl-CoA로 부터 생성되어(4-5-1) cholesterol과 담즙산의 합성에 이용된다. Acetate는 체내 유기물질의 대사에서 생성되어 cholesterol의 합성원이 될 수 있기 때문에 cholesterol을 별도로 섭취할 필요가 없다**

4-5-1 HMG-CoA의 대사와 비만(요약) (4-5)

- **Acetoacetyl-CoA에 HMG-CoA synthase가 작용하여 HMG-CoA가 생성**
- **Cholesterol의 합성에 있어서 limit enzyme인 HMG-CoA reductase(4-6/No. 3)의 활성은 한밤중에 강하다.**
- **따라서 한밤중에 식사를 하게 되면 일반적으로 cholesterol의 생성이 증가한다.**
- **사람의 경우 과잉의 cholesterol이 합성되어도 bile acids의 생성이 증가되지 않는다. 이유는 사람에게서는 bile acids의 생성관여효소 7α-hydroxylase의 활성이 극히 제한되어 있기 때문이다.**

*** HMG-CoA : β-hydroxymethyl-glutamyl-CoA**

4-5-2 HMG-CoA reductase 활성촉진 · 억제인자

활성 촉진 인자	활성 억제 인자
Insulin 갑상선 호르몬	**Glucagon** **Cortisol**
Cholesterol 합성 촉진	**Cholesterol 합성 억제**

- **Insulin은 HMG-reductase의 활성을 촉진시켜 cholesterol의 합성을 증가시키지만 식사후에는 insulin의 분비가 증가함에도 불구하고 cholesterol의 합성이 저하한다. 이것은 cholesterol에 의해 HMG-CoA reductase의 활성이 저하되기 때문이다(cholesterol에 의한 negative feedback 조절)**
- **저혈당(혈액에 glucose가 부족)때, 췌장 α-cell로 부터 glucagen이 부신피질로 부터는 glucocorticoid(예, cortisol)가 분비되어 acetyl-CoA로 부터 glucose의 신생을 촉진한다(2-4-1, 2-4-1-1). 이것은 glucagon과 glucocorticoid가 cholesterol을 합성을 저해함으로써 acetyl-CoA를 이용한다는 것을 의미한다. 즉, [aceryl-CoA → cholesterol] 과정에서 acetyl-CoA의 소비를 억제함을 의미한다.**

4-6	핵심포인트

1. HMG-CoA synthase

간 및 신장에만 존재하는 **HMG-CoA** 합성효소이기 때문에 간 및 신장에서만 **ketone bodies**가 합성된다.

2. HMG-CoA lyase

Lyase는 화합물의 **C-C, C-O, C-N** 등의 결합을 절단하는 효소로서 기아나 당뇨의 경우 활성이 강하게 나타나 **HMG-CoA**로부터 **ketone bodies**인 **acetoacetate**의 생성을 촉진시킨다. **HMG-CoA lyase**는 간과 신장에만 존재하기 때문에 간과 신장에서만 **ketone body**가 생성된다.

3. HMG-CoA reductase

Cholesterol의 활성에 필요한 **limit enzyme**으로서 기아나 당뇨의 경우 활성이 억제되고 한밤중에 또는 비만의 경우 활성이 촉진되는 것이 특징이다.

4. Succinate-CoA transferase

Succinyl-CoA에 결합되어 있는 **–CoA**를 **acetoacetae**에 전이시킴으로써 **acetoacetyl-CoA**를 생성시킴과 동시에 **succinyl-CoA**를 **succinate**로 변화시키는 효소로서 **brain, muscle, kidney**에만 특이하게 존재한다. 따라서 **ketone bodies**는 **brain, muscle, kidney**에서만 산화되어 이용된다.

5. β-hydroxybutyrate dehydrogenase

Acetoacetate를 **β-hydroxybutyrate dehydrogenase**로 환원시키고 **β-hydroxybutyrate**를 **acetoacetate**로 산화시키는 산화환원효소로서, 환원제로서 **NADH**, 산화제로서 **NAD^+**를 **cofactor**로써 이용한다.

6. β-oxidation

- **Mitochondria**에서 **fatty acyl-CoA**를 **acetyl-CoA**로 산화시키는 것을 말하며, 일반적으로 지방산의 분자 중 **carbon chain 2**개씩을 산화시키는 반응을 지방산의 **β-oxidation**이라 한다. 예를 들어 **palmitic acid (16:0)**가 **β-oxidation** 되면 **8**개의 **acetyl-CoA**가 생성된다.
- **Palmitic acid**가 **acyl-CoA synthetase**에 의해 **palmitoyl-CoA**로 되어질 때 **1ATP**를 소비하고, 이 **palmitic acid(C16:0)**는 **7**번의 **β-oxidation**을 거쳐 **8**분자의 **acetyl-CoA**로 산화된다. 한 분자의 **acetyl-CoA**가 **TCA-cycle**에서 **12ATP**를 생성시킨다. 따라서 **palmitic acid**가 완전히 산화되면 **130ATP**가 생성된다.

- 7회의 **β-oxidation x 5ATP**	**= 35ATP**
- **8**분자의 **acetyl-CoA x 12ATP**	**= 96ATP**
- 소비 **ATP**	**= 1ATP**
	130ATP

- 불포화 지방산의 **β-oxidation**에서 생성 **ATP**수 계산

8.5 x n – (2x + 7) = ATP

n = 탄소수, x = 이중 결합수

7. 7α-hydroxylase

Cholesterol의 **steroid back bone(4-4-3-3A)**의 **C-7**에 **–OH**를 결합시키는 효소로서 **cholic acid**의 합성에 필요하다. **Dog, rat** 등의 동물에서도 **7α-hydroxylase**의 활성이 강하여 **cholesterol**의 활성이 증가하면 **bile acids**의 합성이 증가하지만 사람의 경우는 **7α-hydroxylase**의 활성이 극히 제한되어 있기 때문에 **cholesterol**의 합성이 증가해도 **bile acids**의 활성이 증가하지 않고 배설된다. 이 때문에 사람의 경우는 신장에 **cholesterol**이 침착되는 담석(**cholesterol** 결석)이 일어나기 쉽다. 왜냐하면 **cholesterol**의 **back bone**인 **steroid**는 분해되지 않기 때문에 **cholesterol** 그 자체가 담낭에 침착되기 쉽다.

8. Urinary Ketone bodies의 임상적 평가

시험지법 (**Nitroprusside** 반응에 의한 반응) 양성 →

기아, 운동, 당대사 이상 (당뇨병, **ketoacidosis**), 구토, 설사, 주기성 구토, 내분비 질환

제 5장 당뇨병(Diabetic Mellitus)

학 습 목 표

- 당뇨병의 종류와 원인
- 당뇨의 임상적 의의
- 당뇨 진단항목의 화학적 특성
- 당화 단백질의 종류 및 특성
- 뇨당과 그 관련 임상

5-1 당뇨의 원인

- 식사성 당뇨
  - 탄수화물 과다 섭취
  - 당의 대사 저하 - 간질환, 비만, 신경증
- 특발성 일과성 당뇨
  - **Insulin, glucagon, adrenaline** 분비 이상
  - **Glycogen** 분해/분비 촉진
- 특발성 당뇨
  - **IDDM, NIDDM**
  - **2**차성 당뇨 → 급성췌장염, 급성간장해, 갑상선기능항진증, 뇌하수체 기능항진증(**ACTH** 분비 촉진), 부신기능항진증(**cortisol** 분비촉진), 비만증, 고혈압증 등
  - 신성당뇨
    - 선천성 → **Fanconi syndrome, galactose**혈증
    - 후천성 → 만성 **Cd**(카드뮴)중독, 이따이이따이병

5-1A 당뇨의 종류와 의의

종 류	의 미
Insulin-dependent Diabetic mellitus (제1형 당뇨, 5-2)	• Insulin의 절대적 결핍에 의해 혈중의 glucose가 이용조직/세포 (간, 근육, 뇌, 적혈구, 기타)로 수송되지 못하여 혈중/뇨중에 glucose가 증가하는 병리현상 • 전체 당뇨 환자의 10%를 점유
Non-insulin dependent Diabetic mellitus (제2형 당뇨, 5-2)	• Insulin의 절대적 결핍이 아니면서 insulin이 분비되어도 glucose를 이용하는 조직/세포에 어떤 생리적인 장애가 일어났을 때 glucose가 유입되지 못한 결과 혈중/뇨중에 glucose가 증가하는 병리현상(Insulin resistance) • 전체 당뇨 환자의 90%정도를 점유
Renal Diabetic mellitus (신성 당뇨, 5-3, 5-3-1, 5-4-1, 5-10, 5-11/No. 4)	신장의 손상에 의해 신장의 세뇨관 세포에서 glucose를 흡수하지 못하여 특히 뇨중에 glucose가 증가하는 병리현상
식사성 당뇨	Glucose 등의 탄수화물 과잉 섭취

5-2 당뇨병의 임상적 특성

Insulin-dependent Diabetic mellitus (제1형 당뇨)	**Non-insulin dependent Diabetic mellitus (제2형 당뇨)**
• 유년기 때부터 발생 (유년기 당뇨) • Insulin/glucagon ratio가 감소한다 (5-11/No. 1) • 근육에서 단백질 분해, 지방세포에서 지방 (TG) 분해촉진으로 당의 신생 (gluconeogenesis, 2-3-7-1) 및 Ketone bodies(제 4장)의 생성증가 (Hyperglycemia, Ketoacidosis 발생) • Hypertriglyceridemia 발생(3-12/No. 6) • 혈중에 CM 및 VLDL 증가(제 3장)	• 성인 때 발생 (성인 당뇨) • Insulin저항성이 증가한다(3-12/No. 7) • 당의 신생과 Ketone bodies가 생성되지 않는다 • Insulin receptor의 결원 • Hypertriglyceridemia 발생 • 혈중에 VLDL 증가 (Hyperglycemia, Hyperinsulinemia에 의해 hepatic TG 합성 증가에 기인)
* CM: Chylomiron, VLDL: Very low density lipoprotein	

5-3 신성 당뇨병 (Renal diabetic mellitus) 모델

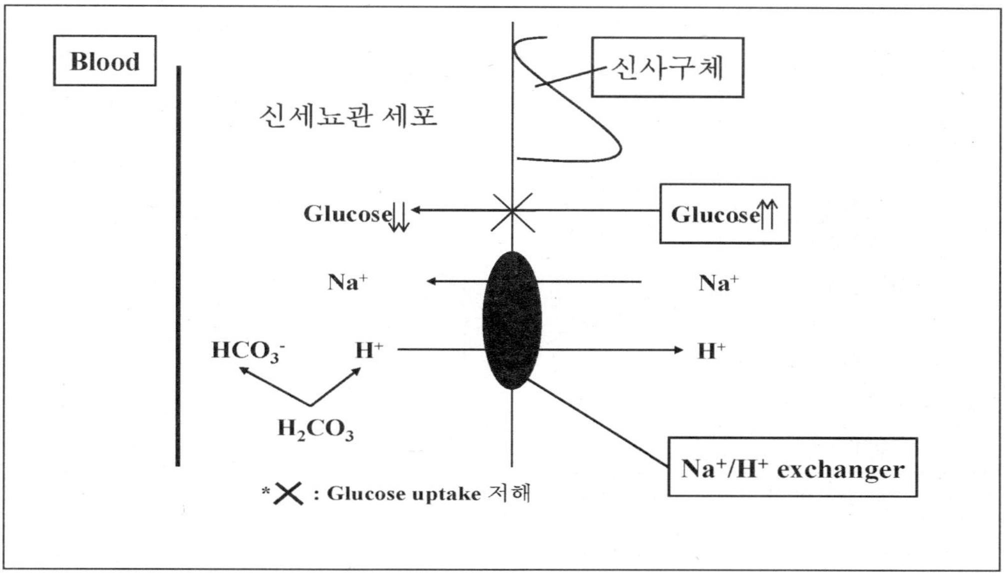

5-3-1 신성 당뇨병(Renal diabetic mellitus) 모델(요약) (5-3)

Na^+/H^+ exchanger의 손상

↓

H^+ 과 **Na^+** 의 교환이상 (신장의 주요기능인 **H^+** 의 방출억제, **Na^+** 유입억제)

↓

신장 세뇨관세포에 **H^+** 증가/ **pH** 산성으로 전환

↓

신장 세뇨관 세포의 **mitochondria** 호흡률 감소

↓

활성산소종 **(superoxide anion, hydrogen peroxide, hydroxyl radical)**의 증가

↓

신장 세뇨관세포 손상

↓

Glucose 재흡수 장해/억제

↓

혈액으로 역류 / 혈중 **glucose** 증가/ **urine**으로 방출

5-4 당뇨병의 임상적 지표 변화

	IDDM	NIDDM
Glucose	증가	증가
Insulin	감소	필요이상으로 증가
TG	증가	증가
CM	증가	-
VLDL	증가	증가
Amino acids	증가	-
Ketone bodies	증가	정상/약간 증가
Glycoalbumin	증가	증가
HbA_1/HbA_{1C} (참조:5-5)	증가	증가
C-peptide	감소	필요이상으로 증가

- **HbA_1 : Hemoglobin (Hb)의 한 종류이고, HbA_{1C}는 HbA_1의 주성분으로서 glucose가 결합한 당화 hemoglobin이다**
- **Glycoalbumin : Albumin에 glucose가 결합한 당화 albumin으로서 당뇨의 지표로 사용된다(5-5-1)**

5-4-1 혈당 관련 질환

고혈당을 동반하는 질환	고혈당을 동반하지 않는 질환
• 진성당뇨병(신성당뇨병) - 당역치초과 • **Cushing syndrome (2-2-6/No. 8)** • 갑상선기능항진증 **(2-2-6/No. 13, 2-9-4)** • 갈색세포종 • 뇌종양 • 뇌출혈 • **Steroid hormone**제 투여	• 신성당뇨 – 신장세뇨관 세포 내부로 **glucose** 재흡수 억제 • **Fanconi syndrome (2-8-11/No. 14)** • 신장 독성 약물 투여 후 (신장 조직 손상)

5-5 Hemoglobin과 glucose의 결합양식 (Maillard 반응)

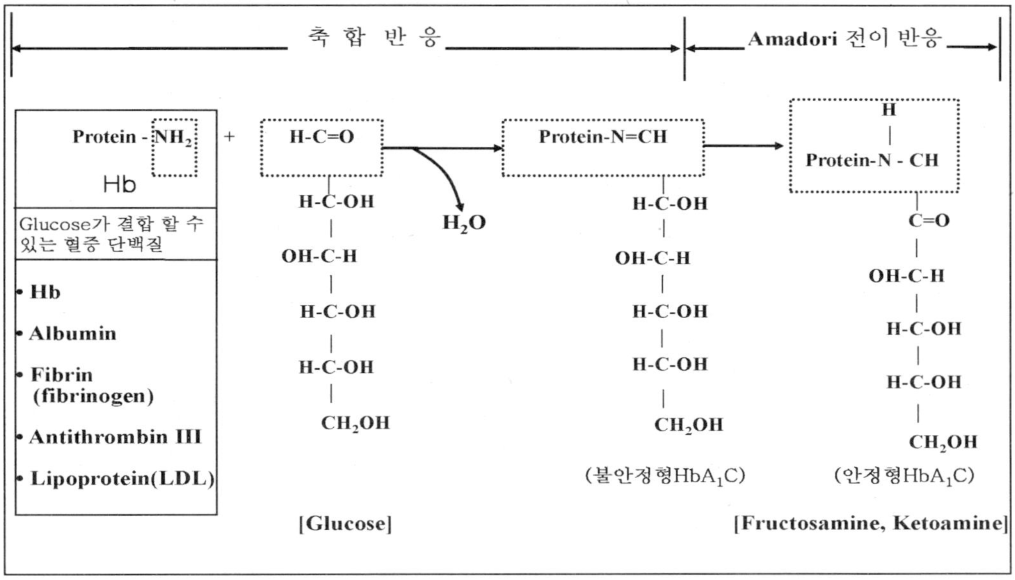

5-5-1 Hemoglobin (단백질)과 glucose의 축합반응과 amadori 전이반응 (요약) (5-5)

축합반응
• Hemoglobin(5-11/No. 3)의 valine의 N-말단 (-NH_2)와 glucose 분자 중의 aldehyde group (H-C=O)이 축합반응을 일으켜 aldimine (protein(Hb)-N=CH) 또는 shiff base를 형성 • Glucose와 결합하여 schiff base (aldimine)을 형성하는 혈중단백질은 hemoglobin A_1 (HbA_1) 및 HbA_{1C} 이외에 albumin, fibrin (fibrinogen), antithrombin III 및 LDL등이 있다.
Amadori 전이반응
• Aldimine (Schiff base)은 불안정하여 rearrangement 되어 1-amino-2-deoxyfructose 분자 (fructosamine) 형으로 변한다.

5-5-2 당화 단백질의 임상적 의의

당화단백질	혈중 농도의 증가를 동반하는 질환	혈중 농도의 저하를 동반하는 질환	혈중 농도와의 상관성
HbA_1/HbA_{1C} (5-11/No. 3)	당뇨병, 임신, 신부전증, 만성 알코올 중독	용혈성빈혈(5-11/No. 5) (적혈구 수명 단축)	과거 60-90일(120일)간의 공복 시 혈중 glucose 농도를 반영
Glycoalbumin (5-5-2A)	당뇨, 갑상선 기능 저하증	Nephrosis 증후군(5-11/No. 4), 갑상선 기능 항진증, 심한 화상	과거 1-2주간의 공복시 혈중 glucose 농도를 반영
Fructosamine (5-5, 5-5-1)	당뇨	간경변, nephrosis 증후군, 당뇨병성 신증, 저단백혈증	과거 2~3주간의 공복 시 혈중 glucose 농도를 반영

* 적혈구의 혈중에서의 수명은 120일 이다
* 혈중단백질의 반감기 : Hemoglobin(60-90일), 혈장단백질(14-28일), 알부민(17일), Fructosamine(14-28일)

5-5-2A Glycoalbumin과 Fructosamine의 차이

	Glycoalbumin	**Fructosamine**
정의	순수한 albumin과 glucose가 결합한 당화알부민	혈청(액)중의 모든 당화단백질의 총칭이고, 여기에는 HbA_1C, glycoalbumin이 포함되어 있기 때문에 단일 단백질(예, HbA_1C)의 당화단백질과는 다르다
Glucose와의 aldmine형성 아미노산	Albumin의 N말단($-NH_2$)의 lysine잔기	혈액(청) 당화단백질의 lysine잔기
측정치	특이성 있다 (측정시 glycoalbumin만 순수 분리 필요)	특이성 없다 (모든 혈청당화단백질을 의미)

5-6 C-peptide란 무엇인가?

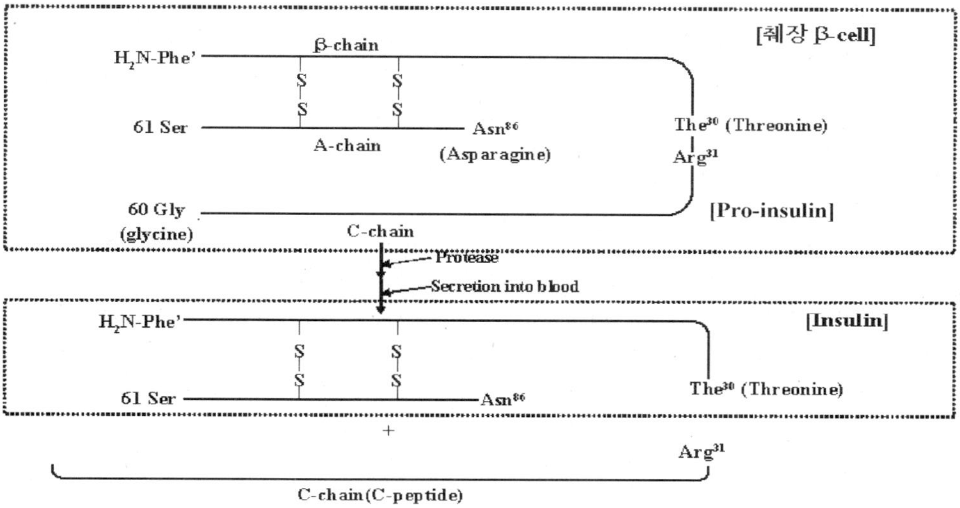

5-6-1 C-peptide란 무엇인가? (5-6)

- 췌장의 **β-cell**에서 **insulin**의 전구체인 **pro-insulin**이 합성

- **Pro-insulin**은 **A-chain (A-peptide), B-chain (B-peptide)** 및 **C-chain(C-peptide)**으로 구성

- **Protease**에 의하여 **insulin (A, B-chain)**과 **C-chain (C-peptide)**이 동일한 몰비로 분해되어 혈중으로 분비된다.

- **C-peptide**는 임상적으로 췌장 **β-cell**의 **insulin** 생성 및 분비능의 척도로서 이용된다.

5-6-2 C-peptide의 임상적 평가

C-peptide의 평가 목적	혈중 C-peptide의 임상적 평가	
	증 가	저 하
인슐린의존성 당뇨, **insulinoma**의 진단보조로서 **insulin** 치료중에 있는 환자의 내인성 **insulin**분비능 평가	**Insulinoma(5-11/No. 7)**, 비만, 인슐린자가면역증후군, 인슐린 항체출현시 **2**차성 당뇨 **(NIDDM)**, **steroid** 투여시, 갑상선 기능항진증, 신부전증, **Cushing** 증후군**(2-2-6/No. 8, 2-4-2)** 등	**1**차성 당뇨 **(IDDM)**, 부신기능저하증**(2-5-10/No. 6)**, 뇌하수체기능저하증, 기아, 췌장질환 (췌장암)을 동반하는 당뇨병, 갑상선 기능저하증**(2-9-3, 2-9-3-1)**, 담석**(5-11/No. 6)** 등

5-7 Insulin의 임상적 평가

Insulin의 평가 목적	혈중 농도의 임상적 평가	
	증 가	저 하
• 췌장 **β-cell**의 인슐린 분비능 평가 • 당뇨병의 병태 평가 • 당뇨병 감별 • 인슐린저항성의 원인 감별 • 저혈당 원인 감별	비만, 간질환, 갑상선질환, 말단거대증, **Cushing** 증후군, **insulinoma**, **insulin** 수용체 이상	당뇨 (특히 **IDDM**), 기아, 부신기능저하, 뇌하수체기능저하, 고혈당, 췌장질환

*** IDDM: Insulin-dependent diabetic mellitus**

5-8 Glucagon의 임상적 평가

Glucagon의 평가 목적	혈중 농도의 임상적 평가	
	증 가	저 하
• 당대사 이상의 원인 검색 • 당뇨병 진단	**Glucagonoma(5-11/No. 8)**, 급성췌장염, 당뇨병 (**Ketoacidosis**를 동반할 때 현저하게 증가), **Cushing** 증후군, 위 절제후	뇌하수체기능저하증, 특발성 **glucagon** 결손증

임상	Cushing 증후군일 때 혈중에 glucose농도가 증가하는 이유를 생각해 봅시다

5-9 활성산소와 당뇨병과의 관계

췌 장

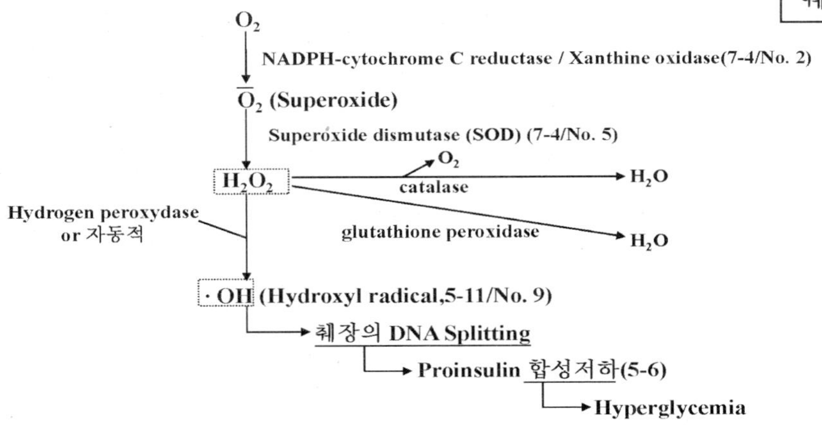

임상

당뇨의 경우 활성 산소에 의한 산화적 스트레스가 쉽게 일어날 수 있다. 이유를 NADPH의 생성의 측면에서 생각해 봅시다. 그리고 항산화제의 종류와 기능 특성을 조사해 봅시다

5-9-1 활성산소와 당뇨병과의 관계 (5-9)

췌장에서 **active oxygen (superoxide anion, hydrogenperoxide, hydroxyl radical)** 생성

⇩

DNA splitting

⇩

Pro-insulin 합성저하

⇩

Insulin 분비저하 → **Hyperglycemia/IDDM** ↑↑

5-10 뇨당 (Urine sugar, glycosuria)

- 건강인의 뇨중에 함유하고 있는 탄수화물(예, **glucose**)는 일반적으로 검출할 수 없을 정도로 미량
- 당뇨병의 진단을 위해 뇨당을 측정함
- 신장의 사구체를 통하여 여과된 **glucose**는 신장의 세뇨관 세포로 재흡수되어 생명체 생존을 위해 이용됨
- 혈당(**blood glucose**)농도가 일정농도(**170 mg/dl, glucose** 분자량 **180**)를 초과하면 신장의 세뇨관 세포 내부로 **glucose**의 재흡수가 억제됨으로써 **urine**으로 배출됨. 이것을 뇨당(**urin sugar**)라고 하고, **glycosuria**라고도 함
- 이때 **170 mg/dl**의 **glucose**를 한계 혈당값 또는 당역치라고 하는데, 이것은 개체의 차가 있음
- 당역치를 초과하여 당뇨가 인정되는 경우를 고혈당성 당뇨(**hyperglycemic glycosuria**)라고 함
- 또한, 당역치의 경우가 아니더라도 **glucose** 재흡수 기능의 저하와 결원에 의해 뇨에 **glucose**가 증가됨
- 뇨에는 **glucose** 이외에 임신때 **lactose**가, 유전적 당대사 관련 효소의 결핍때 **fructose, galactose**가 증가하는 뇨당 현상도 있음

5-10-1 뇨(Urine)에 당이 관찰되는 질환 (뇨당질환)

고혈당을 초래하는 질환	신성 당뇨병
• 당뇨병 - 제 1형 당뇨병 - 제 2형 당뇨병 - 임신 당뇨병 - 특정의 기전, 질환에 의한 당뇨병 • 일과성 당뇨병	• **Marble** 형 **(5-10-1-1)** • **Lawrence** 형 **(5-10-1-2)** • 증후성 (신성 당뇨) **(5-10-1-3)**

5-10-1-1 Marble형 신성 당뇨

• 유전적인 것으로 신장의 근위 세뇨관에서의 **glucose**수송기구(**glucose** 재흡수 기구) 의 선천적 이상에 의해 발생

• 내당능(**glucose tolerance**)는 정상

• 혈당이 증가하지 않아도 뇨에 **glucose**가 증가

5-10-1-2 Lawrence 형 신성 당뇨

- 식후 등 혈당이 증가할 때만 뇨에 **glucose**가 증가
- 내당능(**glucose tolerance**)는 정상

5-10-1-3 증후성 (신성 당뇨)

- **Fanconi** 증후군 또는 각종의 신장 세뇨관(세포) 장해를 동반하는 질환
- 임신등에서 **glucose** 재흡수능이 저하함

5-11 핵심 포인트

1. Insulin/glucagon ratio (IGR)의 감소

IGR 이 감소할 경우는 **IDDM**에서 관찰된다. **IDDM**의 경우 근육세포나 지방세포 에서 **lipoprotein lipase (3-12, No. 2)**의 분비감소에 의해 **chylomicron (CM)** 및 **very low density lipoprotein (VLDL)**에 풍부하게 함유되어 있는 **triglyceride**의 분해가 억제 또는 감소되기 때문에 혈중에 **CM**과 **VLDL**이 증가하는 **hyperlipoproteinemia**가 관찰되는 것이 특징이다.

2. 제2형 당뇨 (NIDDM)의 경우 혈중에 VLDL이 증가하는 이유?

혈중에 **glucose**가 증가하는 병리현상 **(hyperglycemia)**과 **insulin** 저항성에 의해 혈중에 **insulin**이 증가하는 병리현상 **(hyperinsulinemia)**에 의해 간세포에서 합성 · 증가된 **triglyceride**가 **VLDL** 형태로 혈액으로 방출되기 때문이다.

임상	**Blood**에 **VLDL**이 증가하면 동맥경화의 위험이 증가하는 이유를 생각해 봅시다

3. Hemoglobin (Hb)

Hb는 α, β, γ, δ 등 **4**종류의 **globulin subunit** 중 **2**종류가 **2**개씩 결합한 **4**량체이고, **Hb A** ($\alpha_2\beta_2$), **Hb** A_1 ($\alpha_2\beta_2$), **Hb** A_2 ($\alpha_2\delta_2$) 및 **Hb F** ($\alpha_2\gamma_2$)로 분류할 수 있다.

Hb 분류	점유율 (%)	Sub-Hb	특 성
Hb A	90	-	• 성인의 Hb
Hb A_1	7	HbA_{1C} HbA_{1B} HbA_1 $\alpha 2$ HbA_1 $\alpha 1$	• HbA_1과 HbA_{1C}의 valine 잔기에 glucose가 결합되어 있기 때문에 이들을 당화 Hb이라 한다.
Hb A_2	2		
Hb F	< 1	-	• 유아의 Hb

4. Nephrosis syndrome (신증)

신장질환으로서 신장 세뇨관의 순수한 퇴행성 병변을 특징으로 하고, 신증의 경우 혈중의 각종 임상적 지표의 변화를 아래 표에 정리한다.

증가하는 지표	감소하는 지표
Vasopressin, aldosterone, α_1-microglobulin, fibrinogen, α_2-microglobulin, thrombotest, cholinesterase, fibronectin, von Willbrand's factor, LCAT, N-acetyl-β-glucosaminidase, triglyceride, phospholipids	**Tyroxine binding globulin, HDL, Transferrin, coagulation factor XII, α_1-acid glycoprotein, protein S, antithrombin III, albumin, glycoalbumin, digitoxin**

* LCAT: Lecithin cholesterol acyltransferase, HDL: High density lipoprotein

5. 용혈성 빈혈

적혈구의 파괴증가로 생기는 빈혈의 총칭으로서 용혈성 빈혈의 원인과 분류를 음 표에 표시한다.

유전성	후천성
1. 적혈구막 이상 - Spherocytosis (구형적혈구증) - Elliptocytosis (타원적혈구증) 2. 대사이상 - Glucose-6-phosphate dehydrogenase 결핍(2-3-9-1) - Pyruvate kinase 결핍(1-4-1-2Aa$_2$) - Triose phosphate isomerase 결핍 3. Hemoglobin (Hb) 이상 - Hb M, Hb S 결핍증 - Globin 합성 저해	1. 자가면역 2. 신생아 적아구증 3. 감염 Malaria 4. 질환 간질환, 신장질환

6. 담석 (Gallstone, biliary calculus, cholelith) (4-6/No. 7)

담낭 또는 담관에 형성되는 결석 (結石)으로 보통 **cholesterol** 결석이 많다. 이러한 증상을 담석증이라 한다.

7. Insulinoma

췌장의 **Langerhans islets**의 β-세포종양을 말하며, 일반적으로 공복시 저혈당(**fasting hypoglycemia**)의 가장 중요한 원인이다. **Insulinoma**의 경우 임상적 지표의 변화는 다음과 같다.

증가하는 지표	감소하는 지표
C-peptide **Insulin**	**Glucose(fasting hypoglycemia)** **Free fatty acid(FFA)**

• Free fatty acid가 감소하는 이유와 임상: Insulin이 지방세포에 있는 중성지방(TG)의 분해를 억제시키기 때문, 이때 혈중에는 FFA가 감소되므로 간으로 수송되는 FFA는 적게되어, 간에서 FFA로 부터 ketonebody 특히 β-hydroxybutyrate의 생성저하가 초래되고 생명유지에 필요한 ATP의 생성이 저하된다

8. Glucagonoma

췌장의 **Langerhans islets**의 α-세포종양을 말하며, 일반적으로 고혈당(**hyperglycemia**)이 원인으로서 혈중에 **glucagon** 및 **glucose**가 증가한다.

9. Hydroxyl radical (5-9)

H_2O_2의 **scavanger enzyme (hydrogen peroxidase, catalase)**의 활성이 저하되어 H_2O_2를 H_2O로 환원시키지 않으면 자동적으로 **hydroxyl radical**이 생성된다. 이것은 각종 물질의 산화에 관여하는 **active oxygen**종이다.

임상	H_2O_2를 제거시키는 체내 효소의 기능과, H_2O_2를 제거시키지 못하면 H_2O_2가 자동 산화되는 이유를 생각해 봅시다

10. Insulin분비

- Insulin은 췌장의 Langerhans islets의 β-cell에서 합성·저장되어 있다가 필요에 따라 혈중으로 방출되어 표적조직 (골격근, 심근 등의 근육, 지방조직, 간) 및 기타 조직/세포 (유선, 백혈구, 자궁, 피부, 연골/골 등)에 작용하여 그 특유의 기능을 나타낸다. Insulin은 식사에 의한 glucose, fructose 등의 당이 blood에 흡수되었을 때, 분비가 촉진되지만 췌장세포에서의 분비에 주요한 작용을 하는 것은 세포 내·외부의 Ca^{2+} 농도이다.
- Ca^{2+}의 증가에 따라 insulin의 분비가 증가한다.

임상	혈중 Ca^{2+}농도의 감소와 골다공증의 발생 관계를 생각해 봅시다

11. Urine glucose의 임상적 평가

증가시의 임상적 평가
위절제 후, 갑상선 기능 항진증, 신성 당뇨, 당뇨병, 중금속 중독, 만성 신부전

임상	중금속의 종류를 조사하고 신장의 기능을 손상시키는 중금속의 기능 특성을 생각해 봅시다

12. Impared glucose tolerance (당부하 장애, 내당 장애, IGT)

공복시 glucose수치가 정상보다 높으나 당뇨병으로 진단받는 환자보다는 낮은 상태의 것으로 어떤 환자에서 IGT는 당뇨의 자연적인 과거력을 나타내지만 상당수의 사람에 있어서 IGT는 더 이상 진행되지 않거나 종결되어 당내성은 정상으로 전환된다.

13. 임신 장해성 당뇨

임신기간동안 insulin 부족으로 탄수화물대사 장해에 의해 일어나는 당뇨로서 출산 후 없어지거나 몇 년 후 다시 나타난다.

14. Subunit

단백질 또는 효소 단백질은 2 종류 또는 그 이상의 작은 단위로 형성되어 있는 것이 있다. 이 작은 단위를 『Subunit』 라고 한다. 단백질 분자중에 하나의 subunit가 촉매적으로 작용하기도 하고, 다른 subunit는 저해적으로 작용하는 경우가 있다.
예) HbA는 α-globulin 2분자, β-globulin 2분자로 구성되어 있고, 이 분자만이 산소와 잘 결합하여 조직으로 산소를 공급한다.

15. Fanconi syndrome

근위세뇨관성 acidosis가 증가하고, 세뇨관 상피세포에서 Bence Jones 단백질의 직접적인 신장독성이 원인

제 6장 혈중의 단백질의 기능과 임상적 평가

학 습 목 표

- 물질 수송 단백질의 기능과 관련질환
- 생체 방어 단백질의 기능과 관련질환
- 급성상 단백질 **(acute-phase protein)**의 기능과 관련질환
- 혈액응고 단백질의 생성과 질환과의 관계 및 임상
- 면역 단백질과 **allergy,** 염증등의 발생과 임상

6-1 혈중단백질의 분류와 종류

- 혈중의 단백질은 수 없이 많이 존재하는데, 이들의 단백질을 전기영동으로 분리하면 **albumin, α_1-globulin, α_2-globulin, β-globulin** 및 **γ-globulin**으로 분리된다. 전기영동으로 **pH 8.6**의 **buffer**에서 단백질을 분리하며, **albumin, α_1-, α_2-, β-, γ-globulin**으로 분리되는 것은 이들의 **pI(isoelectric point)**에 기인한다.

- 혈중(혈청)단백질의 **pI : albumin(4.9), α_1-globulin(5.0), α_2-globulin(5.0), β-globulin(5.12), γ-globulin(5.7-7.0)**

- 모든 혈중단백질의 **pI**는 **buffer pH 8.6**보다 낮으므로 **pH 8.6**에서 **(-)**로 하전된다. 그 순서는 **albumin > α_1- > α_2- > β- > γ-globulin** 순이다.

- 전기영동에서 **(-)**로 부터 **(+)** 방향으로 단백질이 분리되므로 **(+)**방향으로 **albumin > α1- > α2- > β- > γ-globulin**으로 분리된다.

6-1A 혈청단백질의 분리양식 및 종류

• 전기영동 분리 **gel**을 **scanning**하면 다음과 같은 **pattern**을 보인다.

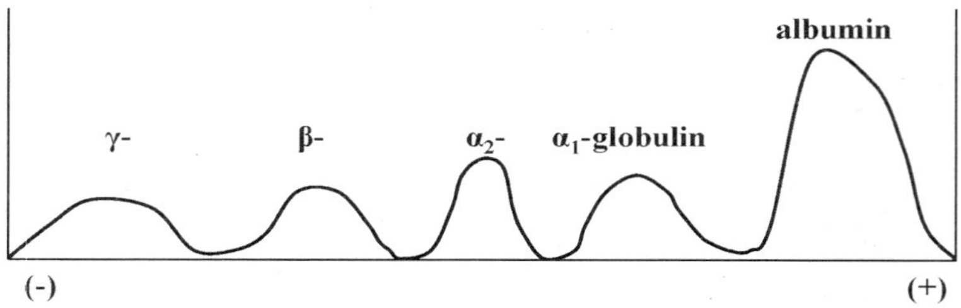

• **Albumin**은 **100%**의 포화황산암모늄에 의해서 **salting**(염석)되는 단백질이다.

• **α-/β-globulin**은 **2.5-3.0M**의 황산암모늄에 의해 **salting** 되는 단백질이다.

• **γ-globulin**은 **1.5M**의 황산암모늄에 의해 **salting** 되는 단백질이다.

6-1Aa 혈청 globulin 분획 단백질 종류

분 획	주요 단백질 종류
α_1-globulin	α_1-acid glycoprotein, α_1-antitrypsin, α_1-antichymotrypsin, α_1-lipoprotein
α_1-/α_2-globulin	Thyroxin binding globulin, ceruloplasmin, antithrombin III
α_2-globulin	α_2-macroglobulin, prothrombin
β_1-globulin	Transferrin, coagulation factor(V, VII, IX), plasminogen
β_2-globulin	β_2-microglobulin, fibrinogen, coagulation factor(XI, XII, XIII)
γ_1-globulin	IgA, IgD, IgE, IgM, amylase
γ_2-globulin	IgG

6-1B 물질 수송 단백질의 종류 및 기능

합성 조직	수송 단백질	수송하는 물질
Liver	**Albumin(6-1-1/6-1-4)**	**Free fatty acid,** 간접형**bilirubin,** 외부에서 투여한 약물**, uric acid, Ca, Cu, Zn**
	Ceruloplasmin(6-1-2)	**Cu^{2+} (ferroxidase**의 일종**)**
	Transferrin(6-1-3)	**Fe^{3+} (ferric ion)** 수송/저장
	Lipoprotein(apolipoprotein)	**TG, Cholesterol** 등 **(TG : triglyceride)**
	α_1-globulin(6-1-4)	**Lipids, thyroxine,** 부신 피질 호르몬
	α_2-globulin(6-1-4)	**Lipids**
	β-globulin(6-1-4)	**Lipids, Fe^{3+} (Fe^{2+})**

임상

• **Ceruloplasmin**은 **ferroxidase**로서 알려져있다 **. Ceruloplasmin**의 결핍의 경우 어떤 병리 현상이 일어날 수 있는지 생각해 봅시다

6-1-1 Serum albumin의 감소와 임상적 평가

감소 원인	임상적 평가
• **Liver**에서 합성 저하	중증 간장해(급성 간실질장해, 간경변)
• 생합성 재료 부족	영양불량, 호흡장해, 설사
• 혈장 단백질의 혈관외로의 방출	출혈, 화상, 부종 (浮腫, **2-3-7-1a**), 급 · 만성염증
• 뇨 **(urine)**로 배출 항진	사구체신염, **nephrosis syndrome(5-11/No. 4)**
• 기 타**(6-5/No.27)**	유전적 질환

6-1-2 Serum ceruloplasmin의 임상적 평가

증 가	감 소
감염증, 교원병(6-5/No. 4), 악성 종양, 임신, 격렬한 운동, 급성심근경색, 철결핍성빈혈(6-5/No. 6), 흡연, 폐기종(6-5/No. 7), 갑상선중독증	영양부족, 간경변/간세포암, 신증후군, Wilson's disease, (6-5/No. 2), Menkes 병(Menke's kinky hair disease, 6-5/No. 3), 열상, 신생아, 단백 누출성 위장증, 흡수불량 증후군

6-1-3 Serum transferrin의 임상적 평가

증 가	감 소
철 결핍성 빈혈(6-5/No. 6), 임신	간경변(2-2-6/No. 12), 영양장애, 신증후군 (nephrosis syndrome), 교원병, 선천성 무 transferrin 혈증, 용혈성빈혈, 선천성결핍증

임상

Transferrin(ferric ion, Fe^{3+})의 혈중 증가는 철결핍성빈혈과 관계가 있는지 생각해 봅시다

6-1-4 Albumin, globulin 등의 혈청단백질의 임상적 평가

혈청 단백질 변화					임상적 평가
Alb	α_1	α_2	β	γ	
↓	↑	↑	N	N	급성 감염증, 심근경색, 외과 수술후, 외상, 발열
↓	↑	↑	N	↑	만성 감염증, 자가면역성질환, 악성종양
↓	↑	N	↑	N	철 결핍성 빈혈, 임신, 고지혈증
↓	↓	↑	↓	↓	Nephrosis syndrome(5-11/No. 4)
↓	↓	↓	N /↓	N /↓	흡수 불량 증후군, 단백질 누출성 위장증, 침출성 피부 질환
↓	↓	↓	N /↓	↑	간경변증, 만성감염

* α_1, α_2, β: α_1-, α_2-, β-globulin, Alb: Albumin, ↑: 증가 ↓:감소, N: 변화없음

6-2 생체방어 단백질

합성 조직	종 류	기 능
Liver	혈액응고관련인자	혈액응고의 촉진과 억제
Lymphocytes	Immunoglobulins (Ig A, D, E, G, M)	Antigen과 결합하여 면역반응 조절

6-2-1 간경변, 간암 등의 중증의 간암환자와 당뇨병 환자의 경우 지혈(止血)이 되지 않는 이유

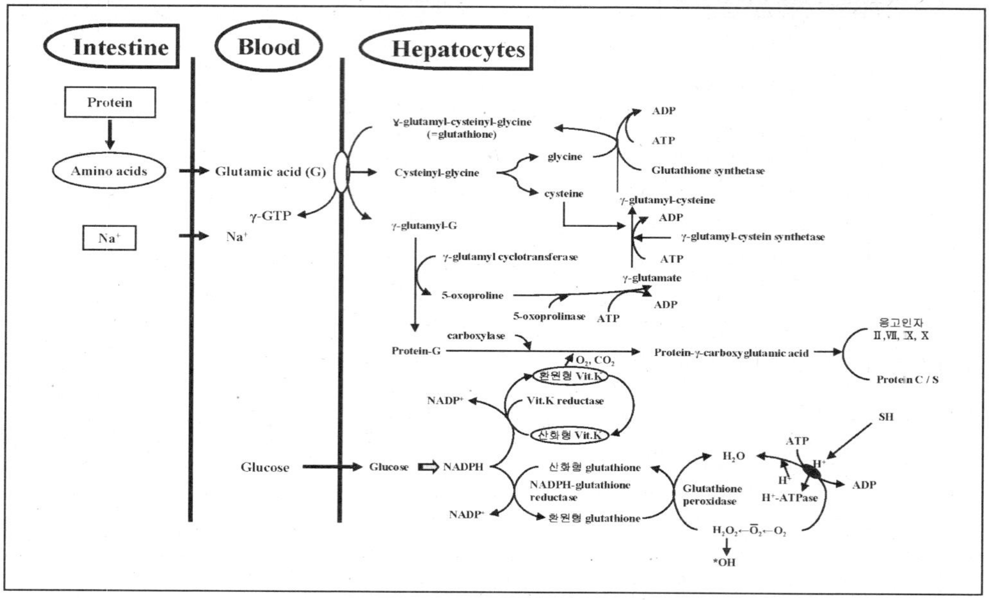

6-2-1-1 혈액응고인자의 전구 아미노산의 간 내부로의 수송 mechanism (요약) (6-2-1)

- **Intestine**에서 **protein**이 **amino acid**로 분해되어 **Na**+과 함께 **blood**로 흡수된다(혈액응고인자의 전구 아미노산인 **glutamic acid(G)**로 흡수)

↓

- **Hepatocytes** 막에 결합된 **γ-GTP(6-5/No. 10)**가 **glutathione(6-5/No. 11)**을 분해시켜 생성된 **γ–glutamyl** 에 결합 **(γ–glutamyl-G)**되어 **hepatocytes**의 내부로 유입된다.

↓

- **γ–glutamyl-G (glutamic acid)**는 **γ–glutamyl cyclotransferase**에 의해 **5-oxoproline**과 **glutamic acid**로 분해된다.

↓

- **γ–glutamic acid**는 단백질과 결합하여 혈액응고인자의 전구 단백질이 된다.

↓

- **5-oxoproline**은 **5-oxoprolinase**에 의해 **γ–glutamate**로 되어 **cysteine** 및 **glycine**과 함께 **glutathione** 합성 **cycle**을 거쳐 다시 **glutathione (γ–glutamyl- cysteinyl-glycine)**으로 재합성 된다.

임상

Glutathion은 **γ-GTP**의 기질로서 생체내에서 생성될 때 **3ATP**가 소비된다 만약 **ATP** 생성에 문제가 생겼을때 어떤 병리현상이 일어날 수 있는지 **γ-GTP**와 **glutathione**의 기능으로 부터 그 중요함을 생각해 봅시다

6-2-1-2 혈액응고인자의 합성 mechanism(요약) (6-2-1)

• **Glutamic acid** 함유 **proteins (protein-G)**는 환원형 **Vitamin K (Vit. K)**를 **cofactor**로 이용하는 **carboxylase**에 의해 **γ-carboxyglutamic acid (protein- γ-carboxyglutamyl)**이 형성된다.

↓

• **Protein- γ-carboxyglutamic acid**가 혈액응고관련인자의 전구물질이 되어 혈액응고인자 Ⅱ **(prothrombin)**, Ⅶ, Ⅸ, Ⅹ 등과 혈액 응고 억제 인자 **protein C** 및 **protein S**가 합성된다**(6-2-1-7).**

6-2-1-3 Vitamin K의 환원에 사용되는 NADPH (or NADH) + H⁺의 source와 기능 (요약)(6-2-1)

• 환원형의 **vitamin K**는 **protein-γ-carboxyglutamic acid**를 형성시키면서 **epoxidase**에 의해 산화형으로 된다.

↓

• 산화형의 **vitamin K**는 **NAD(P)H + H^+**를 **cofactor**로 이용하는 **vitamin K reductase**에 의해 환원되어 다시 혈액응고인자의 합성에 이용된다.

• **NADPH(+H^+)** 및 **NADH(+H^+)**는 간으로 유입된 **glucose**의 산화에 의해 **pentose-phosphate pathway** 및 **TCA cycle** 등을 거쳐생성된다.
* **NADPH**는 활성산소종의 제거 **cycle**에도 이용된다**(2-9-2).**

임상	
	• **Vitamin K**의 함유식품, 기능특이성 등을 조사해 봅시다 • 세포에서 **NAD(P)H + H^+**는 어떤 물질대사에서 생성되는지 그것의 이용 등에 대해 생각해 봅시다

6-2-1-4 간질환, 당뇨와 혈액응고이상의 개념도 (6-2-1)

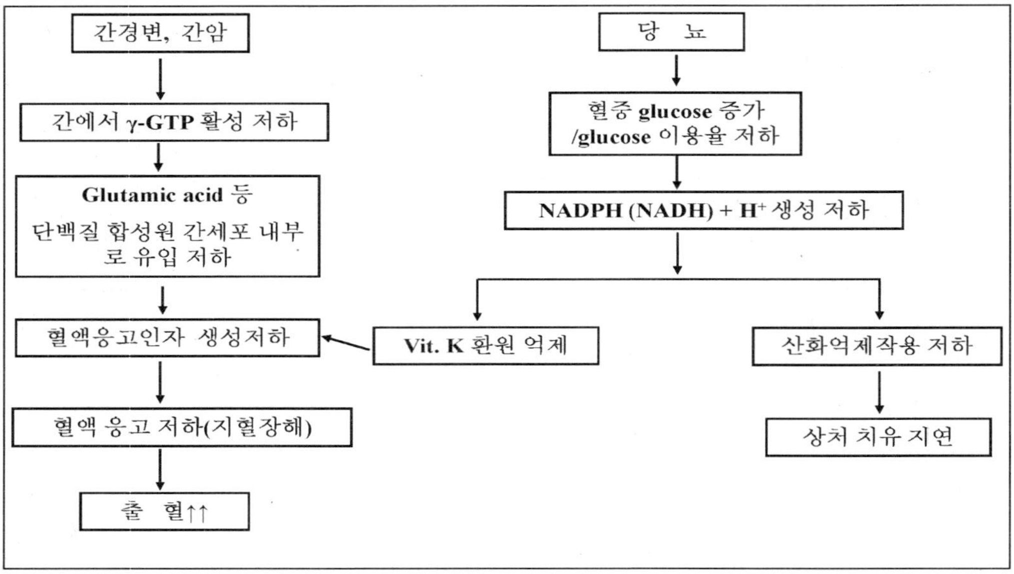

6-2-1-5 혈액응고 과정 (요약)

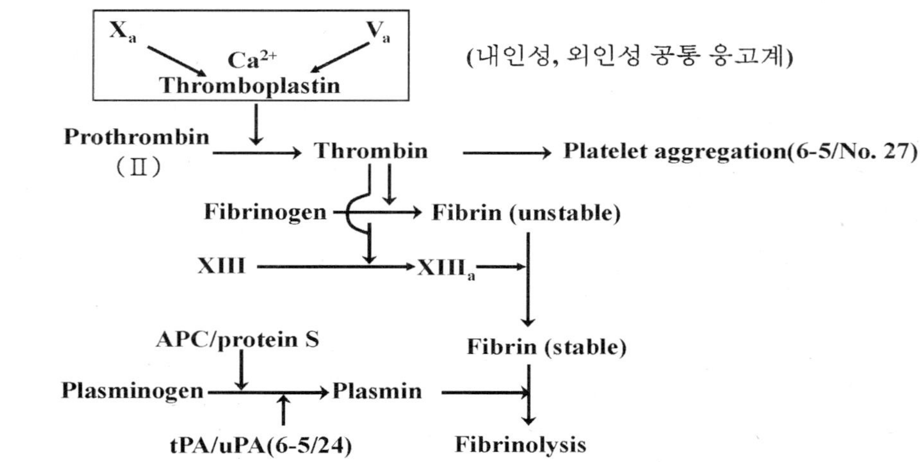

*** tPA : Tissue plasminogen activator, uPA : Urokinase-like plasminogen activator, APC : Activated protein C**

6-2-1-6 Vitamin K 결핍증의 임상적 의의

- 간질환
- 신생아 출혈성 질환
- 유아 설사증 (특히 모유 영양아)
- 혈중 **prothrombin, VII, IX, X**인자 저하/지혈 장애
- 소화관 질환, 췌장 질환
- 폐색성 황달

6-2-1-7 Protein C와 Protein S의 특성과 기능

Protein C (M.W. 62 kDa)		**Protein S (M.W. 80 kDa)**	
기 능	혈장농도 감소시의 임상적 평가	기 능	혈장농도 감소시의 임상적 평가
• 간에서 합성/분비 **(vitamin K** 의존성) • **Thrombin**과 **thrombomodulin**의 복합체에 의해 활성화 **protein C(APC)**가 된다 • V_a, VIII_a 분해/응고억제	**Warfarin** 투여, **vitamin K** 결핍증, **DIC**, 혈전증,간경변, 간암, 신증후군, 폐쇄성 황달, 당뇨	• 간에서 합성/분비 **(vitamin K** 의존성) **APC**의 **cofactor**로 작용 • V_a, VIII_a의 활성 상실 관여/응고억제	**Warfarin** 투여, **vitamin K** 결핍증, 간경변, 간암, 당뇨 신증후군, 신장염, 폐암
임상	**Warfarin**은 **vitamin K**의 환원을 억제함으로써 혈액응고인자 **II, VII, IX, X**인자와 **protein C/S**의 생성억제를 통해서 항응고작용을 하므로 혈전증이 원인이 되는 심장병의 치료제로 이용된다		

6-2-2 Immunoglobulin(Ig)의 변화와 임상적 평가

Igs	증 가	감 소
IgA	IgA형 골수종, 알콜성 간경변	원발성 면역 부전증 만성 임파성 백혈병
IgG	IgG형 골수종, 만성간염, 만성 감염증	원발성 면역 부전증
IgM	원발성 macroglobulin 혈증, 감염증 초기, virus성 간염, 원발성 담즙성 간경변	원발성 면역 부전증 만성 임파성 백혈병
IgE	기관지천식, 알레르기성비염, 아토피성피부염	-
IgD	생체내에서의 기능 불명	
임 상	자가면역질환의 발증에 관여하는 Ig를 조사해 봅시다	

6-2-3 IgE의 생성과 알레르기 반응의 모식도(요약)

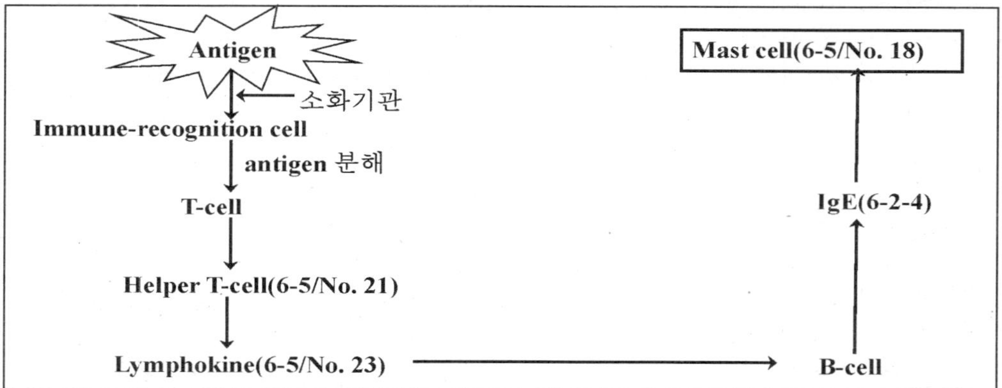

임상

- 알레르기(allergy)의 종류와 allergen(antigen)은 어떤것이 있는지 조사하고 그들의 제거를 위한 방법들을 생각해 봅시다
- T-cell이 antigen을 인식하는 기능을생각해 봅시다
- B-cell에서 IgE를 생성시키는 과정을 생각해 봅시다
- 백혈구에서 mast cell에 의해서만 알레르기(allergy)가 일어나는 이유는 allergy 유발 IgE의 수용체가 mast cell에만 있기 때문이다

6-2-4 IgE에 의해 SRS-A가 생성되는 mechanism

IgE ⇓ $[Ca^{2+}]_{ex}$ (Mast cell, 6-5/No. 18)

PLase A_2 ← Ca^{2+} (phospholipase A_2 활성촉진)

↓

Arachidonic acid (C-5, 8, 11, 14에 이중결합)

↓ 5-lipoxygenase (7-4/No. 4)

5-HPETE (C-5 위치가 과산화된 이중결합 4개의 과산화지방산)

↓ ①

LTA_4 —②→ LTC_4 —③→ LTD_4 —④→ LTE_4 (천식유발)

LTA_4 —⑤→ LTB_4

① Dehydrolase ② Glutathione-S-transferase ③ γ-GTP ④ Carboxypeptidase ⑤ Hydrolase

PS : Phosphatidyl serine, PE : Phosphatidyl ethanolamine, PC : Phosphatidyl choline,

5-HPETE : 5-hydroperoxytetraenoic acid

6-2-4-1 IgE에 의한 SRS-A가 생성되는 mechanism I (요약) (6-2-4)

- IgE가 mast cell의 막에 존재하는 수용체에 결합 (allergy반응, 천식을 일으키기 위한 정보전달의 첫 단계)

↓

- Phospholipase A_2가 Ca^{2+} 의존적으로 phosphatidylcholine (PC)을 가수분해

↓

- Arachidonic acid (20:4)가 유리

↓

- 20:4에 5-lipoxygenase(7-4/No. 4)가 작용하여 5-hydroxyperoxytetraenoic acid (5-HPETE)가 생성

↓

- 5-HPETE에 dehydrolase가 작용하여 LTA_4 (leukotriene A_4)가 생성

임상

- IgE만이 SRS-A를 생성시켜 기관지 천식/allergy 발증에 관여하는 이유는 Igs 중 Ig E의 수용체는 mast cell에만 존재하기 때문이다
- 과산화지방산의 종류와 그 특성에 대해 조사해 봅시다
- 5-lipoxygenase는 20:4의 C-5 위치에 있는 이중결합을 산화시키는 작용이 있다

6-2-4-1 IgE에 의한 SRS-A가 생성되는 mechanism II (6-2-4)

LTA_4에 glutathione-S-transferase가 작용하여 LTC_4가 생성

↓

LTC_4에 γ-GTP가 작용하여 LTD_4가 생성

↓

LTD_4에 carboxypeptidase가 작용하여 LTE_4가 생성

↓

LTE_4에 hydrolase가 작용하여 LTB_4가 생성

↓

SRS-A는 주로 LTC_4, LTD_4, LTE_4로서 평활근을 천천히 수축시켜 기관지 천식을 유발

임상

- 기관지 천식을 치료(억제)하기 위한 방법을 6-2-4로 부터 이해합시다
- LTA_4, LTB_4, LTC_4, LTD_4, LTE_4는 이중결합 4개로 구성된 eicosanoid를 의미한다

6-2-4-2 Leukotrienes의 기능

	기 능
LTC_4, D_4, E_4	평활근 수축 / 기관지 천식
LTC_4, D_4	혈관투과성 항진 / 염증
LTB_4	Suppressor T-cell(6-5/No. 21) / 면역활성증강 백혈구의 chemotaxis 활성 증강(6-5/No. 22)

임상

Ig E는 mast cell에 작용하여 SRS-A의 합성을 촉진시킴으로써 기관지 천식을 일으키지만, 항원·항체 반응에 의한 염증 발생의 지표가 되는 allergy반응 촉진 물질(histamine)도 IgE가 mast cell에 작용했을 때 mast cell로 부터 분비된다

6-3 Acute phase proteins

합성 조직 / 세포	종 류	기 능
간	**Ceruloplasmin(6-1-2)**	조직에 염증이나 손상이 일어났을 때 혈중으로 분비되어 생리반응을 억제 또는 촉진시킨다
간, 골격근, 망내계 조직	**α_2-macroglobulin(6-3-1)**	
간	**Fibrinogen(6-3-2)**	
간	**α_1-antitrypsin(6-3-3)**	
간, 호산구	**Haptoglobin(6-3-4)**	
간, 폐렴쌍구균	**C-reactive protein(6-3-5)**	
간, **lymphocytes, monocytes**	**α_1-acid glycoprotein(6-3-6)**	
간	**Serum amyloid-A (SAA)(6-3-5)**	

6-3-1 Serum α_2-macroglobulin의 임상적 평가

기 능	임상적 평가	
	증 가	감 소
Trypsin(6-5/No. 13), chymotrypsin(6-5/No. 14)과 결합하여 **peptide**의 분해억제 **(protease** 억제) / 아미노산 생성 억제 / 아미노산 이용 저해	사구체신염 만성간염 신증후군 간경변 당뇨병	조혈기종양 전립선암 말기암 **DIC(6-5/No. 20)** 신부전

6-3-2 Serum fibrinogen의 임상적 평가

기 능	임상적 평가	
	증 가	감 소
혈액응고 제 I 인자로서 혈액의 응고에 관여하면서 지혈(혈액 응고)을 촉진한다	감염증 악성종양 혈전증 교원병 폐색성 황달	**DIC** 급성간부전증 간경변 간암 무 **fibrinogen** 혈증 (혈액 응고 저해/출혈 ↑↑)

6-3-3 Serum α_1-antitrypsin의 임상적 평가

기 능	임상적 평가	
	증 가	감 소
• **Trypsin, chymotrypsin** 등의 **peptide** 분해효소 억제 (단백질 소화 촉진) • **Plasmin** 억제 (응고촉진→ 지혈촉진) • 피부 **collagenase** 활성 촉진 (피부 노화) • 폐의 **elastase** 활성 촉진 (폐기종 발생)	감염증 악성종양 교원병 임신 수술 성인호흡곤란증후군	α_1-**antitrypsin** 결손증 신생아호흡곤란증후군 간염 영양불량 단백질 상실성 위장증

6-3-4 Serum haptoglobin의 임상적 평가

기 능	임상적 평가	
	증 가	감 소
적혈구의 파괴시에 **hemoglobin (Hb)**과 결합하여 **Hb**와 **Fe**의 방출을 억제를 통해 **Fe**의 이용을 유도	염증성질환 (감염증, 교원병증) 악성종양 급성심근경색 정신분열증 **Alzheimer's disease** (제12장)	용혈성질환 (자가면역성 용혈성빈혈, 구상적혈구증, 발작성야간혈색소뇨증), 간질환 (급성간염, 전격성간염, 간경변)

6-3-5 Serum amyloid-A (SAA)와 C-reactive protein (CRP)의 임상적 평가

	유도 인자	염증시 기능	증가시의 임상적 평가
SAA (11.4 kDa)	**IL-1** **IL-6** **TNF** **(6-5/No. 23)**	백혈구주화 **collagenase** 활성화 혈소판응집억제 항체생성억제 **cholesterol** 역전송	원발성 **amyloidosis(6-5/No. 25)**, 감염증(세균, **virus** 감염), 조직괴사, 악성종양, 자가면역질환, 심근경색
CRP (23 kDa)	**IL-1** **IL-6** **TNF**	백혈구주화**(6-5/No. 22)** **opsonin(6-5/No. 19)** 세포 접착 촉진 보체활성화	감염증(세균, **virus** 감염), 조직괴사, 악성종양, 심근경색, 자가면역질환, 신장질환(사구체신염, 신증), 교원병{**rheumatic fever, SLE(6-5/No. 5)**, 전신성혈관염, **rheumatoid arthritis**}

6-3-6 Serum α_1-acid glycoprotein의 임상적 평가

기 능	증가시의 임상적 평가
면역억제 Virus 감염에 대한 적극적인 면역작용	악성종양, 급성/만성염증, 교원병, **steroid hormone** 투여, 심근경색, 신증후군, **allergy** 질환**(6-2-3)**

6-4 기타 serum proteins의 임상적 의의

Proteins	임상적 의의
α-fetoprotein (70 kDa) (6-4-1)	• 태아기의 간 및 난황난에서 생성 • 다양한 물질을 결합하여 모체와 태아간의 물질수송에 관여 • 면역 억제 작용 • 간세포 암에서 새롭게 생성되어 혈액으로 분비되기 때문에 종양(간세포 암)의 지표로 이용
α_1-microglobulin(30 kDa) (6-4-2)	• 간에서 생성 • 사구체 기저막을 자유로이 통과하여 근위세뇨관에서 재흡수·이화되지만 세뇨관 장애시에는 재흡수가 저하하여 뇨중으로 배설 (세뇨관 장애 지표)
β_2-microglobulin(11.8 kDa) (6-4-3)	• 조직적합성항원으로서 진행세포의 표면에 존재 • 사구체 기저막을 자유로이 통과하여 근위세뇨관에서 재흡수·이화되지만, 세뇨관의 장애시에는 뇨중으로 배설(세뇨관 장애 지표)

6-4-1 α-fetoprotein의 임상적 평가

경도-중등 증가 (20-1000ng/ml)	고도 증가 (1000ng/ml 이상)
간세포암, 난황난종, 간경변, 급·만성간염, **tyrosine** 혈증	간세포암, 난황난종, 간모세포종 **(heptoblastoma)**, 유아간염, 선천성담도 폐쇄증, 위암

6-4-2 α_1-microglobulin의 임상적 평가

감 소	증 가
간질환 (간경변, 간암 등)	만성사구체신염, 중금속 **(Cd, Hg)** 또는 약물 **(aminoglycoside** 등)에 의한 세뇨관 장애

6-4-3 β_2-microglobulin의 임상적 평가

경도-중등증가 (1000-5000 μg/day)	고도증가 (5000 μg/day 이상)
만성 사구체 신염 자가면역질환 악성종양	진행된 만성 신부전증 당뇨병성 신증, 급성세뇨관 괴사, Aminoglycoside계 항생물질에 의한 세뇨관 장애, Cd 중독, Hg 중독, 자가면역질환

6-4-4 Urinary protein의 임상적 평가

경도-중등증가 (0.5–1.5 g/day)	정량증가 (2-3 g/day)	고도증가 (3.5 g/day 이상)
만성 사구체 신염 당뇨병성 신증 고혈압성 신경화증	만성 사구체 신염 당뇨병성 신증 소상 사구체 경화증	당뇨병 만성 사구체 신염 소상 사구체 경화증

6-5 핵심 포인트

1. 혈중 free fatty acid의 임상적 평가

증 가	감 소
당뇨병, 비만, 갑상선 기능 항진증, Cushing 증후군, 심근경색, 신증후군, 간경변	뇌하수체 기능 저하증, 갑상선 기능저하증, insulinoma, Addison's disease

2. Wilson's disease

선천적으로 **Cu** (구리)의 대사이상을 나타내는 유전성 질환이다. 이 질환은 뇌내 기저핵 장애와 간장애를 일으키고 또한 급성 용혈성 빈혈을 나타내는 경우도 있다. **Wilson's disease**에서는 **Cu**를 수송하는 **ceruloplasmin**이 혈중에서 감소한다. 이 결과, 순환혈액 중에 유리형의 **Cu**는 **urine** 중으로 배설되거나 간, 뇌, 신장 및 각막에 침착된다. **Free** 형의 **Cu**는 간세포와 뇌세포에 장애를 일으키는 강력한 효소독이다. **Cu**의 침착이 축적되면 심한 간장애를 일으키고 말기에는 간경변으로 진전된다.

3. Menke's kinky hair syndrome

Wilson's disease와 마찬가지로 혈중 **Cu**의 대사이상을 나타내는 유전성 질환으로서 소화관의 흡수 과정 장애 때문에 체내의 **Cu**의 량은 비정상적으로 감소한다. 성장장애, 정신운동장애, 경련, 피부색소 이상 및 모발 이상이 주요 증상이다.

혈중 **ceruloplasmin**이 증가하는 질환	혈중 **ceruloplasmin**이 감소하는 질환
담도질환, 빈혈, 악성종양, 감염증	**Wilson's disease, Menke's kinky hairsyndrome, hypoceruloplasminemia, familial hypocruloplasminemia**

4. 교원병 (Collagen disease)

염증이나 섬유소의 퇴행과 더불어 결합조직의 심한 붕괴로 나타난 이상상태이다. 이 질환에는 다발성 동맥염 결절, 전신성 홍반성 낭창증(**systemic lupus erythematosus, SLE**), 골관절염, 류머티스성 관절염 등이 있다.

5. Systemic lupus erythematosus (SLE, 전신성 홍반성 낭창증)

혈액질환이 아닌 교원병의 일종으로 세포 및 체액면역의 변화를 주요 특징으로 하는 **autoimmune disease**이다. 관절, 피부, 신장, 심장 등의 장기에 장애를 일으키며, 골수나 말초혈액에 면역학적 손상을 초래하며 혈구 감소증이 나타나 감염의 위험성이 높다.

6. 철 결핍성 빈혈 (Iron deficiency anemia)

체내 저장되어 있는 저장철이 고갈되면 **hemoglobin** 합성에 사용될 철이 부족하여 일어나는 빈혈로서 그 원인은 철분 섭취 부족, 철분 수요 증가 및 철분 배설 증가 등이다.

7. 폐기종 (Emphysema)

폐의 세포수 감소, 폐의 탄력성 저하로 호흡력이 저하하는 병리현상을 폐기종이라 하며, 그 발생기전은 다음과 같다.

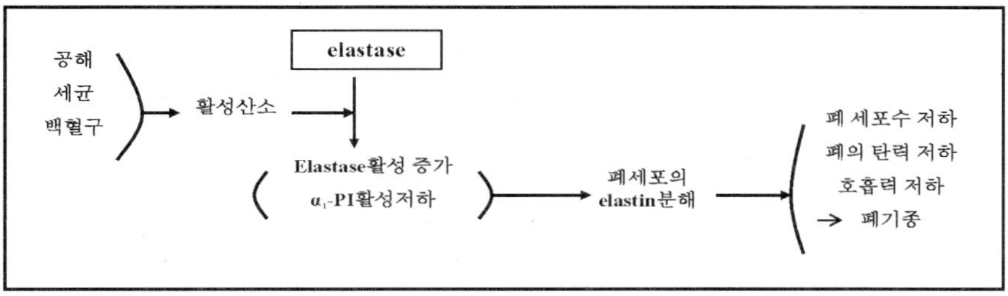

- 폐세포 유래의 **macrophage**가 세균, **virus** 및 공해 **gas** 등을 처리하기 위해 활성산소를 생성
- 폐의 탄력성을 유지하는 **elastin**을 분해하는 **elastinase**의 활성이 활성산소에 의해 증가되고, 동시에 **elastin**의 분해를 억제하는 α_1**–proteinase inhibitor (**α_1**-PI)**의 활성이 억제된다. 이 결과 **elastin**의 분해가 촉진되어 폐세포의 수가 저하되고, 폐의 탄력이 저하되어 호흡력이 감소되는 폐기종이 발생된다. 이 질환은 노화의 **cross-linking theory(6-5/No. 8)**로서 설명할 수 있다.

8. Cross-linking theory (14-2)

생체 고분자 (예, **collagen, elastin**) 사이에 분자가교가 형성되어 거대분자가 되기도 하고, 비정상적인 분자를 만들기 때문에 생체 고분자의 활성이 저하되어 생리적 기능이 장해를 받는다는 이론으로써 **cross-linking** (가교결합)을 형성하는 반응에 **free radical (active oxygen species)**이 관여한다.

9. Collagen

생체 고분자 물질로서 결합조직을 형성하는 단백질이다. 이것은 혈소판의 응집, 세포의 증식과 형태 형성 및 세포의 분화기능을 유지시키는 특성이 있다. **Collagen**이 가교결합으로 조직에 축적되면 조직의 탄력 단백질인 **elastin**이 감소하여 조직이 경화되는 노화현상이 나타난다고 한다.

10. γ-GTP (γ-glutamyl transpeptidase)

γ -**GTP**는 **kidney** > **pancreas** > **liver** > **spleen** > **intestine** > **brain** > **heart** 등에 분포하면서 **glutathione(γ-glutamyl-cysteinyl-glycine)**의 **γ-glutamyl**과 **cysteine** 사이의 **peptide**를 분해시키면서 **amino acid**를 **γ-glutamyl**에 결합시켜 세포내부로 수송시키는 효소로서 임상적으로 중요한 효소로 취급한다. **γ-GTP**가 혈중에 증가했을 경우의 임상적 평가는 다음과 같다.

초고도증가 (**500 IU/L** 이상)	고도증가 (**200-500 IU/L**)	중등도 증가 (**100-200 IU/L**)	경도증가 (**100 IU/L** 이하)
급성 **alcohol**성 간염, 폐쇄성 황달, 간내 담즙 울체	**Alcohol**성 간장애, 폐쇄성 황달, 간내 담즙 울체	**Alcohol**성 간장애, 약물성 간장애 (간경변, 간암, 지방간, 담도질환)	**Alcohol**성 간장애, 약물성 간장애, 만성간염, 지방간 (간경변, 간암)

11. Glutathione

γ-glutamyl-cysteinyl-glycine으로 구성된 **tripeptides**로서 산화를 억제하는 작용이 있고, **γ-GTP**의 기질이 되어 **amino acid**의 수송에 관여하고, 또한 중요한 것은 **NADPH - glutathione reductase**의 기질이 되어 산화를 억제시키는 항산화 작용을 가진다.

12. Coagulation factors의 작용 특이성

Coagulation factors는 **protease**의 일종으로서 **zymogen**의 특성을 갖는다. 즉, 어떤 혈액응고인자 자신은 분해되기 전에는 활성을 갖지 않지만 다른 응고인자에 의해 분해되어져야만 응고활성을 가지게 된다. 이와 같은 특성을 가지는 것은 혈액응고인자 이외에 보체, 펩타이드 분해효소인 **chymotrypsinogen** 등으로 **zymogen**의 기능을 가진다.

13. Trypsin

Protease의 일종으로 췌장 효소전구물질인 **trypsinogen**으로 합성/분비되지만 **trypsinogen**은 **enterokinase(6-5/No. 15)** 또는 **trypsin**에 의해 한정분해되어 활성형의 **trypsin**이 된다. **Trypsin**은 **endopeptidase(6-5/No. 16)**로서 **polypeptide chain**의 **lysine** 및 **arginine** 잔기의 **carboxyl group** 측을 절단하는 소화효소이다.

14. Chymotrypsin

Protease의 일종으로 췌장에서 효소전구물질은 **chymotrypsinogen**으로 합성/분비된다. **Intestine**에서 **trypsin** 및 **chymotrypsin**에 의해 한정분해되어 활성형의 **chymotrypsin**이 된다. **Chymotrypsin**은 **endopeptidase**로서 **polypeptide chain**의 **aromatic amino acid** 잔기의 **carboxyl group**측을 절단한다.

15. Enterokinase

고등동물의 십이지장의 점막에 존재하고, **trypsinogen**을 활성형의 **trypsin**으로 가수분해시키는 **endopeptidase**이다.

16. Endopeptidase

Polypeptide chain 내부의 **peptide bond**를 가수분해하여 **oligopeptide**를 생성시키는 **protease**이다.

17. Exopeptidase

Protease중 **polypeptide chain**의 말단에 작용하여 **amino acid**를 한 개씩 분해시키는 효소이며, **N** 말단 **(-NH_2)**에 작용하는 것을 **aminopeptidase**, **C** 말단 **(-COOH)**에 작용하는 것을 **carboxypeptidase**라고 한다.

18. Mast cell (비만세포)

혈액중의 neutrophil과 동일하게 호염기성 과립을 가진 조직세포(혈관 주위, 폐조직 및 기타 조직에 존재)로서 heparin, histamine 및 serotonin을 함유하고 있고, 염증을 일으킨다. Mast cell에 결합한 Ig E 항체(Ig E 수용체)와 항원이 결합하여 염증반응(allergy 반응)이 일어난다. Ig E 수용체(Ig E 항체)는 mast cell에만 존재한다.

19. Opsonin

Antigen과 결합함으로써 macrophage 혹은 granulocyte (neutrophil, eosinophil, basophil)의 phagocytosis를 촉진하는 물질의 총칭이다. Ig G가 antigen과 결합한 상태에서 다시 complement (보체, C3)가 결합하면 phagocytosis가 쉽게 일어난다. 따라서 보체는 opsonin 작용을 한다.

20. DIC (Disseminated Intravascular Coagulopathy)

파종성 혈관내 응고병증으로서 특정하게 발병되는 질환은 아니고 어떤 원질환 (패혈증, 급성 저혈압, 산부인과 응급상태, 심한 외상 이나 대규모의 수술 및 출혈 등) 등의 질병에 대한 반응으로 나타나는 혈액응고과정과 항응고 과정의 지나친 자극으로 초래되는 심각한 병변이다.

21. Suppressor T-cell

Antibody를 생성시키는 cell은 크게 T-cell, B-cell 이다. B-cell이 antibody 생성세포로 분화하는 세포인데, B-cell의 분화·증식과정에는 helper T-cell의 작용이 필수적이다. Suppressor T-cell은 B-cell의 분화·증식을 억제하거나 helper T-cell의 작용을 억제함으로써 항체의 생성억제에 관여하는 세포이다.

22. Chemotaxis (주화성 / 화학주성)

용매중에 있어서 화학물질의 농도 차이가 자극이 되어 이동되는 것. 이 현상은 동·식물 세포에서 발견되어 지며, 생체의 발생·분화과정이다. **Thymus**의 발생초기에 난황난 혹은 간 유래의 **lymph**계 세포가 **thymus** 생성원으로 이동하는 현상을 한 예로 설명할 수 있다. 세포가 이동하는 곳에는 세포를 유인하는 주화인자(**chemotactic factor**)가 필수적으로 존재해야 한다. 염증반응에서는 백혈구가 이동/동원되어 백혈구 특유의 기능을 발휘한다. 다시 말해서 백혈구의 이동/동원에는 **chemotaxis** 기구가 반드시 필요하다. 다음에 백혈구의 **chemotactic factor**를 요약한다.

	Chemotactic factor
Neutrophils	Leucoegresin (M.W. 140 kDa)
Macrophages	MCF-a (M.W. 150 kDa), -b (14 kDa), -c (110 kDa)
Lymphocytes	LCF-a (M.W. 5 kDa), -b (14 kDa), -c (160 kDa), -d (300 kDa)
Complements	C3a, C5a

* MCF : Macrophage chemotactic factor, LCF : Lymphocyte chemotactic factor

23. IL-1, IL-6, TNF

Interleukin-1 (IL-1), interleukin-6 (IL-6) 및 **tumor necrosis factor (TNF)** 등의 **lymphokine**은 **macrophage**로부터 생성·분비되어진다. **T-cell growth factor (IL-2)** 및 **B-cell growth factor**를 포함하여 **lymphocytes**가 생성하는 비항체성 생리활성물질을 일반적으로 **lymphokine**이라고 한다.

	Target cell	작용
IL-6	Liver	Amino acid uptake ↑↑
IL-1	Liver	Protein synthesis ↑↑
TNF	Liver	Acute-phase protein synthesis ↑↑
TNF IL-1	부신피질	Glucocorticoid 생성 분비 ↑↑

* TNF family로서 TNF_{α} 및 TNF_{β} 가 알려져 있다.

24. Plasminogen / tPA

Plasminogen은 **zymogen**의 일종으로서 **tPA (tissue plasminogen activator)**에 의해 **plasmin**으로 분해되어 **fibrin**을 분해시킴으로써 항응고작용을 가진다.

- 혈중에 감소시의 임상적 평가 : **Plasminogen, tPA, DIC,** 혈전증, 심근경색, 간경변, 간암, 폐기종

25. Amyloidosis

Amyloid (섬유화된 당단백질)가 연령의 증가에 따라 심장, 신장, 간장, 근육 및 소화관에 축적되는 병변으로서 심부전증 이외에 단백뇨, 허혈, 피하출혈, 말초신경장애 (통증, 감각이상) 등의 임상증상이 출현한다. **Free radical**이 **amyloid**의 생성에 깊이 관여한다.

26. 내인성 응고계 / 외인성 응고계

혈액이 자기 방어적으로 혈액의 손실을 방지하기 위한 응고계는 크게 **2**가지(내인성 및 외인성 응고계)로 분류한다. 내인성 응고계는 혈관이 손상되었을 때 혈액응고인자 제 **VIII** 인자와 **IX** 인자의 활성화에 의해, 외인성 응고계는 조직이 손상되었을 때 혈액응고인자 제 **VII**인자의 활성화에 의해 응고반응이 일어나는데 일반적으로 내인성 및 외인성 응고계는 공통적으로 V_a, X_a, **thromboplastin**에 의해 **prothrombin**이 **thrombin**으로 분해·활성화됨으로써 응고반응이 진행된다.

27. 혈소판 응집 반응

혈소판의 응집은 지혈과 혈전의 형성을 위한 주요한 생리반응으로서 복잡한 **mechanism**에 의해 혈소판의 인지질에 결합되어 있는 **arachidonic acid**로부터 생성된 **thromboxane** A_2 (TXA_2)가 혈소판의 응집의 주요 물질이다.

28. Bisalbuminemia

전기영동에서 이동도가 **2**개의 다른 혈청 **albumin**이 관찰되는 선청성 알부민 이상증

제 7장 Uric acid와 암모니아의 임상

학 습 목 표
• 비단백질소 화합물(**uric acid, ammonia, urea-nitrogen**)에 대한 임상 • 핵산 대사와 **uric acid**의 생성 • **Uric acid**의 산화 • 통증(통풍, **gout**)유발물질의 생성 • 암모니아의 생성 • **Urea**의 생성 • 암모니아 및 **urea**의 임상

7-1 Uric acid의 생성 mechanism

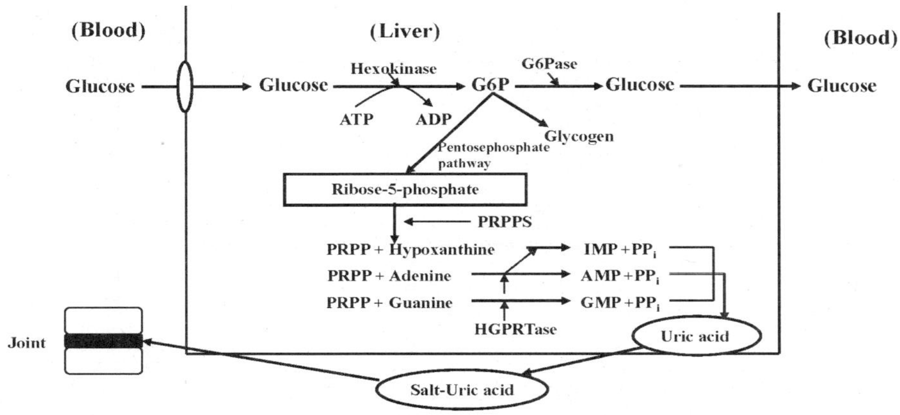

*** PRPP(s) : Phospho-ribosyl-pyrophosphate (synthetase), pp$_i$: Pyrophosphate**
HGPRTase : Hypoxanthine-guanine-phosphoribosyl transferase
G6P : Glucose-6-phosphate, G6Pase : Glucose-6-phosphatase
GMP : Guanosine monophosphate, IMP : Inosine monophosphate,
AMP : Adenosine monophosphate

7-1-1 Uric acid의 전구 핵산의 생성 (요약) (7-1)

혈중 glucose가 insulin에 의해 간세포 내부로 유입

↓

Glucose는 hexokinase(1-7-3/No. 25)에 의해 glucose-6-phosphate (G6P)로 인산화

↓

G6Pase의 활성저하 및 glycogen 합성 저하로 pentose phosphate pathway(7-4/No. 1)로 대사 진행 (통풍의 경우 glucose-6-phosphatase의 활성 억제)

↓

G6P로부터 ribose-5-phosphate (R5P)가 과잉생성

↓

R5P에 PRPPS가 작용하여 PRPP가 생성 (통풍의 경우 PRPPS의 활성 촉진)

↓

PRPP와 hypoxanthine, adenine 및 guanine을 기질로 하는 HGPRTase에 의해 IMP (inosine monophosphate), AMP (adenosine monophosphate) 및 GMP (guanosine monophosphate)가 생성

↓

Uric acid 전구물질 : IMP, AMP, GMP

7-1-2 IMP, AMP, GMP로 부터 uric acid의 생성 mechanism (요약) (7-1)

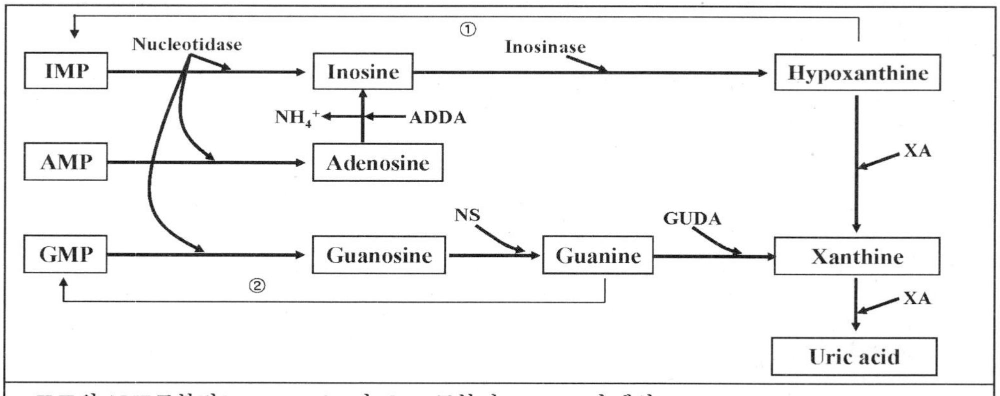

- IMP와 AMP로부터 hypoxanthine이, GMP로부터 xanthine이 생성
- Hypoxanthine은 xanthine oxidase에 의해 xanthine으로 산화
- Uric acid는 물에 녹지 않기 때문에 물에 녹은 상태인 염 (salt)이 결합된 uric acid-염으로 존재하면서 관절에 축적된다.

• ADDA : Adenosine deaminase, NS : Nucleosidase, GUDA : Guanine deaminase
XA : Xanthine oxidase , ① : Hypoxanthine phosphoryltransferase, ② : Guanine phosphoryltransferase

7-1-2-1 Uric acid의 특징

- 생체내에서 핵산중의 **purine**체의 최종 대사 산물
- 체액중의 **uric acid(pH 6.5)**는 불용성이므로 혈청중에 **Na-** 염**(pH 7.4)**으로 존재하며, 이것은 **urate**로서 관절등에 축적되기도 하고 **albumin**과 결합하고 있다.
- **Purine**체의 생성 **source**

- **Food(meat, fish, bean,** 시금치**)**로서 과잉 섭취
- 조직 단백질의 파괴
- **Liver,** 골수 및 근육에서 **glycine** 또는 **formic acid**로 부터 합성

- **Uric acid**의 생성에 관여하는 **purine**체를 가진 핵산**(7-1-2): AMP, GMP, IMP, adenosine, inosine, guanosine, hypoxanthine, xanthine**
- 혈액 중으로 **uric acid**의 분비

- 신장을 거쳐 뇨중으로 배설 **(60-70%)**된다**(300-750mg/day).**
- 사구체에서 여과된 **uric acid**의 대부분은 근위세뇨관으로 재흡수된다.
- 일부**(7%)**는 원위 세뇨관에서 분비되어 뇨중으로 배설
- **20-30%**는 담즙**(bile)**성분**(4-4-2-3B)**과 함께 **intestine**으로 분비된다.

7-1-2-1A Uric acid(혈중 증가)의 임상

원 인	증가증
육류등의 핵산함유 식사 대량 섭취	식사성 고뇨산혈증**(hyperuricemia)**
백혈병, 골수증, 폐염, 악성임파종, 악성 빈혈, 용혈성 빈혈	세포파괴성 고뇨산혈증
Neutrophil, monocyte, macrophage의 **urate** 탐식 작용으로 통증 유발 물질**(LTC_4, LTD_4, LTE_4)**생성	통풍 **(7-1-3)** (통풍성 고뇨산혈증)
급만성사구체신염, 임신중독, 뇨로 폐쇄(신장의 여과/흡수능 저하)	신성**(renal)**고뇨산혈증
기아에 의한 배설 장애	기아성**(starving)**고뇨산혈증
Glucose-6-phosphatase활성 저하**(pentose phosphate pathway**를 거쳐 **purine**체 핵산 과잉생성**(7-1, 7-1-2)**	당대사 이상**(abnormality)**에 의한 고뇨산 혈증**(Von Gierke disease, 2-3-9-1)**, 고지혈증, 당뇨병
급성전염병, 고혈압, 악성빈혈	고뇨산혈증
Uric acid의 선천성 대사 이상	**Lesch-Nyhan**증후군**(7-4/No. 6)**
신장 사구체 혈류량 감소, 신장 장해	뇨독성 고뇨산혈증 (세뇨성 **acidosis)**
신장기능 장해**(7-4/No. 7)**	뇨세관 분비 감소성 뇨산혈증

7-1-2-1B Uric acid 혈중 감소의 임상

원 인	감소증
Xanthine oxidase 결원	**Xanthine** 뇨증
뇨세관에서 **uric acid**의 재흡수 저하	**Wilson's disease (6-5/No. 2)**

• 통풍 치료제로서 **Xanthine oxidase** 저해작용을 가지는 **allopurinol(Zyloprim)**이 알려져 있다

7-1-3 Uric acid-염의 축적에 의한 통증(통풍)유발 물질 생성 경로

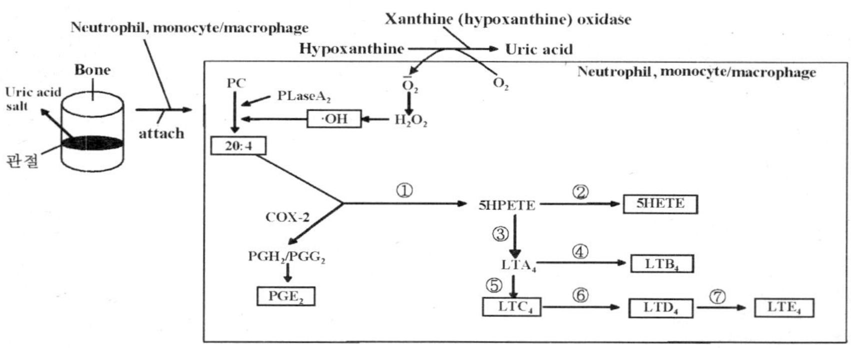

① 5-lipoxygenase ② Peroxidase ③ Dehydrolase ④ Hydrolase
⑤ Glutathione-6-transferase ⑥ γ-GTP ⑦ Carboxypeptidase

PC : Phosphatidylcholine, PLase A_2 : Phospholipase A_2 20:4 : Arachidonic acid (Δ5, 8,11,14), COX-2 : Cyclooxygenase-2,
5-HPETE : 5-hydroperoxyeicosatetraenoic acid, 5-HETE : 5-hydroxyeicosatetraenoic acid
LTA_4 / LTB_4 / LTC_4 / LTD_4 / LTE_4 / : Leukotriene A_4/B_4/C_4/D_4/E_4
PGH_2/ PGG_2 / PGE_2 : Prostaglandin H_2 /G_2 /E_2

7-1-4 백혈구에 의한 uric acid-salt의 phagocytosis와 통증 (통풍)유발 물질 생성(요약) (7-1-3)

- 염증 담당세포 (neutrophil, monocyte/macrophage)와 Ig G의 opsonin 작용에 의해 uric acid-salt의 phagocytosis가 일어난다.
- 이때 생성된 hydroxyl radical (·OH)과 동원된 Ca^{2+}에 의해 phospholipase A_2가 활성화된다.
- 이 결과 PC (phosphatidylcholine)로부터 20:4가 분해 · 생성된다.
- 20:4에 5-lipoxygenase (7-1-3의 ①)가 작용하여 5-HPETE가 생성된다.
- 5-HPETE는 각종 효소 (7-1-3의 ②, ③, ④, ⑤, ⑥, ⑦의 효소)에 의해 대사되어진다.
- 한편 20:4에 COX-2가 작용하여 생성된 PGH_2/PGG_2로부터 PGE_2가 생성된다.
- 통증(통풍)유발물질 : 5-HPETE, LTB_4, LTC_4, LTD_4 및 PGE_2(autacoid 작용) → 통풍 (염증)

7-2 Ammonia(NH_3)의 생성 mechanism

- 생리적 생성 조직 : Liver, kidney, muscle, brain
- 병리적 생성 : Helicobacter pylori
- Amino acid → [Oxidative deamination (산화적 탈아미노 반응) / Deamination (탈아미노 반응)] → $NH_3(NH_4^+)$
- Nucleic acid (nucleotide) → deamination → $NH_3(NH_4^+)$
- Helicobacter pylori (The Nobel Prize in Physiology or Medicine, 2005)

$$\text{Urea}[CO(NH_2)_2] + H^+ + 2H_2O \xrightarrow{①} H_3CO_3^- + 2NH_4^+$$

① urease

7-2-1 Liver에서의 ammonia 의 생성

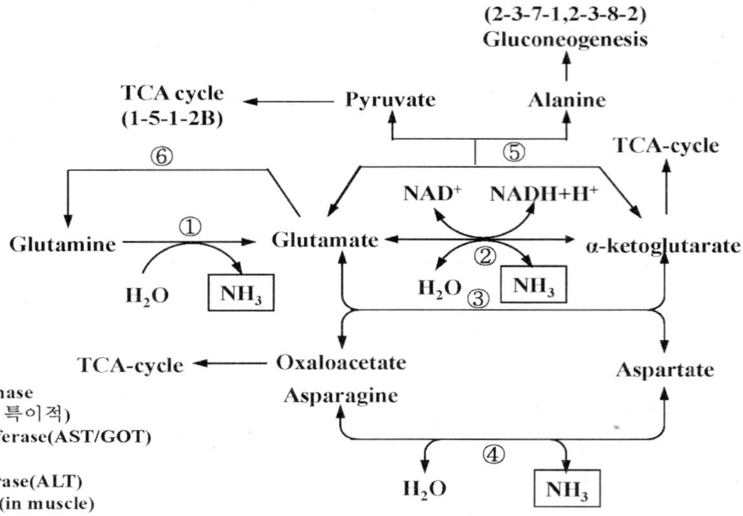

① Glutaminase
② Glutamate dehydrogenase
(간, 신장, 근육, 뇌에서 특이적)
③ Aspartate aminotransferase(AST/GOT)
④ Asparaginase
⑤ Alanine aminotransferase(ALT)
⑥ Glutamine synthetase (in muscle)

임상	Blood에 AST또는 ALT가 증가하면 암모니아의 생성은 어떻게 될 지 물질대사적인 측면에서 생각해 봅시다

7-2-2 Kidney에서의 ammonia 의 생성

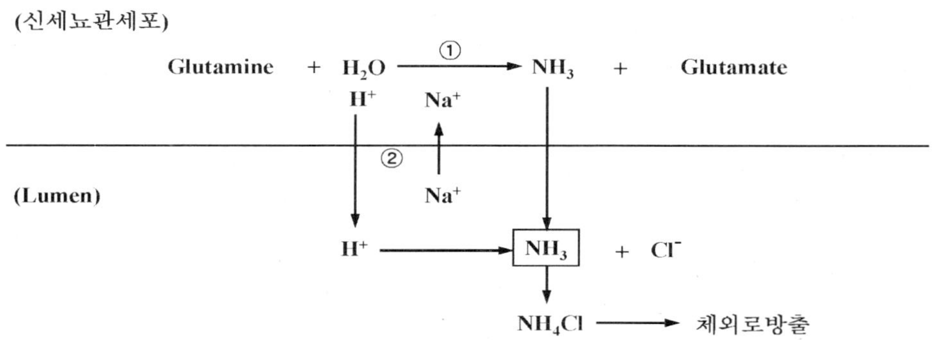

① Glutaminase
② H^+/Na^+-exchanger

임상	• 신세뇨관 새포에서 H^+/Na^+-exchanger에 장해가 있다면 어떤 병리현상이 일어날 수 있을 지 생각해 봅시다 • 위 그림에서 Cl^-는 무엇에서 유래한 것 인지 생각하고, 이것의 배설 장해가 일어나면 어떤 병리현상이 일어날 수 있을 지 생각해 봅시다

7-2-3 Muscle, brain, liver에서의 ammonia 생성

• AMP (adenosine monophosphate) + H_2O

$$\downarrow ③$$

IMP (inosine monophosphate) + NH_3

• Guanine + H_2O $\xrightarrow{④}$ Xanthine + NH_3

③ AMP deaminase, ④ Guanine deaminase

• Deaminase는 NH_2를 가수분해 시키는 작용이 있다. 여기서 물의 기능적인 측면에서 그 중요성을 생각해 봅시다

7-2-4 Helicobacter pylori로 부터 ammonia 생성 (The Nobel Prize in Physiology and Medicine, 2005)

• Helicobacter pylori는 위(stomach), duodenum(십이지장)에서 생존하는 bacteria 이다
• Helicobacter pylori는 urease를 분비하여 urea[$CO(NH_2)_3$]로 부터 ammonia를 생성시킨다

① Helicobacter pylori $\xrightarrow{\text{분비}}$ urease

② $NH_2 - CO - NH_2$ + H_2O ($H^+ + OH^-$) $\longrightarrow$ $NH_2 - CO - OH$ + NH_3 ($NH_2 + H^+$)
(carbamic acid)

③ $NH_2 - CO - OH$ + H_2O ($H^+ + OH^-$) $\longrightarrow$ $CO - OH + OH^-$ + NH_3 ($NH_2 + H^+$)

④ $CO - OH$ $\longrightarrow$ $CO_2 + H^+$

⑤ $2NH_3 + 2H^+$ $\longrightarrow$ $2NH_4^+$

⑥ $CO_2 + H_2O$ ($H^+ + OH^-$) $\longrightarrow$ $H^+ + HCO_3^-$

⑦ OH^- + H^+ $\longrightarrow$ H_2O

$$CO(NH_2)_2 + H^+ + 2H_2O \longrightarrow HCO_3^- + 2NH_4^+$$

*1 Urease는 가수분해효소로서 2분자의 H_2O를 이용하여 urea 분자 중 2분자의 $-NH_2$를 두번 가수분해 시킨다. 즉, 첫번째 가수분해반응(②)에서는 urea로부터 carbamic acid를 생성시키고, 두번째 가수분해 반응(③)에서는 carbamic acid로부터 carboxylic acid (CO-OH=COOH)를 생성시킨다.
*2 ④의 carboxylic acid는 CO_2와 H^+로 쉽게 이온화된다.
*3 ⑦의 H^+는 stomach로부터 분비되는 HCl에 유래한다.

7-2-4-1 Helicobacter pylori의 생존과 인체에 미치는 영향

Helicobacter pylori의 생존 수단	인체에 미치는 영향
• Helicobacter pylori가 생존하는 환경은 생물이 살아갈 수 없는 pH 1.5-2.0의 HCl을 분비하는 위점막 주위 이다 • pH 1.5-2.0으로부터 pH를 상승시키기 위해 urease를 분비하여 urea를 HCO_3^-와 $2NH_4^+$로 분해한다 • HCO_3^-는 HCl의 H^+와 결합하여 위점막 주위를 알카리 상태로 중화시킨다 • 결과적으로 이 중화된 상태에서 Helicobacter pylori는 생존해간다	Helicobacter pylori가 생성시킨 NH_4^+는 위장출혈, 위점막염증, 십이지장궤양(duodenal ulcer), 위궤양(gastric ulcer)등의 원인이 될 수 있다고 한다

최근 과학 소식	Helicobacter pylori는 현대인의 stomach에만 존재하는 것이 아니라 태고적의 동물에서도 존재했던것이 유전자 탐색등을 통해 밝혀졌다. 그래서 이 유전자를 이용하여 다양한 접근방법으로 이것에 의한 질환의 변천, 유전관계를 연구한다고 한다

7-2-5 Ammonia(NH_3)의 수송과 이용

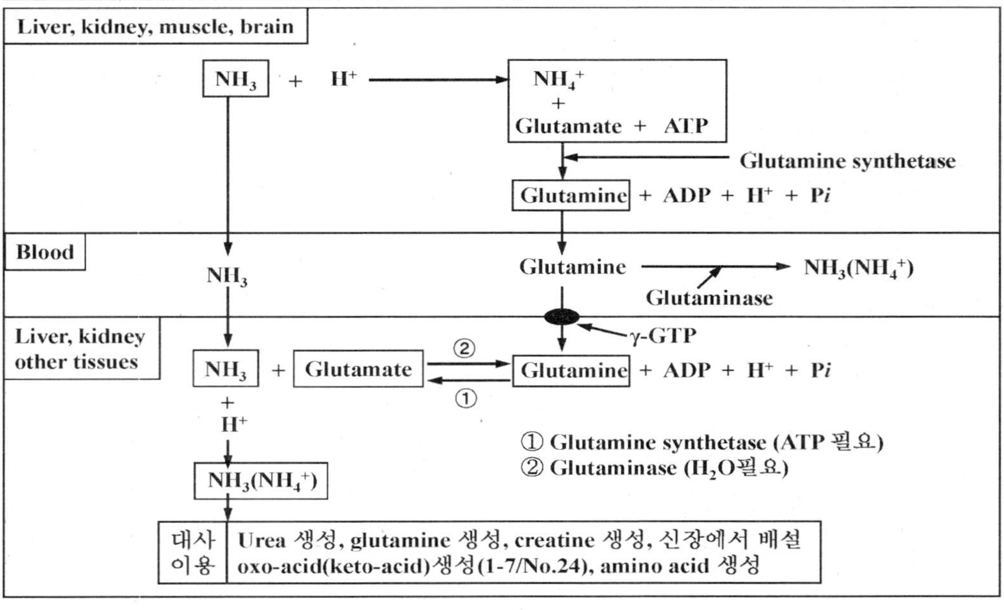

7-2-5-1 Ammonia 대사산물의 생성 목적/임상

Ammonia 대사산물	생성 목적 / 임상
Urea [$CO(NH_2)_2$]	• Ammonia의 독성(무산소증, 저혈당, 간성혼수/hepatic coma 등)의 제거
Glutamine	• 생체 각종 분자에 질소공여체로 이용 - Glucosamine(7-4/No. 8) 생성원 - Urea 생성원 - Purine체(IMP, AMP, GMP등의 nucleotide와 adenosine, guanosine, inosine등의 nucleoside, 1-7/No. 21, 7-1-2)의 생성원 - $NH_3(NH_4^+)$ 독성제거 • Ammonia의 수송체이다
Creatine (8-2)	• Arginine + glycine → (transamininase) guanidinoacetate + ornithine [(NH_2)]
Oxo-acid (1-7/No. 24)	• α-ketoglutarate, oxaloacetate의 TCA-cycle에서 ATP source

7-3 Urea cycle에서 urea 생성 mechanism

• Urea cycle : Liver에서 2분자의 $NH_3(NH_4^+)$와 1분자의 CO_2로부터 독성이 없는 urea가 생성되는 cycle

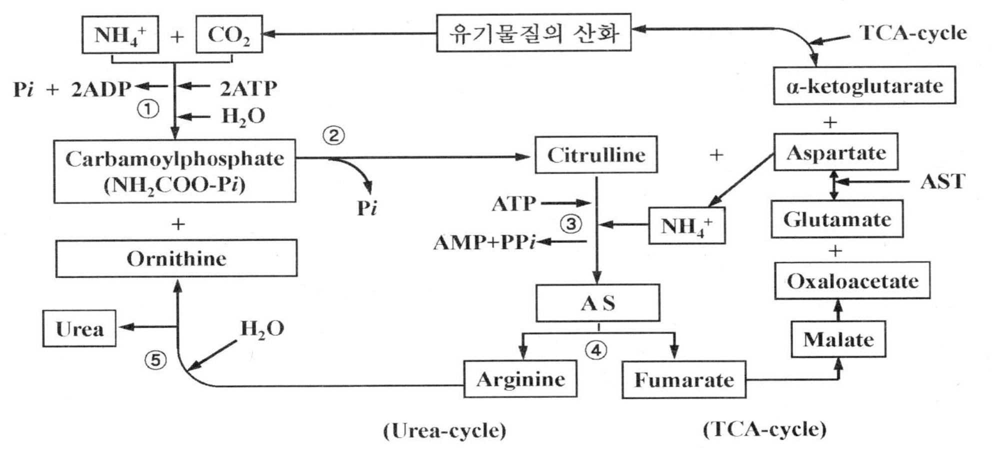

① Carbamoylphosphate synthetase ② Ornithine carbamoyltransferase ③ Argininosuccinate(AS) synthetase ④ Argininosuccinate lyase ⑤ Arginase, P(P*i*): Pyro(phosphate), AST: Aspartate aminotransferase

7-3-1 Urea 생성의 화학적 균형과 중요성 (7-3)

화학적 균형

- $NH_4^+ + CO_2 + 2ATP + H_2O \longrightarrow$ Carbamoylphosphate + 2ADP + Pi
- Carbamoylphosphate + Ornithine $\longrightarrow$ Citrulline + Pi
- Citrulline + ADP + NH_4^+ $\longrightarrow$ Argininosuccinate + AMP +PPi
- Argininosuccinate $\longrightarrow$ Arginine + Fumarate
- Arginine + H_2O $\longrightarrow$ Urea + Ornithine

$2NH_4^+(NH_3) + CO_2 + 2H_2O + 3ATP \longrightarrow$ Urea + 2ADP + 4PPi + Fumarate

중요성

- 2분자의 NH_4^+와 CO_2로부터 1분자의 urea 생성
- $CO_2 + 2H_2O \longrightarrow HCO_3^- + H^+ + H_2O$
  (1분자의 HCO_3^-를 소비하면서 혈액의 pH 조절)
- 소비에너지(ATP)수 : 2ATP $\longrightarrow$ 2ADP + Pi
  ATP $\longrightarrow$ AMP + PPi = 2ATP $\longrightarrow$ 2ADP + PPi
  4분자의 ATP 소비
- Fumarate : TCA-cycle 및 gluconeogenesis와 연결
- Urea cycle : Liver 기능의 척도

7-3-2 $NH_4^+(NH_3)$의 임상 (7-3)

원 인	임상증상
① Carbamoylphosphate synthetase 결핍	• Hyperammonemia I 형 • Blood에 NH_4^+, glutamine, alanine 상승
② Ornithine carbamoyltransferase 결핍	• Hyperammonemia II 형 • Blood에 NH_4^+, glutamine, alanine 상승
③ Argininosuccinate synthetase 결핍 (열성유전)	• Hypercitrullinemia • Blood 및 뇌척수액에 NH_4^+, citrulline 상승
④ Argininosuccinate lyase 결핍 (유전)	• Blood, 뇌척수액, 뇨중에 argininosuccinate 배설 증가(argininosuccinic acid urea) • 뇨중에 citrulline 약간 증가
⑤ Arginase 결핍	• Hyperargininemia • 뇌척수액(7-4/No. 10), 혈중에 arginine 증가
Ornithine carbamoyltransferase 및 carbamoylphosphate synthetase 활성저하	• Reye 증후군 • Blood에 $NH_4^+(NH_3)$ 증가

임상
- 위의 ①-⑤의 임상증상의 경우 의식장해, 혼수, 구토 및 지능 장해를 동반한다
- Urea cycle에 관여하는 효소의 결핍(결원)이 생기면 생후 단명한다

7-3-3 혈청 urea 증가의 임상

원 인	증 상
단백질의 분해 증가	췌장괴사, 외과적 대수술, 화상, 악성종양, 고열, 화상, 감염증, 당뇨병성 **acidosis, Adission**병, 갑상선기능항진증
단백질 섭취량 증가	-
소화관 출혈	-
신장혈류량 감소	신부전증, **shock**로 **urea**의 배설량 감소
신장장해	**Urea** 배설 기능장해

• 혈청 **urea**의 증가/감소는 **urea** 중의 질소**(N)**를 측정하여 평가하므로 **urea**를 **serum urea-nitrogen(SUN)**으로 표현 한다

7-3-4 혈청 urea 감소의 임상

• **Serum urea-nitrogen(SUN)**의 감소는 임상적으로 문제가 되지 않는다고 하지만, 질환을 고려할 때 **SUN**의 저하를 고려해야 한다.

• 감소의 경우

- 생리적 : 임신 (태아의 성장에 질소 소비)
- 병리적 : 중증간장해 (간경변, 간염)에 의한 **urea** 합성저하
- 약물투여 : 단백질 합성 촉진 호르몬의 투여에 의해 단백질의 분해 감소

7-4 핵심 포인트

1. Pentose phosphate pathway (Hexose-monophoshate pathway)

- Glucose가 hexokinase에 의해 인산화된 glucose-6-phosphate가 대사되어지는 pathway 중 산소를 필요로 하지 않는 glycolysis의 다른 pathway이다. 주로 nucleic acid의 합성에 필요한 ribose-5-phosphate와 지방산의 합성, glutathione reductase 등의 cofactor로서 수소 공여체가 되는 NADPH + H^+ 등이 생성되는 pathway이다.

- $G6P + NADP^+ \xrightarrow{①} NADPH + H^+ + 6PGL$

Glucose-6-phosphate(G6P)가 G6P-dehydrogenase(①)에 의해 산화되면서 NADP + H^+와 6-phosphogluco-δ-lactone이 생성된다

- NADPH(H^+)는 지방산의 합성, steroid의 합성 및 적혈구에서는 hemoglobin의 산화 방지에 중요한 역할을 하며, 적혈구에서 glucose-6-phosphate dehydrogenase가 결핍되어 있으면 용혈이 일어난다. 그래서, 이 효소의 결핍에 의해 용혈성 빈혈이 일어난다.

2. Xanthine oxidase

Xanthine과 hypoxanthine을 uric acid로 산화시키기 위해 superoxide anion ($\overline{O_2}$)과 hydrogen peroxide (H_2O_2)를 생성시킨다.

3. Cyclooxygenase (COX)

Arachidonic acid에 2분자의 O_2를 첨가시켜 prostaglandin G_2 (PGG_2)를 생성시키는 효소이다. PGG_2는 peroxidase에 의해 PGH_2로 산화된다. 이들 PGG_2 및 PGH_2는 각종 prostaglandins (PGI_2, PGD_2, PGE_2, $PGF_{2\alpha}$ 등)으로 대사되어진다. COX의 isozyme은 COX-1과 COX-2가 존재하는데 COX-2는 염증을 일으키는 neutrophil, monocytes, macrophage등의 백혈구에 특이하게 발현하며 COX-1은 백혈구가 아닌 각종 세포에서 발현하는 것으로 알려져 있다. 특히 COX-1과 COX-2에 의해 생성된 PGE_2는 부종, 발열, 염증, 통증을 유발시키는 PG로 알려져 있다.

4. 5-lipoxygenase

Arachidonic acid를 기질로 하는 COX 이외의 효소로서 arachidonic acid의 C-5 위치의 이중결합에 산소 1분자를 첨가시켜 과산화시키는 효소이며, 이것에 의해 생성된 5-hydroperoxy eicosatetraenoic acid는 통증과 염증 및 allergy 반응을 유도하는 leukotrienes(LTC_4, LTD_4, LTE_4 등)의 전구물질이다. 이와 같은 LT는 주로 백혈구의 염증반응 때 생성된다.

5. Superoxide dismutase (SOD)

SOD는 O_2로부터 **superoxide anion**($\bar{O}_2$)을 생성시키는 산환 관련 효소이다.

혈중에 증가시의 임상적 의의
난소암, 패혈증, 만성 신부전증, 만성간염, alcohol성 간장해, 간경변, 간세포암, 위암, 백혈병, 악성 림프종, 급성 호흡 곤란 증후군

6. Lesch-nyhan 증후군

Hypoxanthine / guanine phosphoribosyl transferase(7-1-2)의 결원으로 **GMP**와 **AMP**의 감소를 동반하는 뇨산(**uric acid**)의 합성이 증가하는 증후군으로서 마비, 지능저하, 자폐증등의 신경 증상이 일어난다.

7. 신장 기능 장해 원인

납중독에 의한 신증, 고혈압(**2-5-3**), Ca^{2+}대사 이상(**2-8**), 갑상선 기능 항진증(**2-9-,2-9-5/No. 1**), 선단거대증, 당뇨병성 **ketoacidosis(2-6-7-2a, 2-6-7-2b, 4-3)** 및 **alcohol** 중독(제 **10**장)등이 있다.

8. Glucosamine

- **Chitin, heparine, hyaluronic acid**의 구성분
- **Amino sugar**로서 **hexose**(예, **glucose**)의 **C-2**위치의 **–OH**대신에 $-NH_2$가 결합되어 있다.
- 곤충, 갑각류의 외부 골격을 유지시킨다.

9. Chitin, hyaluronic acid 및 heparin

	Chitin	Hyaluronic acid	Heparin(15-5/No. 2)
다당체 분류	Homopolysaccharide	Heteropolysaccharide	Heteropolysaccharide
분포	절족동물(갑각류)	동물조직의 세포간질	고등동물의 각종 조직
기능	외각의 세포 벽조성	세균, 독소등의 침입 방지	혈액 응고 억제 (15-5/No. 2)

- 세균 감염의 정도는 **hyaluronidase**에 의한 **hyaluronic acid**의 분해정도로 판별할수 있다.
- **Heparin**은 **antithrombin III**와 **1:1** 비율로 결합하여 **prothrombin**이 **thrombin**으로 분해되는 것을 저해하여 항응고 작용을 가진다.

10. 뇌척수액 단백질(Cerebro spinal fluid proteins, CSF)

- **β-lipoprotein < Fibrinogen < Ig A < Ig M < α_2-macroglobulin < Ig G < Ceruloplasmin < Albumin < Transferrin < Prealbumin** 적은 순으로 혈장에서 보다 뇌척수액에 적게 존재하지만 외상후 뇌의 염증 손상, 신경 매독, 뇌염, 뇌종양 **(brain abscess)**, 종양 **(tumor)** 및 뇌수막염**(meningitis)**의 경우 **CSF**가 증가한다.
- **CSF**와 마찬가지로 **hyperammonemia**를 보이는 환자의 뇌척수액에는 **glutamine**의 농도가 증가한다. **Glutamine**에 의해 무산소증**(anoxia)** 및 저혈당**(hypoglycemia)**이 일어난다고 한다.

11. Reye's 증후군

- 뇌기능 장해, 수종(부종, **edema**), 간기능 장해를 특징으로 하는 질환
- 수종(부종)은 자극 과민**(irritability)**, 혼수**(coma)**, 지속적인 수면**(lethargy)**을 동반한다.
- 간기능 장해는 혈장 **free fatty acid** 증가, 지방간**(fatty liver)**, 저혈당**(hyperglycemia)**, 고암모니아혈증**(hyperammonemia)**을 동반한다.
- **Carbamoylphosphate synthetase** 및 **ornithine carbomoyltransferase**의 결핍으로 혈장(액)에 NH_4^+가 증가한다**(7-3, 7-3-2)**.

제 8장 Creatine / Creatinine의 생성과 임상적 의의

학 습 목 표
• **High energy compound**로서 비단백질소 화합물의 생성과 중요성 • **Creatine**과 **creatinine**의 생성 • **Creatine-phosphate**의 기능 • **Creatine**과 **creatinine**의 임상적 의의

8-1 Creatine 생성의 중요성

- 골격근/심근에 에너지 저장체 (**creatine-phosphate**)로 존재
- 골격근/심근의 수축에 필요한 에너지 **source**인 **ATP** 생성에 관여
- 신장에서 생성되고 재흡수되기 때문에 신장의 기능 지표로 이용
- 간의 기능 지표로도 이용

8-2 아미노산으로부터 creatine의 생성과정

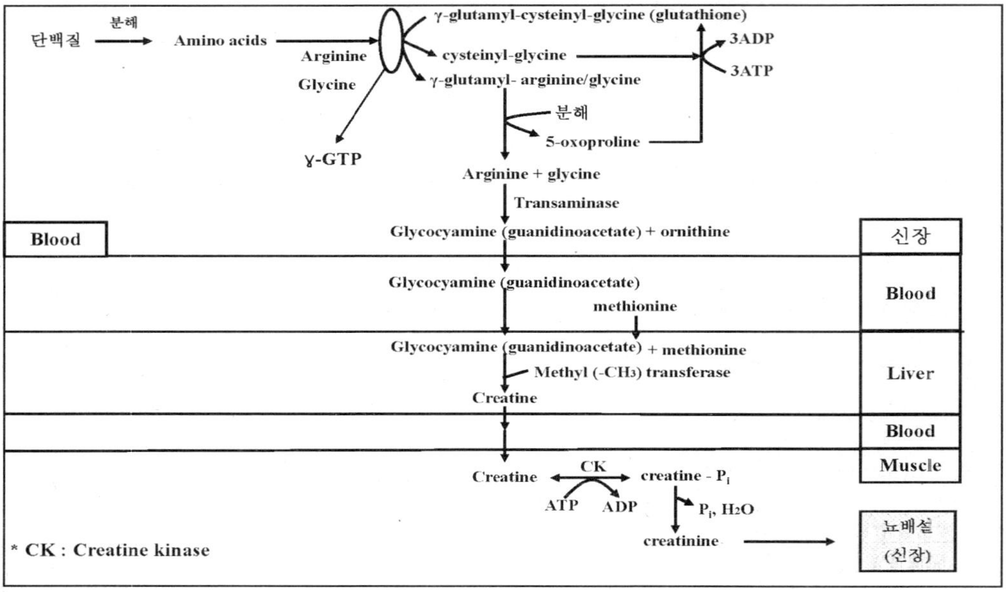

8-2-1 Creatine의 생성 (요약) (8-2)

- Creatine의 전구 amino acid(arginine, glycine)가 γ-GTP(γ-glutamyltranspeptidase)의 활성에 의해 glutathione으로 부터 분해 생성된 γ-glutamyl에 결합하여 신장의 세뇨관 세포로 수송/유입

↓

- Arginine과 glycine은 transaminase에 의해 glycocyamine(guanidinoacetate)과 ornithine으로 대사

↓

- Glycocyamine(guanidinoacetate)이 신장으로부터 혈액으로 방출되어 liver로 수송/유입

↓

- Glycocyamine(guanidinoacetate) 은 methionine (필수아미노산) 분자중의 methyl group을 전이시키는 methyl transferase에 의해 creatine으로 된다.

↓

- Creatine은 liver로부터 blood로 방출되어 골격근 및 심근세포로 유입 · 저장된다.

임상	• γ-GTP (6-5/No. 10)의 활성이 저하되면 glutathion의 재합성에 장해가 일어나기 때문에 산소에 의한 산화적 스트레스를 받기 쉽다. 이것을 근육운동과 연관시켜 γ-GTP의 중요성을 생각해 봅시다

8-2-2 Creatine의 에너지 저장과 이용 (요약) (8-2)

- **Creatine(2-7-11/No. 6)에 creatine kinase (CK (2-7-11/No. 4))가 작용하여 ATP로부터 phosphate를 전이시켜 creatine-phosphate로 된다.**

↓

- **Creatine phosphate는 high energy compound로서 필요에 따라 CK에 의해 다시 ADP에 phosphate를 제공하여 ATP의 생성 source로서 이용된다.**

↓

- **ATP는 수축 단백질 myosin에 결합하여 골격근 및 심근의 수축에 이용된다.**

↓

- **Creatine-phosphate가 비효소적으로 분해되어 creatinine이 된다.**

↓

- **Creatinine은 신장 사구체를 통과하여 신장세뇨관세포로 흡수되지 않고 urine으로 배출된다.**

8-3 혈중 creatine과 creatinine의 임상적 평가

	증 가	감 소
Creatine	진행성 근이양증, **muscle dystrophy,**다발성 근염, 피부근염, 위축성 축삭 경화증, 갑상선 기능 항진증, 기아, 악성 종양, **steroid** 약물 투여시, 신장염, 신부전증	단백질 제한 **diet**, 간경변, 갑상선 기능 저하증
Creatinine	뇨독증, 말단거대증, 신장사구체 장해(신부전증), 신부전증, **shock**, 요관결석, 전립선비대, 탈수(혈액 농축), 거인증	근육질환, 임신, 당뇨병 초기, 요붕증**(8-7/No. 2), muscle dystrophy**

갑상선 기능항진증(기아, 악성종양)의 경우 갑상선 호르몬 **thyroxine**이 간에서 단백질의 합성을 증가시킨 결과 근육으로 부터 혈중으로 부터 **blood**중으로 **creatine**의 방출이 증가한다

8-3-1 혈중 creatine과 creatinine의 특성

	Creatine	Creatinine
성별 농도	여성 > 남성	남성 > 여성
식사 영향	고단백질 식사에 의해 증가 (식사에 영향 받는다)	고단백질 식사에 의해 증가 하지 않는다 (식사에 의해 영향 받지 않는다)
농도 증가	15-19시	공복(아침)
신장 세뇨관 세포에서의 재흡수	흡수되어 에너지 생성에 이용	흡수되지 않고 urine과 더불어 체외로 배출
신장 기능 검사 이용 유무	이용안한다	이용한다(8-7/No. 1)
용혈의 영향	영향있다 (증가)	영향있다 (증가)

8-4 혈중 creatine kinase의 임상적 평가

증 가	감 소
급성 심근경색 (CK-MB), 심근염, 진행성 근 이영양증, 악성 고열증, 말초순환부전, 진행성 muscle dystrophy, 갑상선 기능 저하증	갑상선 기능 항진증, 임신

CK-MB : CK의 isozyme으로서 brain형의 subunit B형과 muscle형 subunit M형으로 구성된 8 kDa의 효소 단백질이다. CK는 뇌, 심근, 골격근에 특이하게 분포하고, 다른 장기/조직에는 거의 발견되지 않기 때문에 근육 질환, 심장 질환(특히 심근경색) 뇌질환의 진단지표가 된다

8-4-1 CK-MB의 특성과 임상

특성		CK-MB가 혈중에 증가하는 질환	
조직 분포	심근	심장 질환	(급성)심근경색증, 불안정 협심증, 심근염
등전점	pI 5.4	골격근 질환	피부근염, 바이러스성 근염
활성화제	Mg^{2+}, Mn^{2+}, Ca^{2+}	악성종양	난소암, 전립선암, 폐암, 결장암
억제제	EDTA, Citric acid, -SH화합물 Cl^-, 인산	기타	신부전, 저체온증, 갑상선 기능 저하증, Reye 증후군

8-5 Creatinine clearance의 임상적 평가 (8-7/No. 1)

감 소	증 가
만성 사구체 신염, 급성 사구체 신염, 급속 진행성 신증, 악성 고혈압, 당뇨병성 신증, 급성 세뇨관 괴사, 혈관염, 탈수, 출혈, 심부전, 요로 폐쇄성 질환	당뇨병성 신증 (초기), 임신, **high protein diet**

8-6 Urinary creatine과 creatinine의 임상적 평가

	감 소	증 가
Creatine	갑상선 기능 저하증 간경변	근이영양증, 다발성 근염, 기아, 근강직성 **dystrophy**, 심근경색, 당뇨병, 갑상선 기능 항진증, **Cushing** 증후군, 만성소모성 질환
Creatinine	-	근육량이 감소하는 질환 (근이영양증, 저영양, 폐용성 위축) 간경변, 갑상선 기능 저하증

8-7 핵심 포인트

1. Clearance / Creatinine clearance

- 신장은 혈액중의 필요 없는 물질 (예, **creatinine**)을 **urine** 중으로 배설시키는 기능을 가지고 있는데, 이들의 물질을 깨끗하게 제거하는 작용이 있기 때문에 이 기능을 「**clearance**」로 표현한다.

  Urine 중의 **creatinine**의 **clearance**는 신장의 기능을 평가하는 지표가 된다. **Creatinine clearance (Ccr)**를 계산하는 방법은 다음과 같다.

- 뇨중으로 **creatinine** 배설량은 식사의 조성, 운동 및 뇨의 량에는 영향 받지 않는다. 일차 변동은 적고, 체중, 골격근의 발육에 비례하여 변동한다.

Ccr = UV X 1.69(또는 1.48)/P X A

U : Urine 중의 creatinine 농도, **A :** 체표면적(신장과 체중을 이용하여 만든 monograph에서 계산)
V : 1분간의 urine 량, **1.69 :** 성인의 표준 체표면적
P : 혈중 creatinine의 농도

2. 요붕증 (Diabetes insipidus)

뇌하수체 전엽에서 생성/분비되는 항이뇨 호르몬 (**Antidiuretic hormone**)인 **vasopressin**이 뇌하수체 후엽의 손상에 의해 결손 되었을 때 많은 **urine**의 배설과 심한 갈증과 체력 감퇴등을 특징으로 하는 후천적 (염증, 외상 등) 또는 유전적 증상이고, 신장 세뇨관에서 물의 재흡수가 억제된다**(1-7/No. 11).**

* **Vasopressin(1-7/No. 10,11, 12-3/ No. 5)**은 신장 세뇨관 세포에서 물의 재흡수를 촉진하고 **urine**을 농축시키 는 작용 이외에 말초혈관을 수축시켜 혈압을 상승시키는 작용도 있다.

제 9장 Bilirubin의 생성과 임상적 의의

학 습 목 표

- **Bilirubin**의 의미
- **Hemoglobin**으로부터 **bilirubin**의 생성과 분비 장애증
- **Bilirubin**의 종류와 임상적 평가
- **Bilirubin**과 **porphyrin**의 특징

9-1 Bilirubin 이란?

- **Hemoglobin**의 최종대사 산물
- 혈청의 황색색소의 주성분
- 뇨중의 담즙색소
- 간기능, 빈혈 등의 진단에 이용

9-2 Bilirubin의 생성 및 대사

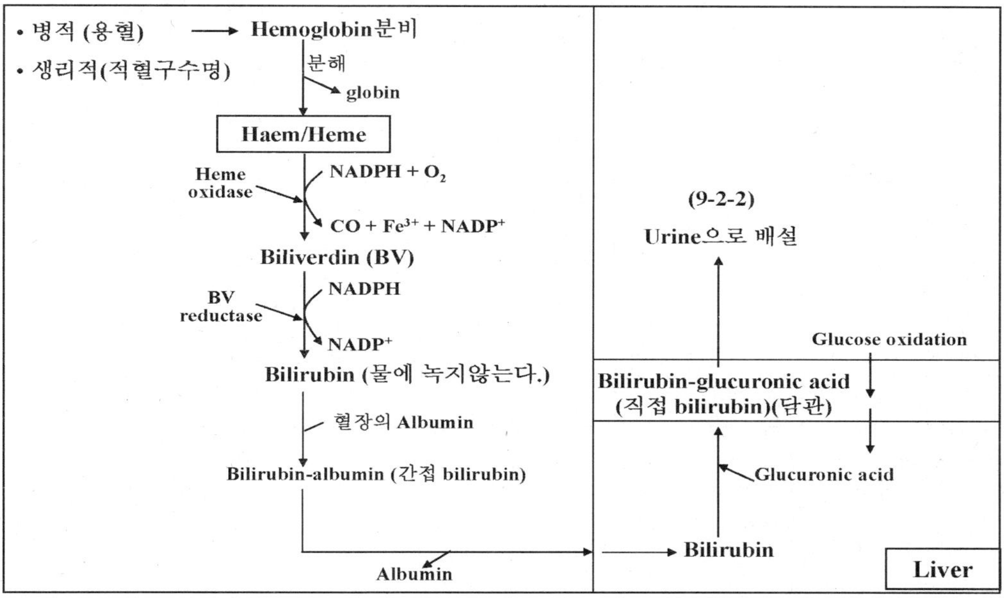

9-2-1 Hemoglobin으로부터 bilirubin의 생성(요약) (9-2)

- 세망내피세포(**reticuloendothelial cell**) 또는 비장, 골수, 간장에서 수명(**120**일)이 다한 적혈구가 파괴되어 **hemoglobin(Hb)** 분비
- **Hb**의 분해에 의해 **Heme**과 **globin**이 분리
- **Heme/Haem**은 **heme oxidase**에 의해 **biliverdin**으로 산화된다.
- **Biliverdin**은 **biliverdin reductase**에 의해 간접형 **bilirubin**으로 환원된다.
- 간접형 **bilirubin**은 **albumin**과 결합하여 **liver**로 수송된다.
- **Liver**로 유입된 **bilirubin**은 **UDPGT(9-2-2)**에 의해 **glucuronic acid**와 **conjugate** 되어 **bilirubin-glucuronic acid** (직접형 **bilirubin**)으로 된다.
- 직접형 **bilirubin**은 십이지장/대장을 거쳐 **glucuronic acid**가 분해/환원된 **urobilinogen** 형태가 되어 뇨중으로 배설된다.

* **Bilirubin**은 **hemoglobin** 분자 중 **heme**의 분해 산물 간접형 **bilirubin**은 뇨중으로 배설되지 않고 직접형 **bilirubin**만 뇨중으로 분비된다. 이유는 간접형 **bilirubin**은 불용성이기 때문이다.

9-2-2 Bilirubin 수송장해와 관련 질환

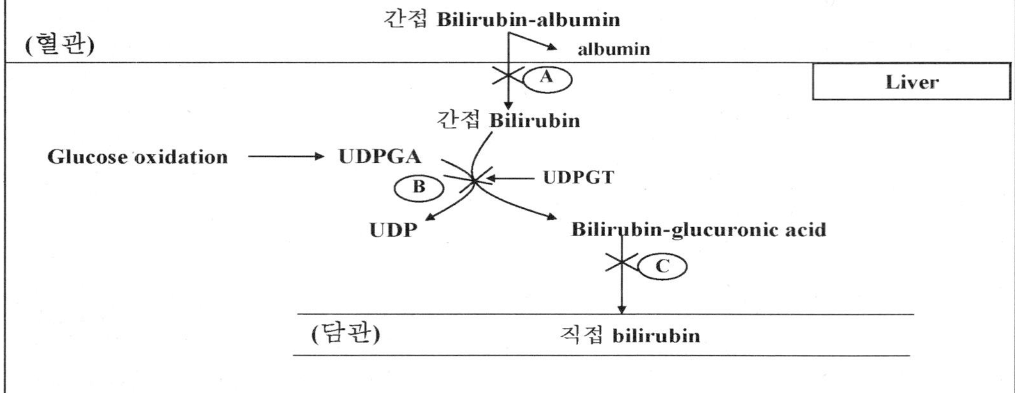

UDPGA : Uridine diphosphate glucuronic acid, UDPGT : UDP glucuronyl transferase

임상

Bilirubin이 분비되기 위해서는 **UDPGT**의 작용으로 **UDPGA**로 부터 생성된 **glucuronic acid**와 간접 **bilirubin**이 결합하여 수용성으로 되어야 한다. 이때 **glucose**의 산화 반응에 장해가 생긴다면 어떤 병리현상이 일어 날 수 있을지 생각해 봅시다

9-2-3 Bilirubin 수송/대사장해와 관련 질환의 임상적 평가 (9-2-2)

	임상적 평가
Liver 내부로 간접형 **bilirubin** 수송장해 **(9-2-2**의Ⓐ부분**)**	• **Liver** 질환 • **Gilbert's disease**
간접형 **bilirubin**을 직접형 **bilirubin**으로 전환시키는 **glucuronyl transferase**의 저해 또는 결핍 **(9-2-2**의Ⓑ부분**)**	• **Gilbert's disease** • 신생아 황달 **(Grigler-Najjar syndrome)**
담관으로 직접형 **bilirubin**의 수송 · 배설 장해 **(9-2-2**의Ⓒ부분**)**	• **Dubin-Johnson syndrome** • **Rotor-Schiff syndrome**

9-3 혈중 bilirubin 증가시의 임상적 평가

직접형 bilirubin (Glucuronic acid-conjugated bilirubin)	간접형 bilirubin (Glucuronic acid-unconjugated bilirubin)
급·만성간염, 간암, 알콜성 간염, 간경변, Wilson's disease(6-5/No.2), Dubin-Johnson disease, 폐쇄성 황달 (담즙 울체성 황달), 간 농양, leptospira 증	Grigler-Najjar syndrome, Lucey-Driscoll syndrome, 용혈성 황달, 신생아 황달, 심부전, 악성빈혈, 선천성/후천성 용혈성 질환

9-4 Urine bilirubin, urobilinogen의 임상적 평가

	증가시의 임상적 평가
Urine bilirubin (직접형 bilirubin)	급성간염, 간경변, 약물성 간장애, 알콜성 간장애, 간내 담즙 울체, 폐쇄성 황달, Dubin-Johnson syndrome, Rotor-Schiff syndrome
Urobilinogen	급/만성 간염, 간경변, 알콜성 간장애, 약물성 간장애, 심부전, 용혈성 빈혈, 내출혈, DIC, 변비, 장폐색

9-5 Bilirubin과 Porphyrin의 특징

- **Porphyrin**의 **heme**이 가수분해되어 생성되는 **Bilirubin**은 불용성과 수용성의 것이 있는데 불용성 **bilirubin**은 혈액에서 생성되어 **liver**로 수송되기 전의 것으로서 간접형**(indirect) bilirubin**이라 하고, 담관을 통해 체외로 배출되기 위해서는 **indirect bilirubin**은 혈중의 **albumin(**간에서 생성되어 혈중으로 분비**)**과 결합하여 간으로 수송되어 **glucuronic acid**와 결합하여 수용성의 직접형**(direct) bilirubin**으로 되어야 한다.
- **Porphyrin**을 구성물질로 하는 물질은 **hemoglobin, myoglobin, cytochrome, chlorophyll, catase, peroxidase, vitamin** B_{12}등이 있으며, 혈중에서 관찰되는 **bilirubin**은 **hemoglobin**에 유래하지만, **hemoglobin** 이외의 물질로 부터도 생성된다고 한다.
- **Porphyrin**은 아미노산 **glycine**과 **glucose**의 완전 산화단계인 **TCA-cycle**에서 생성된 **succinyl-Co A**로 부터 생성된 **δ-aminolevulinic acid 8**분자가 결합되어 생성된다.
- **Porphyrin**을 무기산 또는 유기용매로 용해하면 자외선에 의해 강한 적색 형광을 낸다. 이것을 이용하여 **porphyrin**의 정량·정성에 이용하고 있다.

9-6 핵심 포인트

1. 황달 (Jaundice)

황달이란 혈장에 총 **bilirubin**의 농도가 약 **2.5 mg/dl** 이상으로 증가하여 피부나 안구의 공막이 황색으로 변색된 상태를 말하며, 혈장에 **bilirubin**이 증가하는 것은 용혈 **(**적혈구 파괴**)**, 간성황달 **(**간세포 손상**)**, 폐쇄성 또는 담즙 울체성 황달 **(**담도계 폐쇄**)** 등 **3**가지가 원인이기 때문이다.

2. 신생아 황달 (Neonatal jaundice)

신생아의 혈중에 간접형 **bilirubin**이 증가하는 현상으로 **uridine diphosphate glucuronic acid (UDPGA)**의 활성장애로 인해 생후 **2**주일째 부터 나타나며, **5**일째부터는 없어지기 시작하여 **2**주 후에는 정상으로 회복되는 생리적 황달이다.

3. 폐쇄(색)성 황달 (2-2-6/No. 14)

원인	혈중에 증가하는 임상 지표
• 담도의 폐쇄 • **Intestine**으로 담즙산 공급 부족/저하	• 직접 **bilirubin** • **Glycocholic acid**(담즙산) • **ALP$_1$, PAI-1, phospholipids**(주로, **glycerophospholipids, 1-4-2**) • **Aluminium**(중금속)
* **ALP$_1$: Alkaline phosphatase-1, PAI-1: Plasminogen activator inhibitor-1**	

4. 핵 황달(Kernicterus, nuclear jaundice)

원인	임상 증상(결과)
신경세포, 뇌세포의 핵에 **unconjugated bilirubin(indirect bilirubin)**의 축적	• 신경/뇌세포 파괴 • 뇌질환/뇌장애 발생 • 간접형 **bilirubin**증가
* 중증의 신경증상을 가진 신생아에서 발견된다고 한다	

5. 용혈성 황달

원인	임상 (결과)
• 적혁구 파괴 촉진 • **Bilirubin** 생성 증가	혈중에 간접형 **bilirubin** 증가

6. 간 세포성 황달

원인	• 간세포 기능 저하 (혈중 간접 **bilirubin** 간으로 수송 저해) • **Bilirubin**과 **glucuronic acid**와의 결합능 저하 • 직접형 **bilirubin**의 담즙(담관)중으로 배설 장애 • 담즙 색소가 **blood**로 역류
결과 (임상)	혈중에 간접형/직접형 **bilirubin** 증가

7. Glucuronic acid

- 간에서 **glucose**의 산화 단계에서 **uridine diphospate glucuronic acid(UDPG)**에 **UDP-glucuronyl transferase(UDPGT)**가 작용하여 생성
- 외인성 또는 내인성에 유래하는 물질과 결합하여 다음과 같은 기능을 가진다

-**Bilirubin**의 대사/수송

- **Steroid** 분비

- 약물의 해독

8. Porphyria (Porphyrin 증)

Porphyrin 또는 그 전구물질**(glycine, succinyl-CoA, S-aminolevulinic acid)**의 형성장해 또는 전구물질의 배설 증가를 특징으로 하는 **porphyrin** 대사 장해증이라 한다. 급성간성**(acute intermittent) porphyria**의 경우, **δ-aminolevulinic acid synthase**의 현저한 증가, **uroprophyrinogen I synthase**활성의 저하로 **porphyrin**의 전구물질인 **S-aminolevulinic acid**와 **porphobilinogen**의 과잉 생성이 원인으로 알려져있다. 이 경우는 심한 복통, 심한 눈물을 흘리고, 팔·다리등의 사지가 아주 현저하게 야위어지는 증상을 보인다고 한다.

제 10장 Alcohol과 임상

학 습 목 표
• **Alcohol (Ethanol)** 산화와 임상 • **Alcohol** 산화 후의 생리적 반응 - 호흡성 **acidosis** - **Alcoholic fatty liver (Steatosis)** - **Hypoglycemia** - **Hypertriglyceridemia** - **Hypercholesterolemia**

10-1 Alcohol (ethanol)의 체내에서의 동태(動態) 개요

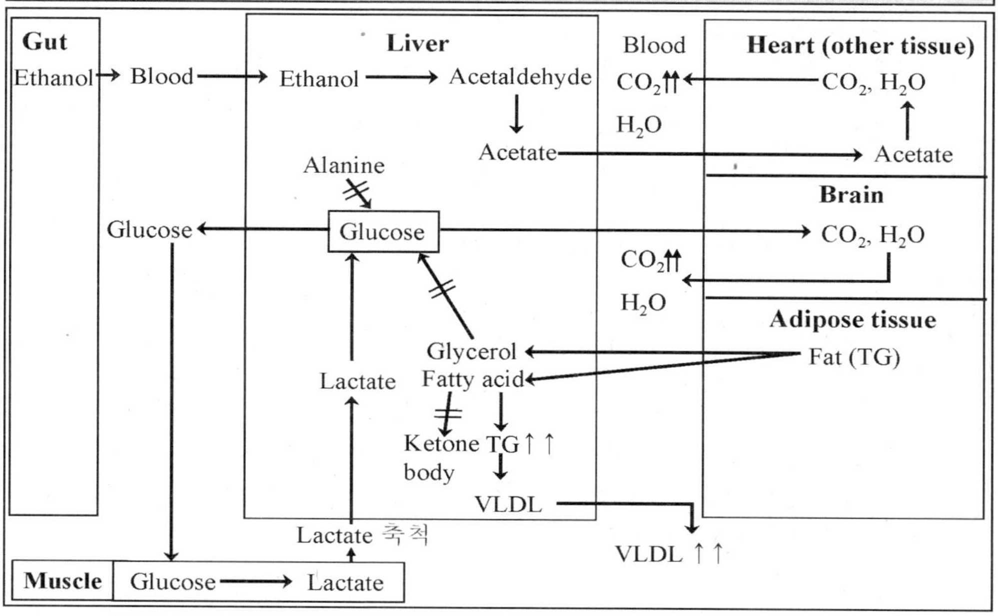

10-1-1 Liver에서 Alcohol (Ethanol)의 산화와 생성물 (10-1)

- **Ethanol (CH_3CH_2OH) → Acetaldehyde(CH_3CHO)** (ALD; NAD^+ → NADH)
- **Acetaldehyde → Acetate (CH_3COO^-)** (AD; NAD^+ → NADH)

*** ALD : Alcohol dehydrogenase, AD : Aldehyde dehydrogenase**

생성물

산화물질 : **Acetate**

환원물질 : **NADH**

NADH : Reduced nicotineamide adenine dinucleotide

10-1-2 NADH와 acetate의 이용과 그 생성물의 임상적 변화 (10-1, 10-1-1)

이용물질	이용 조직/세포	생성물	임상적 변화
NADH	**Liver**	**3ATP**	• Glycogen분해억제→ glycogen축적 • Alanine, glycerol로부터 Glucose 신생 저 하→저혈당 • Brain에서 glucose 이용율 증가→혈중CO_2증가→ 호흡성 acidosis • FFA과 glycerol로 부터 TG합성촉진 → 지방간 • FFA의 산화억제 → brain의 에너지원인 ketone body 생성억제 → ATP 생성억제
Acetate	**Heart/other tissues**	**CO_2, H_2O**	혈중 CO_2 증가 → 호흡성 acidosis

임상

- **Brain**에서 **glucose** 소비가 증가하면 혈중에 무엇이 증가하는지 생각해 봅시다
- 혈중에 CO_2가 증가하면 혈중의 **pH**는 어떻게 변하는지 그 임상적 현상을 생각해 봅시다
- **NADH**가 **gluconeogenesis**를 억제한다. 이것에 의해 일어날 수 있는 생리적 또는 병리적 현상을 생각해 봅시다

10-1-3 Alcohol 산화 후의 생리적 변화 (10-1)

조직/세포	물질 대사	생성물	이용 / 조직	임상적변화
Adipocytes	TG 분해	Glycerol Fatty acid	TG, VLDL 합성증가 / 간	지방간 형성 혈중 TG, VLDL 증가/ 고지혈증
Brain	Glucose 이용률 증가 (산화)	CO_2 증가 H_2O	-	혈중 CO_2 증가/ 호흡성 acidosis
Muscle	Hypoglycemia → Glucose의 젖산발효	Lactate	Gluconeogenesis/간	혈중 lactic acid 증가/lactic acidosis

임상

- 알콜성 지방간이 생성되는 mechanism을 설명해 봅시다
- Hypoglycemia의 경우 glucose공급을 위해 gluconeogenesis가 lactate로 부터 일어난다 (2-3-2, 2-4-1)

10-2 Chronic alcoholism 환자의 간에서 일어나는임상적 현상

생 리 적 변 화	임 상 증 상	결 과
Protein 분해	혈중에 aromatic amino acid, branched chain amino acid 증가	Glucose 신생 저하
Pyridoxal phosphate(10-4/No. 1) 결핍	AST(GOT), ALT(GPT) 기능 저하(10-4/No. 2, 3)	Amino acid의 대사 장해 / 혈중 NH_4^+ 증가(7-2)
Vitamin B (riboflavin) 결핍(1-5-1-2Bb)	FAD 생성 저하	갑상선 기능 저하증, 에너지 생성 저하
Niacin 결핍(1-5-1-2Bb)	-	피부염, 허혈증, 설사, 치매
Pantothenic acid 결핍 (CoA의 구성분/항피부염인자)	에너지 대사 저하	피부염
Folic acid 결핍 (항빈혈인자, 항동맥경화인자)	Hyperhomocysteinemia	동맥경화유발, 빈혈
Zinc 결핍	Catalase, metallothionein 생성 저하(10-4/No. 5)	조직의 산화, 손상 증가

10-3 Alcohol에 의한 간 손상

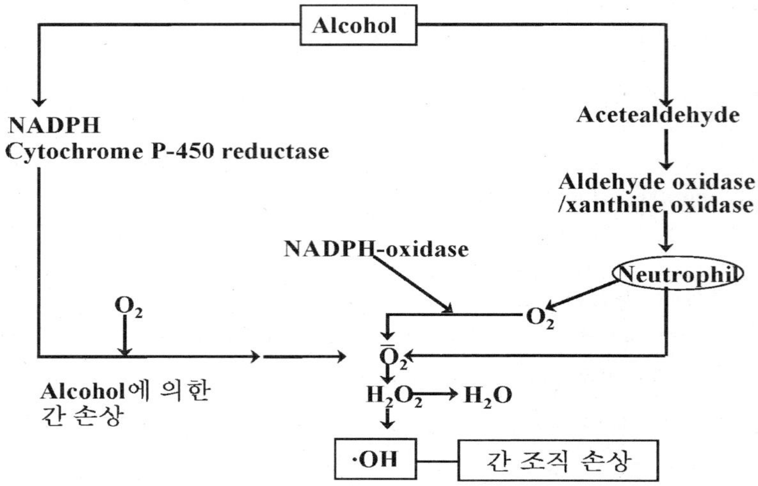

10-3-1 Alcohol에 의한 active oxygen 생성인자 (10-3)

- **NADPH P-450 reductase** 활성 증가 ← **Chronic alcoholism**
- **Aldehyde oxidase / xanthine oxidase** 활성 증가
- 간세포에 침윤한 **neutrophil**의 **NADPH-oxidase** 활성 증가

결 과	**·OH (Hydroxyl radical)** 생성 증가 ↓ 단백질/ 핵산/ **lipid** 산화 ↓ **Alcohol liver disease** 증가

10-4 핵심 포인트

1. Pyridoxal phosphate

Pyridoxine (vitamin B_6)의 분자 중에 phosphate가 결합한 것으로서 항피부염 인자로 알려져 있고, 다양한 효소의 보효소로 작용한다.

예) GOT (AST), GPT (ALT)의 cofactor로서 작용 (10-4/No. 2)

2. GOT (AST)와 GPT (ALT)

GOT (glutamate oxaloacetate transaminase) 또는 AST (aspartate aminotransferase), GPT (glutamate pyruvate transaminase) 또는 ALT (alanine aminotransferase)는 다음과 같이 aspartate, glutamate 및 alanine 분자 중의 amino group을 glucose의 중간 대사물인 α-ketoglutarate, oxaloacetate 및 pyruvate에 상호 전이시키는 작용을 하는 amino 전이효소이다.

Aspartate + α-ketoglutarate ⟷ Oxaloacetate + Glutamate (GOT (AST))

Alanine + α-ketoglutarate ⟷ Pyruvate + Glutamate (GPT (ALT))

3. GOT (AST) / GPT (ALT)의 임상적 평가

GOT (AST) 또는 GPT (ALT)는 심근, 간, 골격근, 신장, 췌장, 비장, 폐, 적혈구 등에 존재한다.

	혈중 활성 증가시의 임상적 평가
GOT (AST)	심근경색, 급성간염, muscle dystrophy
GPT (ALT)	급성간염, 전염성 단핵구증, 담즙울체증, 간경변

4. 혈중 NH_4^+ (NH_3)의 임상적 평가(7-2)

혈중 농도 증가시의 임상적 평가
간성혼수, 중증 간장애, 심장질환, 화상, 각종 피부질환, shock, Urea-cycle(7-2)의 선천적 장애

5. Metallothionein

특성과 생리적 기능	특성 및 임상적 현상
• 카드뮴, 아연, 구리 등의 금속과 결합하는 단백질(MW. 10 kDa) • 태생기 때부터 아연, 구리의 저장 단백질로서 작용 • 생리적으로 apoenzyme 등이 아연을 필요로 할 때 아연을 제공 • 소화관에서 아연의 흡수 촉진	• 중금속인 카드뮴에 노출되었을 때 카드뮴과 결합을 함으로써 신장질환 및 간질환을 일으킴 • 카드뮴의 중독이 심할수록 아연결합형의 metallothionein이 감소 (15-3)

제 11장 아미노산 대사와 그 이상증

학 습 목 표

- 아미노산 수송과 그 이용의 중요성
- **Aromatic amino acid**로부터 **dopamine** 생성의 생리적 중요성
- **Dopamine**의 대사물질 및 기능
- **Dopamine, adrenalin** 및 **noradrenaline**의 기능
- **Parkinson's disease** 발증 원인과 임상적 의의
- **Phenylketonuria**와 임상적 의의

11-1 Dopamine의 생성 mechanism

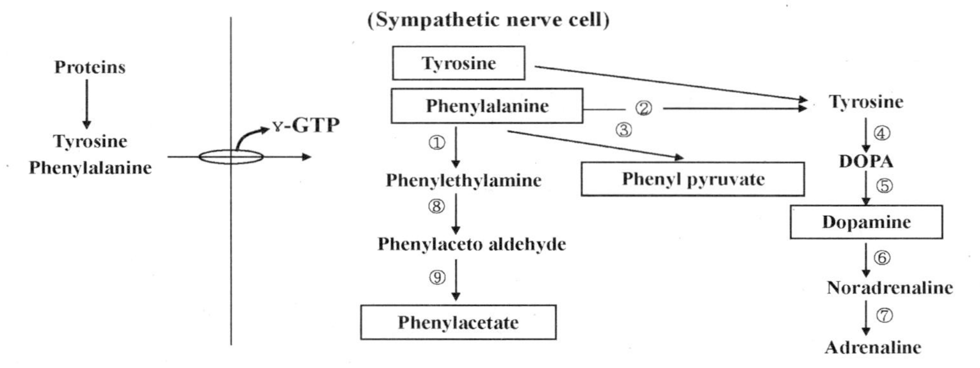

Note : ① Decarboxylase ② Phenylalanine hydroxylase
③ Amino oxidase ④ Tyrosine hydroxylase
⑤ DOPA decarboxylase ⑥ Dopamine hydroxylase
⑦ Phenylethanolamine-N-methyltransferase
⑧ Monomine oxidase ⑨ Aldehyde oxidase
*** DOPA : Dihydroxyphenylalanine**

11-1-1 Aromatic amino acid로부터 acetate의 이용과 그 생성물의 임상적 변화 (11-1)

- **Aromatic amino acid (tyrosine, phenylalanine)는 dopamine의 전구 아미노산으로서 교감신경세포 (sympathetic nerve cell)내부로 γ-GTP의 작용에 의해 유입된다.**

↓

- **Phenylalanine은 phenylalanine hydroxylase (11-1의 ②효소)에 의해 tyrosine으로 된다.**

↓

- **Tyrosine은 dopamine 생성에 limited enzyme인 tyrosine hydroxylase (11-1의 ④효소)에 의해 DOPA (dihydroxy phenylalanine)로 된다.**

↓

- **DOPA에 DOPA decarboxylase (11-1의 ⑤효소)가 작용하여 dopamine이 생성된다.**

↓

- **Dopamine은 dopamine hydroxylase (11-1의 ⑥효소)에 의해 noradrenaline이 생성된다.**

↓

- **Noradrenaline은 phenylethanolamine-N-methyltransferase에 의해 adrenaline이 된다.**

↓

- **Dopamine, noradrenaline (norepinephrine), adrenaline (epinephrine)은 catecholamine neurotransmitter이다.**

11-1-2 Dopamine, Noradrenaline, Adrenaline의 생리기능

	Target cell	생리 기능
Dopamine	Postsynaptic neuron	운동기능, 정동 (情動)기능, 욕망 (성취욕) 고취
	Pituitary anterior	Prolactin 분비(11-3/No. 1)
Noradrenaline	Kidney	혈압 상승
Adrenaline	Postsynaptic neuron	혈압 상승 / 심박동 증가
	Liver	Glycogen 분해 / 혈당 상승
	Adipocyte tissue	TG 분해
	Pituitary anterior	ACTH 분비

11-1-3 Parkinson's disease의 발증 원인과 임상적 증상

효소 활성 억제	신경전달물질 Catecholamine 생성 억제	임상적 증상
• **Tyrosine hydroxylase** • **DOPA decarboxylase** • **Dopamine hydroxylase** • **Phenylalanine hydroxylase**	• **Dopamine** • **Adrenaline (Epinephrine)** • **Noradrenaline (Norepinephrine)**	• 운동기능장애 (근육경화) • 동작완만 • 정동 (情動) 기능 상실 • 욕망 저하 (성취욕 저하) • 우울증
* DOPA : Dihydroxyphenylalanine		

11-1-4 Urinary catecholamine 발증 원인과 임상적 증상

Catecholamines	증　가	감　소
Dopamine **Adrenaline (Epinephrine)** **Noradrenaline (Norepinephrine)**	**Parkinson's disease,** 분열병, 우울증, 심부전증, 심근경색	가족성 자율신경 실조증, 기립성 저혈압증, **Phenylketonuria(11-1-5, 11-2-1)**

11-1-5 신경안정제 복용에 의한 Parkinson's disease의 발생

MPTP (1-methyl-4-phenyl-1, 2, 3, 6-tetrahydropyridine) addicts

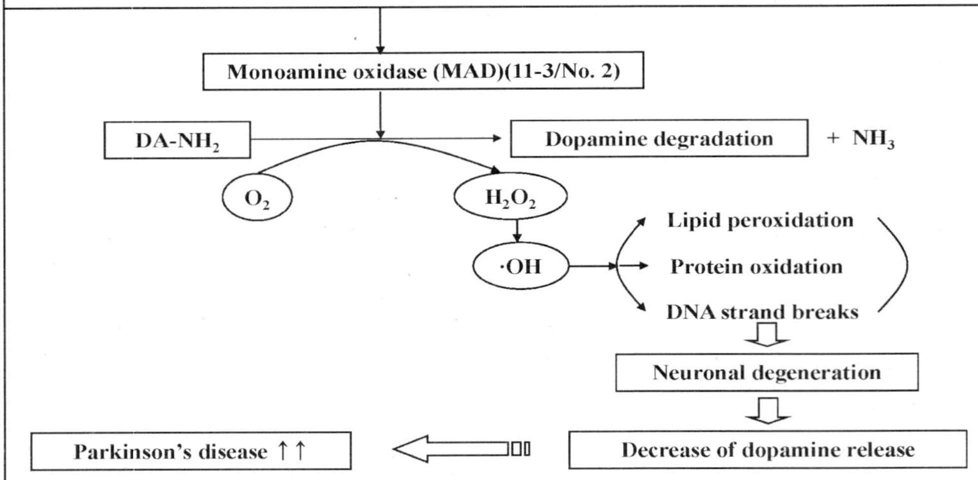

- **MPTP**는 신경이완제로 사용하는 약물이다

11-2 Phenylketonuria (PKU)의 발생원인과 임상 (요약) (11-1)

- **Phenylalanine**을 **tyrosine**으로 **hydroxylation** 시키는 효소인 **phenylalanine hydroxylase** 의 결핍이 **PKU**의 주요 원인
- 그 결과 **Phenylalanine**이 **oxidase**에 의해 **Phenyl pyruvate**로 산화된다.
- 한편 **Phenylalanine**에 **decarboxylase**가 작용하여 **phenylethylamine**이 생성된다.
- **Phenylethylamine**은 **monoamine oxidase**에 의하여 **phenylaceto aldehyde**로 산화된다.
- **Phenylaceto aldehyde**는 **aldehyde oxidase**에 의하여 **phenylacetate**로 산화된다.
- **Phenyl pyruvate** 및 **phenylacetate**와 같은 **phenylketone**이 **urine**에서 증가되는 병리현상을 **PKU**라고 한다. 정신발육이 지연되거나 방해를 받는다.

11-2-1 Phenylketonuria 관련 질환 (1)

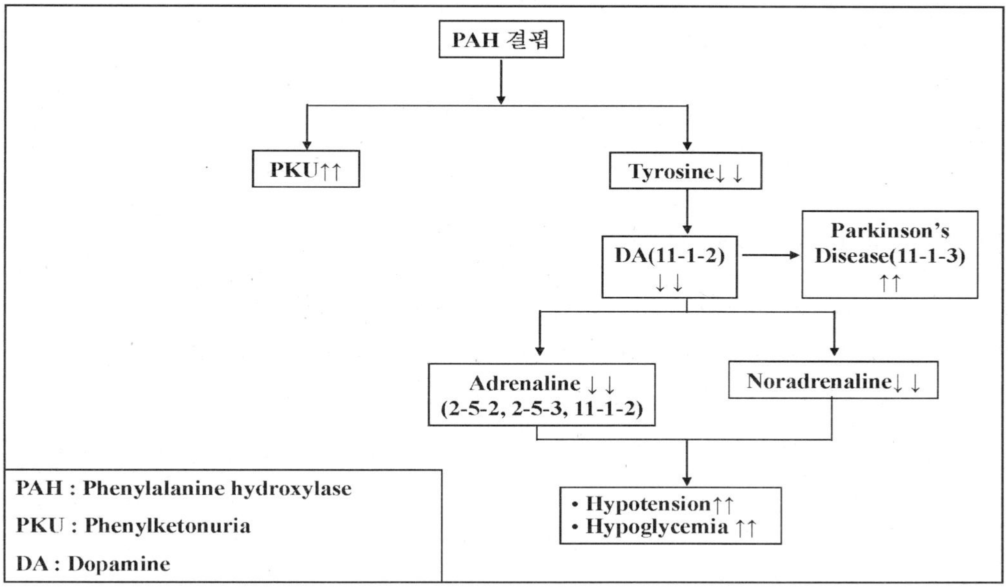

11-2-1-1 PKU관련 질환 (2)

- 신경 세포의 성장 둔화
- 혈압 조절 기능 저하(저혈압)
- **Glycogen** 분해 저하(저혈당)
- **Glycogen** 축적(저혈당)
- 만성 알코올 증후군
  - 지방간
  - 혈중 CO_2 증가 – 호흡성 **acidosis**
  - 혈중 **lactate** 증가 – **lactic acidosis**
  - 간 단백질 분해 증가 → **amino acid**증가
- **Parkinson's disease**
  - 운동 기능 장해
  - 동작 완만
  - 정동 기능 상실
  - 욕망 저하
  - 우울증

11-3 핵심 포인트

1. Prolactin

뇌하수체 전엽에서 분비되어 황체의 발육에 관여하는 호르몬으로서, 황체의 기능을 유지시키고 또한 **progesterone**의 분비를 촉진시켜 성주기의 후반기를 조절한다.

2. Monoamine oxidase (MAO) / 임상적 평가

- **MAO**는 **monoamine compound**의 **amino (-NH_2) group**을 산화시키는 효소로서 **dopamine** 분자 중의 **NH_2 group** 을 산화/분해시킨다. 이 결과 **dopamine**의 기능이 억제/저해되어 **Parkinson's disease** 등의 신경 퇴행성 질환이 유발된다.
- 악성종양, 전신성 홍반성 낭창증**(6-5/No. 5)** 및 화상 등의 경우 **MAO**가 혈중에서 저하한다.
- 만성간염, 간경변, 당뇨병의 경우 **MAO**가 혈중에서 현저하게 증가한다.

3. Catecholamine

- 벤젠(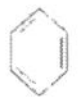)에 hydroxy group(수산기, -OH)가 2개 결합된 것을, Catechol(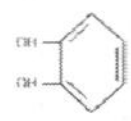) 이라고 하고, Catechol에 아미노 group(-NH_2)으로 끝나는 화합물(-CH_2 -NH_2)을 가진 화합물의 총칭

- 신경전달 물질로서 방향족아미노산(phenylalanine, tyrosine)이 신경세포에서 대사되어 생성되는 dopamine, adrenaline(epinephrine), noradrenalin(norepinephrine), 및 serotonin등이 catecholamine에 속한다.

제 12장 Alzheimer's disease (AD)과 임상

학 습 목 표
• Alzheimer's disease의 원인 • Alzheimer's disease의 발생과정 • Alzheimer's disease의 진단지표

12-1 Alzheimer's disease(치매)의 원인

분 류	신경세포에서의 물질대사 이상
신경 전달 물질	• **Acetylcholine**의 생성 저하 • **Acetylcholine**의 분비 저하
효 소	• **Choline acetyltranferase** 활성 억제 • **Acetylcholine esterase** 활성 촉진
단 백 질	• **β-amyloid peptide** 축적 • **Tau-protein** 축적

12-1-1 Choline acetyltranferase (ChAT)와 acetylcholine의 분비

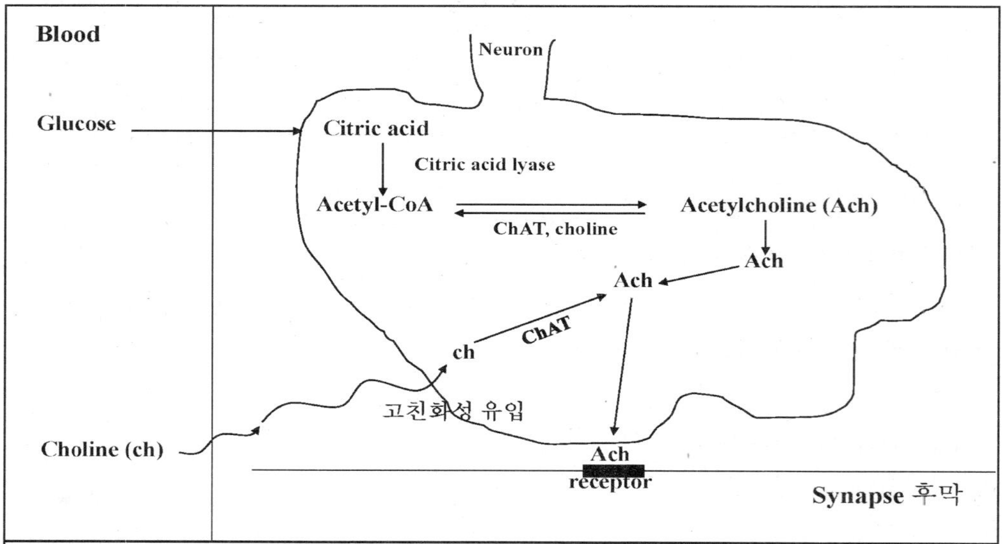

* ChAT : Choline acetyl transferase

12-1-2 Acetylcholine의 생성 / 분비 (12-1-1)

- 신경세포 synapse 전막에서 glucose가 Acetyl-CoA로 산화

↓

- Choline acetyltransferase에 의해 choline이 전이되어 acetylcholine이 생성

↓

- 흥분 자극을 받아 synapse 후막으로 분비

↓

- Acetylcholine의 수용체와 반응하여 흥분성 전달 → 욕망 ↑↑

* Choline acetyltransferase 활성 저하, acetylcholine 생성 저하등은 Alzheimer's disease, Parkinson's disease 및 Huntington disease의 환자에서 관찰된다. Choline acetyltransferase의 저해약은 trimethyl-ammonium chloride가 알려져 있고, choline 계를 부활시키는 것이 Alzheimer's disease 치료제로 유망하다고 한다

12-1-3 Alzheimer's disease가 발생되는 과정

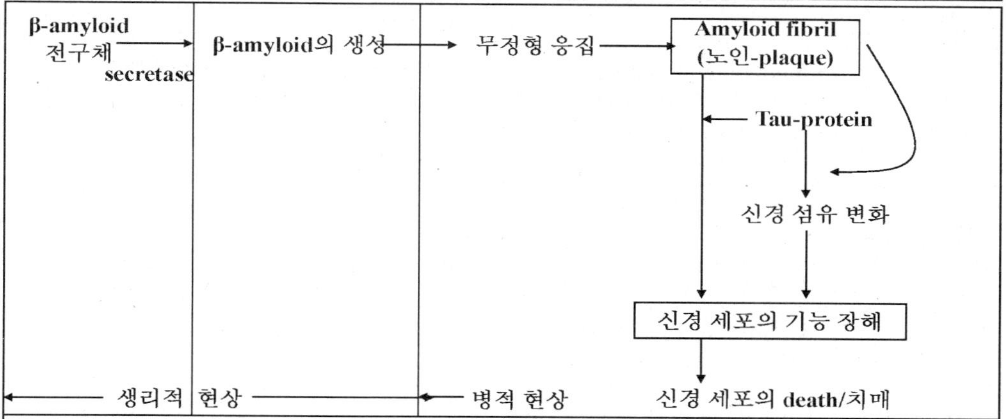

- **Secretase**의 활성증가에 의해 **β-amyloid**가 만들어진다.

  생리적으로 **β-amyloid** 전구체가 신경세포에 생성되어 존재하고 있지만 이것을 **β-amyloid(peptide)**로 변형시키는 **secretase**의 활성을 억제시키는 것도 **Alzheimer's disease** 극복을 위한 하나의 방법이라고 한다

12-1-4 Tau protein의 본체와 기능

- **Tau protein**은 **Glycogen synthase kinase (GSK)**의 일종

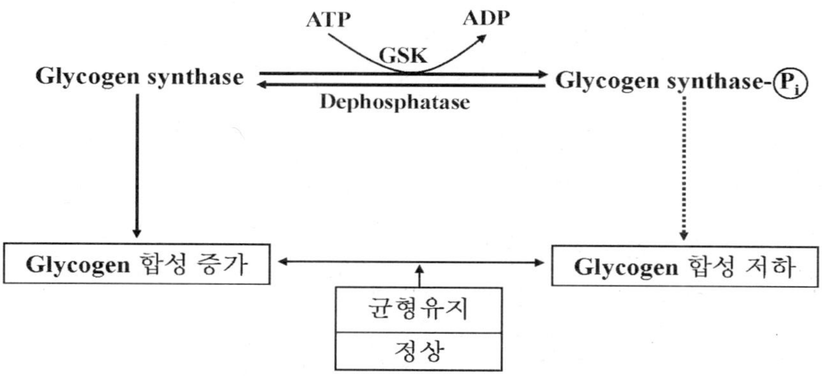

- **Glycogen synthase**가 **GSK**로 인산화되면 **Glycogen synthase**의 활성이 억제되어 **glycogen**의 합성이 저하된다. 신경세포에서는 **glycogen**이 합성되지 않지만**(2-3-7)**, **glycogen** 합성저하는 에너지 저장이 억제된다는 것을 의미하고 동시에 **ATP**를 소모시키는 병리현상이 나타난다는 것을 의미한다.

12-1-5 Alzheimer's disease의 진단

진단항목	Markers
단백질	• **β-amyloid peptide(12-3/No. 4)**가 정상 (**0.17±0.068 pmol/ml**)에서 **0.091±0.041 pmol/ml**로 저하 → 뇌척수액에서 관찰 • **α_1-antichymotrypsin**이 뇌척수액에서 증가 • **Tau protein**의 농도가 뇌척수액에서 증가
신경전달	• 뇌척수액에서 **choline acetyltransferase**의 활성증가로 **acetylcholine**의 분해 촉진 (뇌척수액에서 **acetylcholine** 감소) • **Vasopressin(1-7/No. 11,27 , 12-3/No. 5)** 및 **somatostatin(12-3/No. 2)**이 뇌척수액에서 감소
Gene	**Apoprotein E_4 (Cholesterol**을 운반시키는 **apoprotein)gene**의 혈중 농도 증가**(3-12/No. 10)**
Imaging	**CT / MRI** (화상 기능 검사)

임상	α_1-antichymotrypsin은 endopeptidase로서 phenylalanine과 tyrosine의 carboxyl group(COOH)를 절단시키는 chymotrypsin의 작용을 억제시킨다. Alzheimer's disease 환자의 뇌척수액에서 α_1-antichymotrypsin의 증가와 관련시켜 dopamine 생성 및 그와 관련된 질환에 대해 생각해 봅시다

12-2 신경세포에서의 Ca^{2+}과 acetylcholine의 분비 / 작용

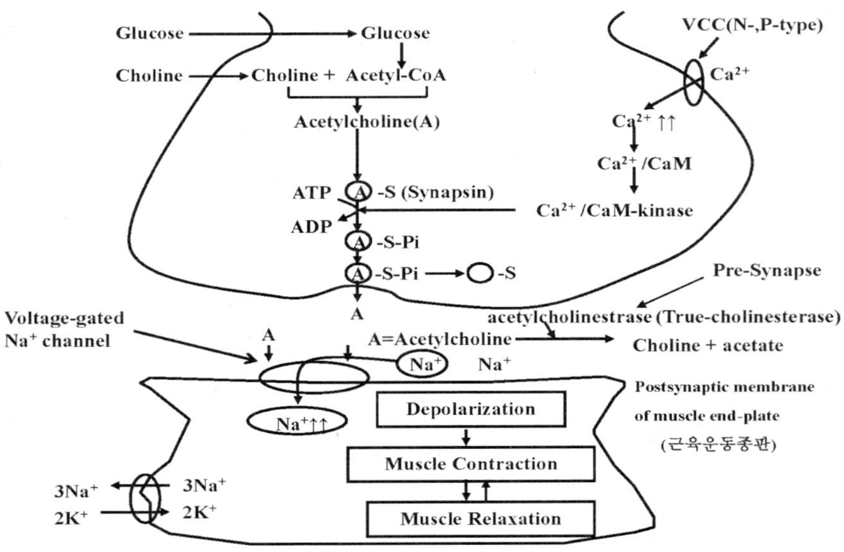

12-2-1 신경세포에서 acetylcholine 생성과 저장 (12-2)

- 신경 세포의 synapse 전막으로 유입된 glucose는 acetyl-CoA로 산화되고, acetyl-CoA에 choline을 전이시키는 acetylcholine transferase(12-1-1,12-1-2) 작용으로 acetylcholine이 생성된다(12-2).

- 정지(휴지) 상태인 경우 acetylcholine은 신경세포 내부의 synapsin이라는 단백질을 표면에 돌출 시킨 과립의 내부에 저장되어 있다가 신경세포에 흥분자극이 가해지면 신경세포로 분비되기 위한 일련의 생리 반응이 일어난다(12-2-2).

- Voltage Ca^{2+}-channel 활성화/Open
- Ca^{2+}의 유입
- Ca^{2+} 결합 단백질 calmodulin과의 결합
- Ca^{2+}/CaM-kinase의 활성화에 의한 synapsin의 인산화
- Acetylcholine 분비를 위한 과립이 세포막에 접착/분비

12-2-2 Acetylcholine의 분비 과정 (12-2)

- 신경세포 내부로 Ca^{2+}의 유입

신경세포의 흥분 자극 → 세포막의 voltage-dependent Ca^{2+}-channel이 활성화 → 신경외부의 Ca^{2+}이 신경세포 내부로 유입 → Ca^{2+}농도 증가 (10^{-7}M 이상)

- 신경세포 내부로 부터 acetylcholine 분비

증가된 Ca^{2+} → Ca^{2+}결합 단백질 calmodulin(CaM)과 결합 → Ca^{2+}/calmodulin-dependent protein kinase(Ca^{2+}/CaM-kinase) 활성 촉진 → Acetylcholine 함유 과립의 synapsin에 phosphate 결합(synapsin-Pi) → 세포막으로 이동 → exocytosis 형태로 신경세포의 cleft로 분비(1-4-1-1D, 13-4/No. 3)

임상	신경 세포 synapse 전막으로 부터 acetylcholine의 분비에는 voltage-dependent Ca^{2+}-channel에 의한 Ca^{2+}의 유입/증가이다. IgG는 voltage-dependent Ca^{2+}- channel의 기능을 손상시켜 acetylcholine의 분비를 억제시킨다고 알려져 있다. 이경우 근무력증 및 중증의 근무력증이 일어난다(12-2-3). 이 질환을 autoimmune disease라고 한다

12-2-3 Acetylcholine의 작용 (12-2)

• Acetylcholine의 수용체 작용에 의한 근육 운동

Acetylcholin(A)가 근육 운동 종판의 **synapse** 후막에 있는 **A**의 수용체에 결합 → **cleft**로부터 Na^+ 이 근육운동 종판 내부로 유입 → 근육운동종판의 전위가 정지상태인 **-60 mV**로 부터 전위가 증가되어(활동전위) 탈분극(**depolarization**)된다 → 탈분극에 의해 근육운동 종판이 수축 → 근육 운동 → $3Na^+/2K^+$와 교환되어 신경 세포 외부로 방출 → 과분극 → 이완 → 근육운동 정지

임상	
임 상	• **Acetylcholine**이 **acetylcholinesterase**에 의한 분해, **IgG**에 의한 **acetylcholine** 수용체(**R**)의 손상은 근육 운동 종판의 기능을 무기력하게 만들어 버린다. 이 질환을 중증근무력증(**myasthenia gravis**)라고 한다 • **Acetylcholinesterase** 저해제(**pyridostigmine bromide, tetra hydroaminoacridine**등)은 중증 근무력증의 치료제로 이용된다 • Mg^{2+}, Co^{2+}, Mn^{2+}등의 중금속, 식중독균에 의해서도 Ca^{2+} 유입과 **acetylcholine**의 분비가 억제된다

12-3 핵심 포인트

1. Tau-protein

Glycogen synthase kinase의 일종으로서 **glycogen synthase (GS)**를 인산화시키는 작용을 한다. **GS**가 인산화되면 **GS**의 활성이 저하되어 **glycogen**의 합성이 저하된다. 이와 같은 현상은 신경세포의 기능이 장해를 받아 치매발생의 원인이 될 수 있다. **GS**는 다양한 조직 즉, **glycogen** 합성조직(간, 근육, 심장, 지방조직/**2-3-7**)에 존재하며, **glucose**로 부터 **glycogen**을 합성하는 이들 조직은 **glycogen**을 저장하고 있다가 필요에 따라 분해시켜 **glucose**로 회수하거나(간의 경우), **glucose**를 **ATP**생성원으로서 소모한다(근육의 경우)(**2-3-7, 2-3-8-2B, 2-3-9**).

2. Somatostatin

시상하부로 부터 분비되는 성장억제호르몬으로서 뇌하수체 전엽에서 분비되는 **somatotropin**의 분비를 억제한다. 또한 부신피질자극호르몬 (**ACTH**), **glucagon**, **insulin**의 분비반응도 억제하는 것으로 알려져 있다.

* **ACTH : Adrenocorticotropic hormone**

3. Somatotropin

뇌하수체 전엽에서 분비되는 성장촉진호르몬으로서 단백질 합성을 촉진하고, **adipocyte tissue**로부터 지방산의 분해 · 분비를 증가시킬 뿐만 아니라 혈당을 상승시킨다. 또한 골과 연골의 성장을 촉진시키는 작용도 있다.

4. β-amyloid peptide

- **1984**년 **Glenner/Wong**에 의해 **Alzheimer's Disease** 환자의 뇌, 뇌수막 혈관에서 **amyloid** 정제 **(Mw. 4,000)**
- 소수성 **amino acid**(지방족 **amino acid**)가 풍부하게 함유되어 있기 때문에 자기 응집능을 강하게 가지는 **β-sheet** 구조를 하고 있다.
- 소수성(지방족) **amino acid**는 주로 **hydrocarbon**으로 구성된 **amino acid**로서 **glycine, alanine, valine, leucine, isoleucine**등이 있다

5. Vasopressin(Antidiuretic hormone, ADH)(1-7/No. 27)

뇌하수체 후엽으로 부터 분비되는 호르몬으로서 뇨세관에서 물의 재흡수를 촉진하여 뇨를 진하게 농축시키고**(1-7/No. 11, 20)**, 말초혈관을 수축시켜 혈압을 상승시킨다.

제 13장 AIDS (Acquired Immunodeficiency Syndrome)과 임상

학 습 목 표

- **HIV (Human immuno-deficiency virus)**의 기능
- **AIDS (Acquired immune-deficiency syndrome)**의 증상
- **HIV**에 의한 **host cell**의 **infection**

13-1 HIV의 주요 기능

- **Helper T-cell** 공격 → **B-cell** 활성화 → **antibody** 생성 저하
- **T-cell** 수의 감소
- 다른 병원균의 감염 촉진

→ 면역 기능 약화

13-2 AIDS의 증상

Stage	증 상
First	감염 후 약 1년 동안 무증상, antibody test 양성
Second	AIDS 관련 complex가 6-8년간 지속, 체중감소, lymph nodes 팽창, night sweat, fatigue, fever, 설사, mouth/tongue 괴양
Third (AIDS 성숙)	폐렴, 피부암, 신경질환
임상증상	인지기능/감정/행동의 장해

13-3 HIV에 의한 host cell의 infection (HIV life cycle)

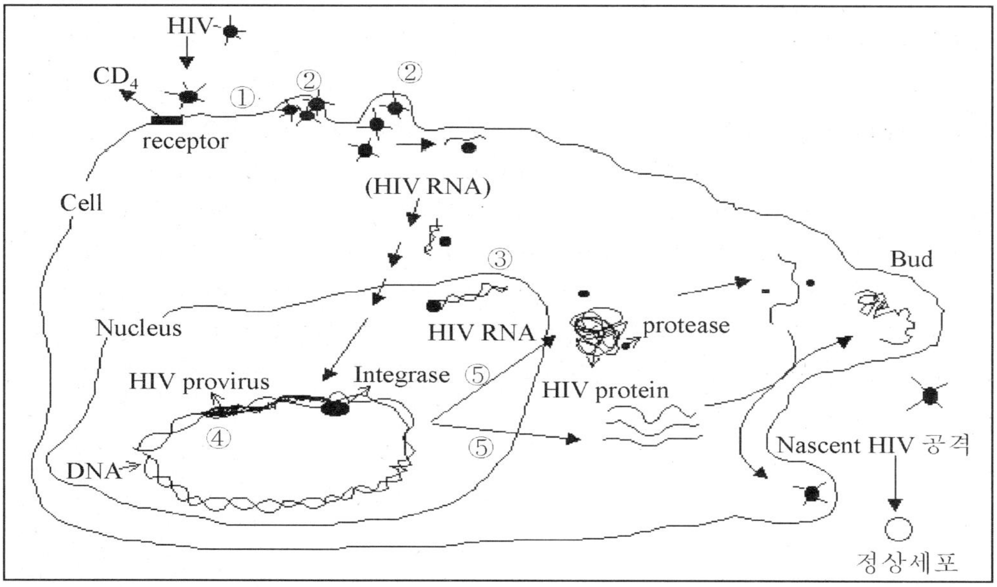

13-3-1 HIV life cycle (요약) (13-3)

13-3의 번호순서대로 기술	
① HIV가 세포표면 (T-cell의 CD4)에 결합 ② 세포막과 융합 / endocytosis 형태로 T-cell 내부로 유입 ③ HIV의 RNA 방출 / reverse transcriptase에 의해 DNA로 복제 ④ Integrase에 의해 T-cell 핵내부의 DNA와 조합 ⑤ HIV RNA와 단백질 생성 ⑥ HIV protease에 의한 단백질 분해 산물이 HIV RNA와 결합 ⑦ Cell로부터 bud 생성 / exocytosis 형태로 T-cell 외부로 유출 → 다른 세포 (정상세포) 공격 / 감염 촉진	
HIV 치료제 개발 영역	• CD4와의 결합저해 • Reverse transcriptase의 저해 (Nevirapine, delavirdine 등) • Integrase 저해 • Protease 저해 (HIV protease는 HIV의 성숙단계를 촉매한다)

13-4 핵심 포인트

1. CD4의 기능

CD4는 **helper T-cell**의 표면에 결합된 당단백질이다. **T-cell**에 의한 세포성 면역은 그 자신이 가지고 있는 수용체에 항원 표현형 세포가 가지고 있는 **MHC Ⅱ (major histocompatibility complex** Ⅱ, 주요조직적합성복합체) 단백질과 결합함으로써 발현된다. **CD4**의 세포 외부 영역 분자가 **MHC II**와 결합하여 **T-cell**과 항원표현형 세포가 더욱 강하게 점착할 수 있도록 한다. 이와 같은 **helper T-cell**을 **CD4⁺ helper T-cell**이라고 하는데, 이 세포의 작용에 의해 일련의 세포성 면역반응이 진행된다. **CD4**는 **HIV (AIDS virus)**의 수용체로 작용하고, **HIV**는 **helper T-cell**을 특이하게 감염시키는 것으로 알려져 있다.

2. HIV (AIDS virus)의 transcription / replication

HIV는 **tumor virus (oncogene** 형성)와 마찬가지로 **RNA**만을 가지고 있는 **retro virus**이다. 이와 같은 **virus**는 자기 스스로 복제하여 살아갈 수 없기 때문에 숙주세포에 침입하여 숙주세포가 가지고 있는 복제능력을 이용해야 한다. 다시 말해서 **HIV** 자신이 가지고 있는 **reverse transcriptase** (역전사 효소)를 이용하여 **HIV**가 가지고 있는 **RNA**를 **DNA**로 바꾸어 새로운 **virus**를 복제하게 된다.

3. Endocytosis / Exocytosis

세포는 세포막에 의해 외부와 격리되어 있지만 끊임없이 각종 물질을 세포 내부로부터 세포 외부로 분비시키고, 역으로 세포 외부로부터 내부로 각종 물질을 흡수하고 있다. 분비 또는 흡수되는 물질은 단백질과 같은 고분자 물질, 무기이온과 같은 저분자 물질도 있지만, 고분자 물질과 저분자 물질이 분비/흡수되는 형태는 전혀 다르다. 고분자 물질이 분비/흡수될 수 있도록 세포막이 순간적으로 형태가 "ᄀᄔᄃ" 처럼 변한다. 이와 같이 형태가 변화된 세포막을 통해서 고분자 물질이 분비되는 것을 **exocytosis**, 흡수되는 것을 **endocytosis**라고 한다. **Virus**는 세포막과의 융합으로, **lipoprotein**은 세포막 수용체를 거쳐 **endocytosis/exocytosis** 된다.

제 14장 Aging

학 습 목 표

- 노화와 수명에 관한 요인
- **Aging - theory**
- 노화의 특징

14-1 노화와 수명에 관한 요인

- 노화 (**Aging**): 시간의 경과에 따라 동반되는 생체의 변화(**1962, Stfehler, BL**)

- 세포의 기능장해
  ↓
- 조직 · 기관 기능장해

(세포의 기능장해, 조직 · 기관 기능장해) — 이것들에 대한 자기 방어 기구가 존재하지만 세포, 조직등의 장해 진행이 자기 방어 능력을 초과하면 노화가 진행

↓
- 생체 전체의 효율저하
  ↓
- 노화 촉진
  ↓
- 사 망

14-2 Aging - theory

- 진화의 문제 (생물시계)
- **Program** 설 (유전학설)
- **Error-Catastrophe theory(14-4/No. 1)**
  (DNA 또는 **RNA** 변화설)
- 체세포 돌연변이 설
- **Free radical Theory**
  ($\bar{O}_2$, H_2O_2, ·OH 생성/노화의 원인)
- 대사산물 축적설
  (Lipofuscin(14-4/No. 2), melatonin(14-4/No. 3) 등)
- **Cross-linking Theory(6-5/No. 8)**
  (생체고분자 **collagen, elastin** 등의 가교형성 → 생리적 기능 장해)
- 생체 방어기구 장해설
  (IgM 저하/**IgG** 증가)
- 생체 조절기구 장해설
  (세포정보전달기구 장해설)

14-3 노화의 특징

형 태 면	생화학적인 면
• 주요 장기의 중량 감소 • 체중 감소 • 각종 세포, 장기의 주성분 변화 • 동맥경화 (뇌출혈, 뇌경색, 협심증, 심근경색) • 기억력 / 학습장애 • 피부노화 • 폐 탄력성 상실 • 혈액과 세포사이의 물질교환 약화	• **Free radical (active oxygen)** 생성 증가 • 노화색소 **(melatonin, lipofuscin** 등) 증가 • **DNA** 기능저하 • 전해질 (Na^+, K^+, HCO_3^-, Cl^- 등) 의 변화 • 생체막의 변화 - 인지질의 감소 - 포화지방산 증가 - **Cholesterol/phospholipid ratio** 감소 - **Adenylate cyclase** 활성화 • 면역기능 저하 • 물질대사 **turnover** 저하

14-4 핵심 포인트

1. Error-catastrophe theory

세포의 장해 및 조직·기관의 기능의 장해를 보상하거나 회복하는 기구가 장해를 받기 때문에 유전자 자체의 error가 노화와 함께 축적되어 세포의 기능이 퇴화되고, 그 결과 최종적으로 세포의 기능이 억제되어 노화된다는 이론. 여기에는 DNA 변화설과 단백질 변화설이 있다.

2. Lipofuscin

뇌신경 세포, 심근, 간세포에서 발견되는 황색 색소로서 지방(fat and oil), 단백질 및 중합색소로 구성되어 있는 노화현상의 지표이다. 항산화 작용이 있는 vitamin E (tocopherol)의 결핍상태에서 lipofuscin의 생성이 증가한다. Lipofuscin이 세포내부에 축적되면 lysosome이 팽창되어 세포는 death 된다고 한다.

3. Melatonin

뇌세포의 송과체에서 tryptophan으로부터 생성된 5-hydroxytryptophan(5HT)에 decarboxylase가 작용하여 생성된 serotonin이 N-acetyl transferase에 의해 아세틸화된 N-acetylserotonin에 Hydroxylindol-methyl transferase가 작용하여 생성·분비되는 호르몬으로서 세포 내부에 축적되면 세포의 기능이 장해를 받아 노화의 원인이 될 수 있다. 특히 뇌신경 세포 및 심근세포에 침착되는 경우가 많다.

4. Melatonin의 생성

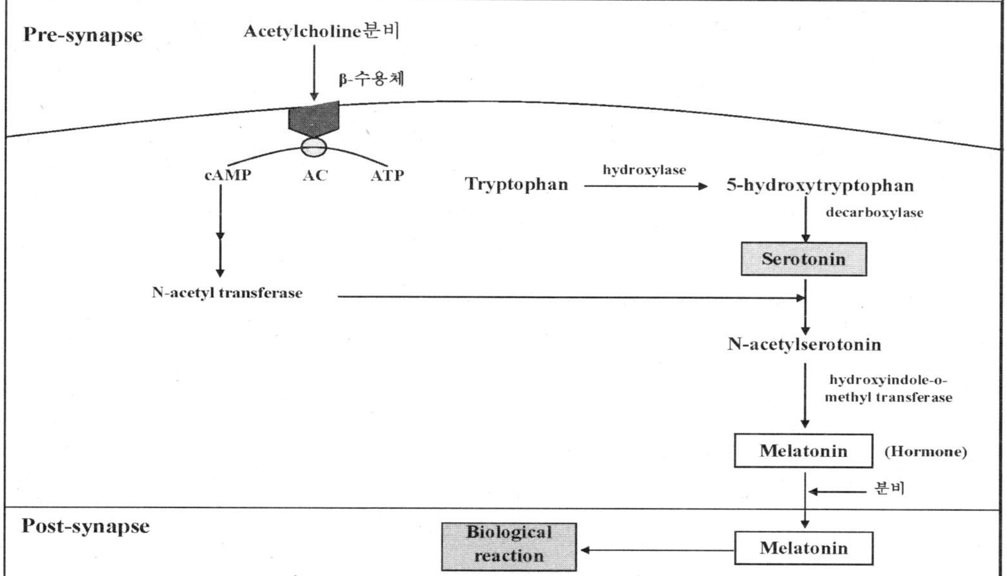

(14-4/No. 5)

5. Melatonin의 기능

- **Melanocytes stimulating hormone(MSH)에 길항 작용**
- 피부 염색화 작용 (개구리 표피의 **melanophore**와 결합)
- 밤에 생성되어 수면 유발 (**Dark** 상태에서 생성)
- 생활 리듬 조절
- 생식선 억제/**Estrogen** 생성 억제

* **Melanophore : Melanin** 보유 세포(어류, 양서류, 파충류)

6. Melatonin과 Melanin의 비교

	Melatonin	Melanin
전구아미노산	Tryptophan	Tyrosin
전구 amino acid 화합물	Serotonin	DOPA/DOPA-quinone
본 체	Hormone	Black or brown color의 아미노화합물
생성세포 / 조직	Pineal gland (송과선)	Melanocytes
존 재 부 위	송과선에서 분비/혈액	눈의 맥락, 홍채, 피부, hair
결 핍 증	혈액에 부족/송과선에 축적 → melanin 색소 증가*1	Albinism

* DOPA : Dihydroxyphenylalanine　　*1의 이유 : Melatonin은 MSH에 길항

제 15장 무기물과 임상

학 습 목 표
• 인체에 필요한 무기물의 종류와 기능 • 무기물의 조절기구 • 무기물의 임상적 의의

15-1 인체에 필요한 무기물의 종류 (1-3-1)

• Na^{+} • K^{+} • Cl^{-} • Ca^{2+} • Mg^{2+}	• P (PO_4^{2-}) • SO_4^{2-} • Fe^{2+} / Fe^{3+} • Zn^{2+} • I^{-} • F^{-} • Cr^{3+}	• Co^{2+} • Mn^{2+} • Cu^{2+} • Se^{2-} • Mo^{2+}

15-2 각종 무기물의 인체에서의 기능과 임상적 평가 I

무기물	생리적 기능	조절 매체	임상적 평가	
			결핍증	과잉증
Na^+	• 신경, 근육 등의 흥분성 조절 • 체액량, $[H^+]$ 조절	Na^+/K^+-ATPase	탈수증, 대사성 acidosis, 대사성/호흡성alkalosis, 근육마비, 의식장해	고혈압증
K^+	Na^+과 동일	Na^+과 동일	Na^+과 동일	심장정지
Cl^-	• 위액 HCl의 조성, 체액량, • 삼투압, $[H^+]$ 조절 • 신경, 근육의 흥분성 조절	Na^+/Cl^- shift	근육마비, 의식장해 대사성 acidosis / alkalosis	호흡성 alkalosis
Ca^{2+}	• Bone의 구성 • 세포기능의 second messenger	• Calcitonin, PTH, vitamin D_3 • Ca^{2+} 결합 단백질	• P 감소 : 골연화증(골다공증), 구루병, 폐렴, 백일해 • P 증가 : 부갑상선 기능 저하증, 요독증	• P감소: 부갑상선기능저하증, 급성폐렴 회복기 • P 증가 : 비타민 D 과잉증, 다발성골수종

* P : Phosphate, PTH : Parathyroid hormone

15-3 각종 무기물의 인체에서의 기능과 임상적 평가 II

무기물	생리적 기능	조절 매체	임상적 평가	
			결핍증	과잉증
Mg^{2+}	• 각종 효소의 cofactor • 신경/근육 흥분성 조절	-	성장저해, 혈관확장, 심한 설사	근력저하, 호흡억제, 구토, 전신권태, 의식장해, 급성신부전, 갑상선기능저하증
P (PO_4^{2-})	각종 인산함유 화합물의 구성(DNA, RNA, 인지질 등)	• 신장의 세뇨관세포 • 각종 효소	Alcohol 중독, 소아구루병, 성인골연화증, 원발성 부갑상선 기능 항진증, vitamin D 부족	신부전, vitamin D 중독, 부갑상선기능항진증
SO_4^{2-}	단백질, heparin, thyamid의 성분 해독	-	Cysteine뇨증 (cysteine 결석)	-
Fe^{2+}또는 Fe^{3+}	Hemoglobin, myoglobin등의 구성	Transferrin	빈혈	Hemochromatosis
Zn^{2+}	각종 효소의 구성분	-	• 급성 - 시각이상, 탈모, 습진 • 만성 – 성장장해, 제2차 성발육 저해, 빈혈, 탈모	위장관 과민증

15-4 각종 무기물의 인체에서의 기능과 임상적 평가 III

무기물	생리적 기능	조절 매체	임상적 평가	
			결 핍 증	과 잉 증
I^-	• 갑상선호르몬의 성분	-	갑상선 종양	안구 돌출성 갑상선 종양
Co^{2+}	• Vitamin B_{12} 성분 • Hemoglobin 성분	-	악성 빈혈	적혈구 과다증
Mn^{2+}	• 각종 효소 등의 cofactor 및 구성분	철결핍 상태에 비례하여 흡수 증가	-	빈혈
Cu^{2+}	• 각종 효소의 성분, cofactor	-	빈혈, 백발, 신경 장해	설사, Wilson disease
Se^{2-}	• Glutathione peroxidase의 성분	-	산화 촉진	황달, 정신적 우울증

15-5 핵심 포인트

1. Hemochromatosis (혈색소증)

각종 동물의 혈액에 존재하는 산소 운반 색소인 **hemochrome**이 축적되는 질환으로서 철의 대사 이상에 의해 철 **(iron)**이 간, 췌장 등에 침착한다. 피부에도 청동색의 특유한 색소가 침착하고, 골·관절의 변화와 더불어 당뇨병 및 간경변증이 합병증으로 발병된다. 유전성의 경우를 특발성 혈색소증이라 한다.

2. Heparin

고등동물의 각종 조직에 존재하는 다당류이지만, 간 또는 폐에 가장 많다. 혈액응고 제 II 인자인 **prothrombin**의 활성을 억제시켜 혈액의 응고를 억제시키는 작용이 있다. 혈액으로부터 혈장을 제조할 때 항응고제로서 사용한다.

3. Myoglobin

골격근, 심근 중에 존재하는 **heme** 단백질 (색소 단백질)로서 **hemoglobin** 보다도 산소와 강한 결합친화력으로 결합함으로써 산소를 저장한다.

혈중에 증가시의 임상적 평가
심근경색, **muscle dystrophy**, 다발성 근염, 피부 근염, 협심증, 갑상선 기능 저하증, 당뇨병, 악성 고열, 간질 등

제 16장 소화 및 흡수

학습 목표

- 탄수화물의 소화 과정
- 탄수화물 소화 효소의 기능 특성
- 단당류의 흡수 양식
- 단백질의 소화 및 흡수 과정
- 단백질 소화 효소의 기능 특성
- 아미노산 수송 특성
- 지질(**fat and oil**)의 소화 및 흡수 과정
- **Triglyceride** 소화 특성과 유화
- **Micelles**의 수송
- 소화 효소의 임상

16-1 탄수화물의 소화과정

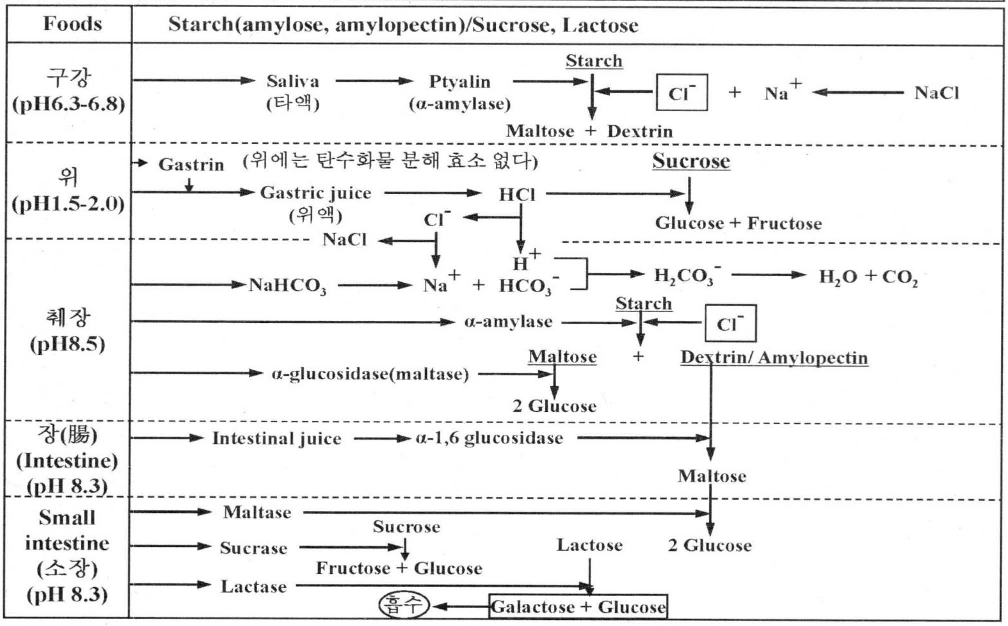

16-1-1 탄수화물 소화효소의 기능특성

소화효소	기능 특성
α-amylase	• **Starch(homopolysaccharide, glucose**로 만 구성)중의 **amylose**를 **α-1,4-glycosidic bond(1-7/No.19)**로 가수분해시켜 **maltose**를 형성시킨다 • 구강의 타액선과 췌장으로부터 분비 • 췌장의 **α-amylase**는 소장**(small intestine)**으로 부터 분비되는 **pancreozymin** 또는 **secretin**에 의해 분비된다 • 가수분해를 위해 Cl^-를 요구한다.
Maltase	• 췌장과 **small intestine**으로부터 분비된다 • **Maltose**를 **2 glucose**로 가수분해 시킨다
α-1,6-glucosidase	• **Intestine**으로 부터 분비된다 • **Dextrin**을 **α-1,6-glycosidic bond**로 가수분해 하여 **maltose** 를 형성시킨다
Sucrase **Lactase**	• **Small intestine**으로 부터 분비된다 • **Sucrase**는 **sucrose**를 **glucose**와 **fructose**로, **lactase**는 **lactose**를 **galactose**와 **glucose**로 가수분해 시킨다
• **Starch, amylose, amylopectin, dextrin, maltose, sucrose, lactose**의 구조를 생각해 봅시다 • 췌장에서 분비되는 $NaHCO_3(HCO_3^-)$의 기능을 생각해 봅시다	

16-1-2 단당류의 이용을 위해 혈액으로 흡수되는 양식

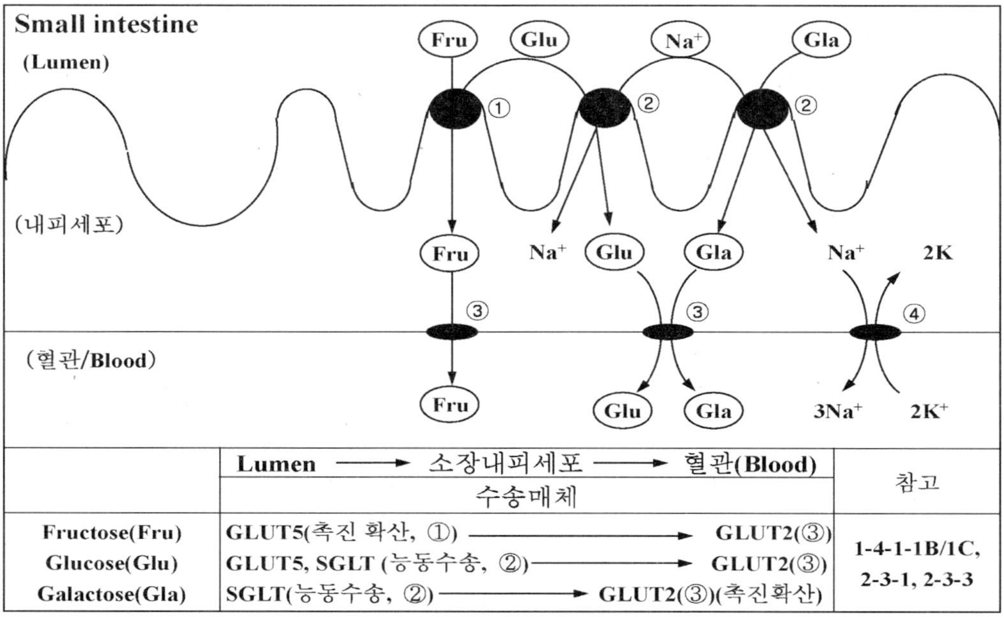

	Lumen ⟶ 소장내피세포 ⟶ **혈관(Blood)**	참고
	수송매체	
Fructose(Fru) **Glucose(Glu)** **Galactose(Gla)**	**GLUT5**(촉진 확산, ①) ⟶ **GLUT2**(③) **GLUT5, SGLT** (능동수송, ②) ⟶ **GLUT2**(③) **SGLT**(능동수송, ②) ⟶ **GLUT2**(③)(촉진확산)	**1-4-1-1B/1C, 2-3-1, 2-3-3**

16-1-2-1 α-amylase의 임상 평가

질환	Hyperamylasemia
췌장 질환	췌관 폐쇄, 췌장 종양, 외상/수술, 췌장염 합병증(췌장가성낭포, 췌장농양)
타액선 질환	감염, 외상, 방사선 조사, 도관 폐쇄
소화관 질환	장관막 동맥 폐쇄종, 소화성 궤양, 천공(perforation), 장관천공
부인과 질환	자궁외 임신파열, 골반내 감염증
췌장 이외의 종양성 질환	난소, 전립선, 폐, 식도, 흉선의 종양 다발성 골수종, 갈색 세포종
기타	신장부전증, macroamylasemia, 임신

* α-amylase는 췌장, 타액선, 간, 신장, 심장, 폐, 난소, 횡문근, 유선 및 갑상선등에 존재하지만 주요 생성 기관은 췌장과 타액선이다

16-1-2-2 타액선 및 췌장 유래의 α-amylase 혈중 증가시의 임상 평가

췌장 α-amylase(P 형)	타액선 α-amylase(S 형)
• 급성 췌장염 • 만성 췌장염 • 췌장 낭포 • 췌장암 • 담석증	• 타액선 질환 (타액선염, 구강염) • 폐질환 (폐염, 폐암, 폐결핵) • 급성 간염 • 신부전증 (만성의 경우 혈청에서 증가, 뇨에서는 감소) • Diabetic ketoacidosis

16-2 단백질의 소화과정

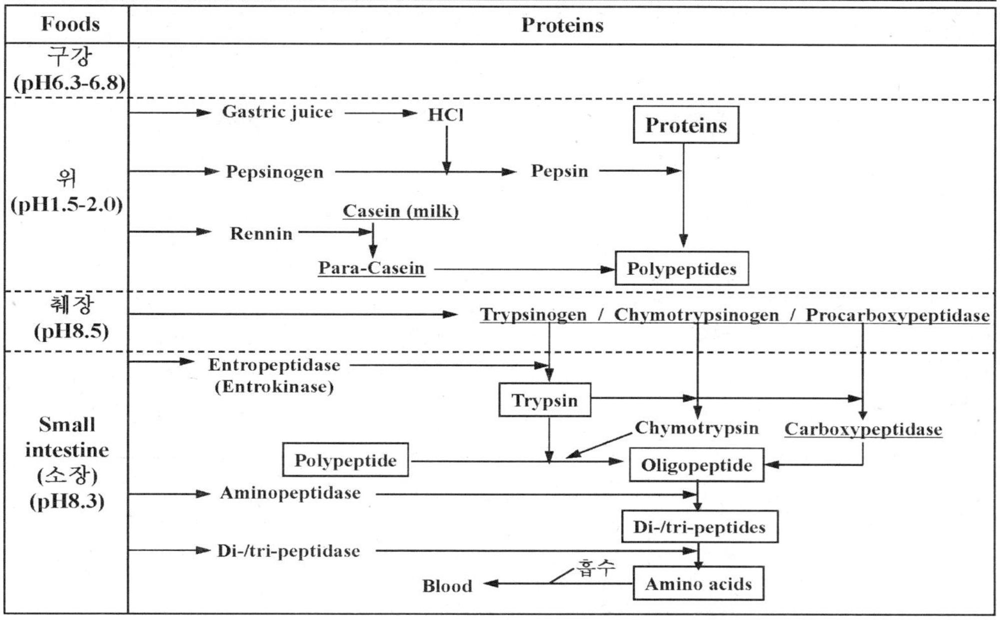

16-2-1 단백질 소화효소의 기능특성 (16-2)

소화효소	기능 특성
Pepsin	• 위로부터 분비된 pepsinogen이 위액성분인 HCl(pH 1.5-2.0)에 의해 분해되어 생성된다 • Proteins 및 para-casein을 polypeptide로 가수분해시킨다
Rennin	• 위로 부터 분비되어 casein을 para-casein으로 분해시킨다
Trypsin (6-5/No.13)	• 소장으로부터 분비된 enterokinase(6-5/No.15)에 의해 trypsinogen으로 가수분해되어 생성된다 • Endopeptidase(6-5/No.16)로서 polypeptide의 lysine과 arginine이 만드는 peptide 결합을 특이적으로 가수분해시켜 oligopeptide를 형성시킨다 • Chymotrypsinogen과 procarboxypeptidase를 chymotrypsin 및 carboxypeptidase로 가수분해시켜 이들이 protease활성을 가지게 한다
Chymotrypsin, Carboxypeptidase Aminopeptidase	• Chymotrypsin은 endopeptidase(6-5/No.16)로서 방향족아미노산(tyrosine, phenylalanine, tryptophane)의 peptide bond를 특이적으로 가수분해시켜 oligopeptide를 di-/tri-peptide로 형성시킨다 • Aminopeptidase와 carboxypeptidase는 exopeptidase(6-5/No.17)로서 oligopeptide를 가수분해시켜 di-/tri-peptide를 형성시킨다
Di-/tri-peptidase	• 소장으로부터 분비되어 di-/tri-peptide를 한분자의 amino acid로 가수분해시킨다

* Amino acid의 peptide bond에 관해 생각해 봅시다
* Zymogen의 특성을 생각해 봅시다

16-2-2 Amino acid 이용을 위한 수송

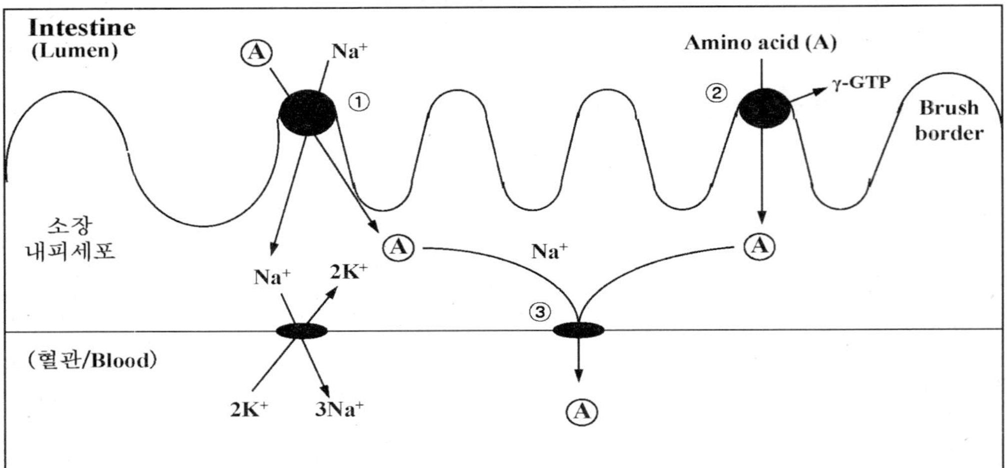

	소장 lumen ⟶ 내피세포 ⟶ 혈관(blood)	참고
Amino acid	Cotransport(①)/ 능동수송 ⟶ 촉진확산 (③) Uniport(②) / 능동수송 ⟶ 촉진확산 (③)	1-4-1-1C

16-2-2-1 단백질 소화 효소의 임상 평가

	혈중 증가	혈중 감소
Trypsin	급성/만성 췌장염(활동기), 췌장농양, 간경변, 간염, 담도암, 신부전증	만성췌장염(비활기), 당뇨병, 영양 부족
Chymotrypsin	급성 췌장염, 췌장암	만성 췌장염
Leucine aminopeptidase	담즙 울체증, 간염, 간경변, 급성 간염, 알콜성 간질환	-
Cystine aminopeptidase	임신 (24 주 후)	자궁 내 발육 지연, 자궁내 태아 사망

16-3 Lipids(triglycerides)의 소화과정

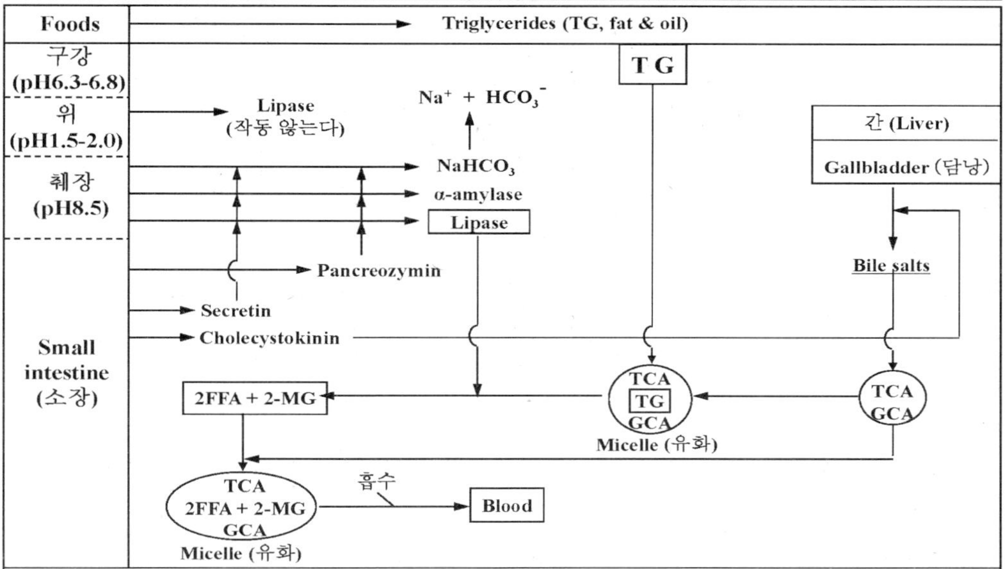

TCA : Taurocholic acid, GCA : Glycocholic acid, FFA : Free fatty acid, 2-MG : 2-monoacylglycerol

16-3-1 Triglycerides의 소화 특성과 유화

관련 인자	기능 특성 / 유화
Lipase	• 소장으로 부터 분비된 **pancreozymin**과 **secretin**이 췌장에 작용하여 **lipase**의 분비촉진에 의해 췌장으로 부터 분비된다 • 유화된 **TG**를 **2-MG**와 **FFA**로 분해시킨다
Cholecystokinin	소장으로 부터 분비된 외분비 호르몬으로서 담낭에 작용하여 **Bile**의 분비를 촉진시킨다
TCA, GCA	• **Bile**에 함유되어 있는 **Bile salt(TCA; taurocholic acid, GCA; glycocholic acid)**는 **hydropobic TG**를 **hydrophilic TG**상태로 만들어 주기 위해 **TG droplet**를 유화시켜 **micelle(3-12/No. 1, 4-4-2-3B, 16-3-3)**을 형성하여 **lipase**의 **TG**분해 작용을 촉진시킨다 • **Lipase**에 의하여 분해 생성된 **FFA**와 **2-MG**를 다시 유화시켜 **micelle**을 형성한다
Cholesterol esterase, phospholipase A_2	• 췌장으로 부터 **cholesterol esterase** 및 **phospholipase A_2**도 분비된다**(16-3**에는 표시없음**)** • **Phospholipase A_2**는 **glycerophospholipids**를 **FFA**와 **lysophospholipids**로 분해시키고**(1-4-2, 1-4-3), cholesterol esterase**는 **cholesterol ester(4-4-2-3A)**를 **free cholesterol**과 **FFA**로 분해시킨다

16-3-2 Micelles의 수송 (16-3-1)

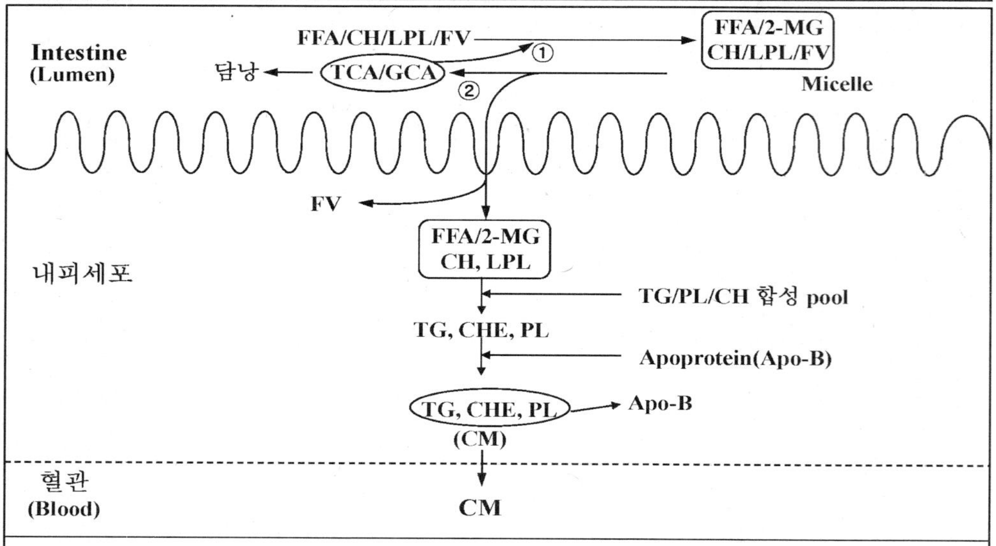

* FFA : Free fatty acid, CH: Free cholesterol, LPL: Lysophospholipids, FV: Fat soluble vitamin, 2-MG: 2-Monoacylglycerol, CHE: Cholesterol ester, PL: Phospholipids, CM: Chylomicrons

16-3-3 Bile salt의 유화(emulsion) 작용

- **Triglyceride** 등의 **lipids**는 물에 녹지 않기 때문에 지방이 소화되기 위해서는 유화(**emulsification**=乳化) 되어야 한다. 이때 유화작용을 촉진 하는 것이 **taurocholic acid**와 **glycocholic acid** 이다.
- 지방(脂肪)의 **drop**을 세분화하여 소화액 중에 분산하여 소화효소 **lipase**와의 접촉면을 확대시키는 작용이있다
- 脂肪 **drop**이 물에 분산되면 **milk**와 같은 흰색으로 현탁되어 보이므로 이 과정을 유화라고 한다.
- 담즙산염(**bile salt, glycocholic acid, taurochoric acid**)는 물의 표면 장력을 강하게 저하 시킴으로써 지방을 세분화한다. 이것을 **micelle**이라고 한다
- 담즙산염은 **Vitamin A, D, E, K**(지용성 **vitamin**)와도 결합하여 수용성으로 변화시킨다

16-3-3-1 췌장 lipase 혈중 증가시의 임상 평가

질 환	관련 질환
췌장 질환	급성/만성 췌장염, 췌장암
소화관 질환	**Intestine** 괴사, 장염, 위 괴양성 대장염
복부 질환	복막염, 복부 수술 후
기타 질환	담낭·담도 질환, 소화성 괴양, 신부전증

부록 1. Hormone의 종류/기능 및 임상적 의의

• 호르몬의 화학구조 : **protein(pro), peptide(pe), amino acid derivatives(AA), steroid(S), glycoprotein(GP)**

1. 갑상선 호르몬

내분비선	Hormone	생리작용	임상증상
Thyroid (갑상선)	**Thyroxine(T_4)** **Triiodothyronine(T_3)** **(AA, I_2 함유)**	• 당 대사 증가(당 소비 증가) • 단백질합성 촉진 • 인지질대사 촉진 • 핵산대사 촉진 • $NADPH_2$의 합성 촉진 • 산소소비증가 - 산화적 인산화 촉진	• 과잉증: 갑상선기능 항진증(**Hyperthyroidism, Basedow's** 병) • 결핍증: 지방병 성 갑상선腫(**Endemic goiter, I_2** 부족) 갑상선기능 저하증(**Hypothyroidism, cretinism**) 점액수腫(**Myxedema**)
Thyroid	**Thyrocalcitonine (poly-pe.)**	혈청 Ca^{2+} 저하	• **Parathormone**의 작용을 억제시킨다 • **Calcitonine**이라고도 한다
Parathyroid (부갑상선)	**Parathormone (poly-pe.)**	• 혈청 Ca^{2+} 상승 (**vitamin D** 필요) • 혈청 **phosphorus**량 저하 (**phosphorus** 배설 촉진)	• 별명: **Parathyroid hormone(PTH)** • 결핍증: **Tetany**증(혈청 Ca^{2+} 감소에 의함)

2. 흉선, 송과체, 췌장 및 부신수질 호르몬

내분비선	Hormone	생리작용	임상증상
Thymus (흉선)	**Thymus hormone (pro.)**	• 생식선의 발육억제 • Bone의 발육촉진	
Pineal (송과체)	**Melatonin (AA)**	피부담색(피부색깔을 창백하게 하는 작용)	**MSH**의 기능을 억제시킨다
Pancreas (췌장) Langerhans α cell	**Glucagon (poly-pe.)**	혈당상승	**Insulin**의 기능을 억제시킨다
Langerhans β cell	**Insulin (poly-pe.)**	1. Glucose로부터 glycogen 생성 촉진 2. Glucose 산화 촉진 3. 지방산의 합성 촉진 4. 단백질로부터 당(glycogen) 신생 저해 5. Ketone body의 과잉생성 예방	결핍증: 당뇨병 (혈당상승, 당뇨, **Ketone body** 생성)
Adrenal (부신) Medulla (수질)	**Adrenaline (epinephrine) (AA)**	1. 교감신경지배 → 혈압상승, 심박동증가 2. 간(肝)의 **glycogen** 분해 촉진 (혈당 상승) 3. 지방(脂肪) 분해 촉진 4. 뇌하수체 전엽(**pituitary anterior**)에 작용하여 **ACTH(adrenocorticotropic hormone**, 부신피질 자극호르몬) 분비 촉진	

3. 부신피질 및 생식선 호르몬(Steroid hormones)

내분비선	Hormone	생리작용	임상증상
Adrenal (부신) Cortex (피질)	**Glucocorticoid (당질 corticoid) → Corticosterone, Cortisone(Cortisol), Hydrocorticone(S) Mineral corticoid → Aldosterone(S)**	**Glucocorticoid** • 기초 대사 유지 • **glycogen** 생성 촉진 • 尿 中 질소 증가, 肝 혈청단백 증가 • 脂肪합성 억제, 저장 지방을 간으로 이동 • 소염 및 **antiallergy** 작용 **Mineral corticoid** • **Na**와 **K**의 양적 평형유지	• 결핍증: **Addison**병 (피로, 저혈당, 저혈압, 피부착색) • 과잉증: **Cushing** 증후군 (지방 침착, 고혈압, 多毛, 생식기 발육 부전, 피부착색)
Testicle (고환)	**Androgen → Testosterone, Aldosterone(S)**	• 남성의 **2**차 성징 발현, 생식기능유지 • 단백질 동화작용 • **estrogen**에 길항, 乳腺 발육 억제	
Ovary (난소) Follicle (난포)	**Estrogen →난포 Hormone : Estrone, Estradiol(S)**	• 여성의 제**2**차 성징 발현, 생식기능유지 • 성주기 前半(전반)을 유지(①난포 성숙 ②배란 촉진 ③자궁내막 증식) • **Androgen**(남성 호르몬)에 길항	
Corpus luteum (황체)	**Gestagen → 황체호르몬 : Progesterone(S)**	• 성주기 후반을 유지 (난포 발육 억제) • 임신 유지 작용(배란 억제 작용)	
Placenta (태반)	**Human chronic gonadotropin(HCG) 태반성선 자극 호르몬(pro.)**	황체 비대, 존속 - 임신유지	

4. 신장과 뇌하수체 전엽 호르몬 Ⅰ

내분비선	Hormone	생리작용	
Kidney	**Renin** **(pro.)**	혈압 상승 작용	혈장 α_2-globulin으로부터 **Angiotensin Ⅰ**를 방출 시키는 일종 의 **protease**
Pituitary **(뇌하수체)** **Anterior** **(전엽)**	**Growth hormone** **(Somatotropin)** **(pro.)**	• 단백질 합성 촉진 •. 지방조직으로부터 지방산의 방출 증가 • **Glucose** 이용저하 (혈당상승) • **Bone**의 성장 촉진	• 과잉증: **Gigantism**(거인증, 유아의 기능 항진) **Acromegaly**(말단비대증, 성인의 기능 항진) • 결핍증: **Dwarfism**(왜소증) **GRF(growth hormone releasing factor)**에 의해 분비
	TSH **(Thyroid stimulating hormone)** 갑상선 자극 호르몬 **(Glycoprotein)**	• 갑상선의 발육 및 기능 자극 • 지방조직으로부터 지방산의 방출 증가	**TRF(Thyrotropin releasing factor)**에 의해 분해 촉진
	ACTH **(Adrenocorticotropic hormone)** 부신피질 자극호르몬 **(poly-pe.)**	• 부신피질자극 **(corticoid** 생성지배) • 지방조직으로부터 지방산의 방출증가 • **Melanin** 세포 자극	**CRF(Corticotropin releasing factor)**에 의해 분비 촉진
	FSH **(Follicle stimulating hormone)** 난포 자극 호르몬 **(Glycoprotein)**	• 난포자극-**estrogen** 분비 촉진 • 남성에서는 정자 형성 촉진	**FSH-RF(FSH-releasing factor)**에 의해 분비 촉진 ***FSH, ICSH(LH), LTH:** 성선 자극 호르몬
	ICSH **(Interstitial cell stimulating hormone,** 간질세포자극호르몬) **LH(Luteinizinghormone)** **(Glycoprotein)**	• 난포 성숙, 배란 촉진 • 황체형성 → **progesterone** 분비 촉진 • **Androgene** 분비 촉진	**LH-RF(LH-releasing factor)**에 의해 분비 촉진

5. 뇌하수체 (전엽, 중엽, 후엽) 호르몬 Ⅱ

내분비선	Hormone	생리작용	임상증상
Pituitary (뇌하수체) Anterior (전엽)	**LTH (Luteotropic hormone, 황체자극호르몬)**	• 황체의 발육 및 기능 유지 (progesterone 분비 촉진) • 유즙 분비	**PIF(prolactin inhibiting factor**에 의해 조절)
Pituitary (뇌하수체) Intermedia (중엽)	**MSH (Melanocyte stimulating hormone, 색소세포자극 호르몬) (poly-pe.)**	• 암순응(암흑에 순응하는 시간)의 단축 • 개구리, 고기의 melanin 함유세포의 확장(착색)	• **MIF(MSH inhibiting factor)**에 의해 생성 조절 • 과잉증: **SIDH(Syndrome of inapporiate secretion of ADH)**
Pituitary (뇌하수체) Posterior (후엽)	**Vasopressin (pe.)**	• 이뇨(利尿) 억제 작용(尿세관에서의 水의 재흡수를 촉진하고, 尿를 진하게 한다) • 말초 혈관 수축 (혈압 상승)	• 결핍증: 혈압 저하, 뇨붕증 • 과잉증: **SIADH(Syndrome of inappropriate antidiuretic hormone secretion)** • 별명: 抗이뇨 호르몬(**Antidiuretic hormone, ADH)**
	Oxytocin (pe.)	자궁 수축	결핍증: 진통(陣痛) 미약

6. 시상하부 호르몬

내분비선	Hormone	생리작용	대사이상, 길항물질, 검정법
Hypothalamus (間腦시상하부)	CRF (Corticotropin releasing factor) (pe.)	ACTH의 생성 촉진	* Hypothalamus(anterior) ↓ TSH-releasing hormone ↓ Pituitary gland ↓ Blood stream ↓ TSH ↓ Thyroid gland ↓ Thyroid hormone ↓ Target tissue
	LH-RF (Luteinizing hormone releasing factor) (pe.)	LH(ICSH)의 생성 촉진	
	TRF (Thyrotropin releasing factor) (pe.)	TSH의 생성 촉진	
	GRF (Growth hormone releasing factor) (pe.)	Growth hormone의 생성 촉진	
	FSH-RF (Follicle stimulating hormone releasing factor) (pe.)	FSH의 생성 촉진	
	PIF (Prolactin inhibiting factor)	LTH(prolactin)의 생성 조절	
	MIF (Melanocyte hormone inhibiting factor)	MSH의 생성 조절	

7. 소화관련 호르몬(외분비호르몬)

외분비선	Hormone	생리작용	대사이상, 길항물질, 검정법
Salivary (타액선)	**Parotin (pro.)**	• **Bone, teeth**의 발육(혈청 Ca^{2+} 저하) • 혈관의 신축성 증가 • 단백 동화작용	
Digestive tract (소화선)	**Gastrin (pe.)**	위산 분비 촉진	
	Secretin (pe.)	• 소장 점막에서 분비 • 췌장外 분비(水, $NaHCO_3$)의 촉진	
	Pancreozymin (pe.)	• 소장 점막에서 분비 • 췌장外 분비 효소(**trypsin, amylase, lipase**등) 분비 촉진	
	Cholecystokinin	• 소장 점막에서 분비 • 담즙 분비 촉진 • 소장운동 촉진	
	Vilikinin **Duocrinin** **Gastrone**	• 소장 점막에서 분비 • 소장운동 촉진 • **Brunner gland**(十二지장)의 분비 촉진 • 위액 분비 억제	

8. 기타 호르몬과 같은 물질

Bradykinin(pe.)	혈액에 함유, 혈관확장(혈압강하)작용(**2-5-2, 2-5-4**), 소장수축작용
Kallidin(pe.)	췌장, 타액선에서 분비, **kinin** 이라고도 한다, 혈관확장(혈압강하)작용(**2-5-2, 2-5-4**), 평활근(**smooth muscle**) 수축작용
Substance-P(pe.)	소화관 점막에서 분비, 혈관확장, 腸管수축
Centropnein	췌장에서 분비, 호흡중추자극작용

부록 2. Vitamin의 종류/기능 및 임상적 의의

1. 지용성 비타민 (Lipophilic vitamin)

종류 (화학명)	생리작용	결핍증	Food sources
Vitamin A(Axerophthol) Vitamin A_1(Retinol)	• Rhodopsin • 피부/점막상피세포기능유지 • 정상적인 성장유지 • Bone유지	• 야맹증 • 각막건조증 • 피부염 • 성장지연(장애)	Butter Fish-oil
Vitamin D(Calciferol, cholecalciferol)	• 칼슘(Ca)과 인(P)의 흡수/이용조절 • 인산(phosphoric acid)와 칼슘을 결합시켜 이들을 bone에 침착 촉진	구루병(rachitis)	버섯, Egg yolk
Vitamin E (α-tocopherol)	• 불포화지방산 또는 Vitamin A의 산화억제 (항산화제로서 작용) • Creatine-phosphate의 유지	• 생식기능 장해 (고환위축, 불임증) • 근위축	Wheat germ, hazelnut
Vitamin K	• 혈액응고인자 II, VII, IX, X 및 혈액응고억제단백질 protein C/S의 생성억제 • Calcium의 세포막투과성 촉진	혈액응고억제(장해)에 의한 출혈(지혈장해)	시금치, 양배추, 해조류, 토마토

2. 주요 수용성 비타민 (Hydrophilic vitamin) (I)

종류 (화학명)	생리작용	결핍증	Food sources
Vitamin B1 **(Thiamine)**	**Decarboxylase**의 보효소 **(thiamine pyrophosphate)**로 작용	• 다발성신경염 • 심장질환 • **Beriberi**(각기)	**Wheat germ, yeast, bean**
Vitamin B2 **(Rivoflavin)**	• **Flavin mononucleotide(FMN), flavin adenine dinucleotide(FAD)**구성성분 • 각종효소(예, **oxidoreductase**)의 보효소로서 작용	• 성장장해 • 설염**(glossitis)** • 갑상선기능저하증 • 에너지생성저하	**Wheat germ, meats, yeast, milk, egg**
Vitamin B6	**Pyridoxal-5-phosphate**로서 **aminotransferase** (예, **AST, ALT**)의 보효소로서 작용	• 아미노산 억제에 의한 다양한 생리반응 발생 • **Urea**의 생성에 장해발생 • 피부염, 혈중암모니아 증가	**Wheat germ, yeast, beans**
Vitamin B12	• **Methylmalonyl-Co A mutase**와 같은 **carboxyl group** 전이효소 **(carboxyltransferase)**의 보효소로 작용	• 악성빈혈 • 간장해 • 신경질환	**Milk, egg,** 해조류

3. 주요 수용성 비타민 (II)

종류 (화학명)	생리작용	결핍증	Food sources
Niacin(Nicotinic acid) Niacinamide(Nicotinamide)	NAD, NADP로서 각종효소(예, 산화환원 효소)의 보효소로서 작용	• 피부염(예; pellagra) • 소화장해(설사) • 우울증(depression) • 허혈증, 치매	Meat, yeast, wheat germ
Pantothenic acid	Coenzyme A(Co A)로서 다양한 효소 (예, Pyruvate dehydrogenase, acyl-Co A synthetase)의 보효소로서 작용	• 성장장해 • 피부염	Egg yolk, yeast, wheat germ
Folic acid	Purine, pyrimidine 생성에 관여	• 빈혈 • 동맥경화증	버섯, 시금치, wheat germ
Biotin(Vitamin H)	Pyruvate carboxylase 등의 보효소로서 작용	피부염	Egg yolk, yeast, milk, beans
Vitamin C (Ascorbic acid)	• 산화환원 반응에 관여(수소운반체) • Tyrosine, phenylalanine등의 방향족 아미노산 대사에 필요	Scorbutus(괴혈병)	Lemon, 녹조류, 무우, 딸기

부록 3 | Enzymes의 문제

대사회로와 효소계

* 다음 glycolysis와 citric cycle의 효소반응을 보고 물음에 답하세요(1~6).

hexokinae

A. Glucose ⟶ Glucose-6-phosphate

B. Glucose-6-phosphate —①→ Fructose-6-phosphate

C. Fructose-6-phosphate —②→ Fructose-1,6-bisphosphate

D. Fructose-1,6-bisphosphate —③→ [④]

1. A의 반응에서 hexokinase에 대해 옳게 설명한 것은 어느 것인가?
   ⓐ ATP를 공여체로 하는 인산전이 효소이다.
   ⓑ 동·식물의 및 미생물에 함유되어 있다.
   ⓒ 활성을 위해 cofactor로서 마그네슘 이온을 필요로 한다.
   ⓓ -SH 시약으로 그 활성이 저해된다.
   ⓔ 금속이온 코발트 및 망간이온에 의해서도 효소활성이 촉진된다.
   ① a, b, c 만 ② b, c, d 만 ③ c, d, e 만 ④ b, c, d, e 만 ⑤ a-e 모두

2. A의 반응에서 glucose-6-phosphate는 hexokinae의 활성을 저해한다. 옳게 설명한 것은 어느 것인가?
   ⓐ 비길항저해이다.
   ⓑ 길항저해이다.
   ⓒ Glucose-6-phosphate가 hexokinase에 결합하여 활성을 저하시킨다.
   ⓓ Glucose-6-phosphate가 hexokinase와 hexokinase-glucose의 복합체에 결합하여 그 활성을 저해시킨다.
   ① a 만 ② b 만 ③ a, c 만 ④ a, d 만 ⑤ b, d 모두

3. B 효소반응을 촉매하는 효소 ①에 대해 옳게 설명한 것은 어느 것인가?
ⓐ ①의 효소는 phosphoglucoisomerase이다.
ⓑ Phosphoglucoisomerase는 6탄당의 glucose를 5탄당의 fructose로 이성화시킨다.
ⓒ Phosphoglucoisomerase는 6탄당의 glucose를 6탄당의 fructose로 이성화시킨다.
ⓓ 보효소는 필요없다.
① a, b 만 ② c, d 만 ③ a, b, c 만 ④ b, c, d 만 ⑤ a-d 모두

4. 효소반응 C에 필요한 효소②에 대해 옳게 설명한 것은 어느 것인가?
ⓐ 위 ②의 효소는 phosphofructokinase이다.
ⓑ Phosphofructokinase는 ATP를 공여체로 하는 인산전이 효소이다.
ⓒ 활성을 위해 cofactor로서 마그네슘이온이 필요하다.
ⓓ 활성을 위해 망간이온이 필요하다.
① a, b 만 ② c, d 만 ③ a, b, c 만 ④ a, c, d 만 ⑤ a-d 모두

5. 위 반응 D의 효소 ③에 대해 옳게 설명한 것은 어느 것인가?
ⓐ 위 ③의 효소는 fructose bisphosphate aldolase이다.
ⓑ Aldolase는 다양한 isozyme이 있다.
ⓒ Fructose bisphosphate aldolase는 aldehyde lyase이다.
ⓓ 탄소 6개로 구성된 sugar를 3개의 탄소로 구성된 당을 생성시킨다.
① a, b 만 ② b, c, d 만 ③ a, b, c 만 ④ a, c, d 만 ⑤ a-d 모두

6. 위 효소 반응 D에서 생성되는 생성물 ④에 대해서 옳게 설명한 것은 어느 것인가?
ⓐ 위 ④의 생성물은 dihydroxyacetone phosphate와 glyceraldehyde 3-phosphate이다.
ⓑ 효소반응 D에서 생성된 dihydroxyacetone phosphate와 glyceraldehyde 3-phosphate는triose phosphate isomerase에 의해 서로 교환될 수 있다.
ⓒ 탄소 6개의 glucose가 산화되어 2분자의 pyruvate가 생성되는 것은 위의 ⓐ와 ⓑ의 반응에 기인하는 것이다.
ⓓ 이들은 high energy compounds의 전구물질이다.
① a, b 만 ② c, d 만 ③ a, b, c 만 ④ b, c, d 만 ⑤ a-d 모두

7. Glyceraldehyde 3-phosphate + [A] ⟶ 1,3-diphosphoglycerate
반응을 옳게 설명한 것은?
ⓐ 반응에 필요한 효소는 산화환원효소인 glyceraldehyde 3-phosphate dehydrogenase이다.
ⓑ 위 A 에는 수소수용체로서 NAD와 phosphate 가 필요하다.

ⓒ 위 A 의 phosphate 는 기질인 glyceraldehyde 3-phosphate에서 proton이 빠져나간 위치에 phosphoanhydride 결합을 형성한다.

ⓓ 이 반응에 관여하는 효소는 keto group을 공여체로 한다.

① a, b 만 ② c, d 만 ③ a, b, c 만 ④ b, c, d 만 ⑤ a-d 모두

8. 1,3-diphosphoglycerate ⇆ 3-phosphoglycerate 에 대해 옳게 설명한 것은 어느 것인가?

ⓐ 반응에 필요한 효소는 phophoglycerate kinase(PK)이다.

ⓑ PK의 cofator로서 금속이온은 마그네슘이다.

ⓒ 이 효소반응에서 ATP가 생성된다.

ⓓ PK는 -SH시약에 의해 저해된다.

① a, b 만 ② c, d 만 ③ b, c 만 ④ a, b, d 만 ⑤ a-d 모두

9. 동물과 미생물에서 발견되는 phosphoglyceromutase에 대하여 옳게 설명한 것은 어느 것인가?

ⓐ 3-phosphoglycerate의 C-3에 결합된 phosphate를 C-2로 전이시켜 2-phosphoglycerate를 생성시킨다.

ⓑ 활성을 위해 2,3-diphosphoglycerate를 cofactor로 필요하다.

ⓒ 전이효소이다.

ⓓ 식물에서는 isomerase로서 작용한다.

① a, b 만 ② c, d 만 ③ a, b, c 만 ④ a, c, d 만 ⑤ a-d 모두

10. 해당과정에 관여하는 효소중 F-에 의해 저해되는 것은 어느 것인가?

ⓐ Phosphopyruvate hydratase(enolase)

ⓑ Phosphoglucomutase

ⓒ Hexokinase

ⓓ Pyruvate kinase

① a 만 ② c 만 ③ a, b 만 ④ a, c, d 만 ⑤ a-d 모두

11. 해당과정에 관여하는 효소중 보효소로서 NAD(또는 NADH2)를 필요로 하는 효소는 어느 것인가?

ⓐ Glyceraldehyde phosphate dehydrogenase

ⓑ Lactate dehydrogenase

ⓒ Enolase

ⓓ Carboxylase

① a 만 ② d 만 ③ a, b 만 ④ b, c 만 ⑤ c, d 만

12. Citric acid cycle을 조절할 때 allosteric enzyme 으로 작용하는 것은?
   ① Pyruvate dehydrogenase
   ② Aconitase
   ③ Isocitrate dehydrogenase
   ④ Malate dehydrogenase
   ⑤ Citrate dehydrogenase

13. Pyruvic acid ⟶ (A) / (B) ⟶ Acetyl-CoA의 대사경로에서 A와 B에 적당한 효소 또는 화합물은 어느 것인가?

	A	B
①	CO_2	Pyruvate carboxylase
②	CO	Pyruvate dehydrogenase / CoA-SH
③	CH	Pyruvate acetylase
④	CO_2	Pyruvate dehydrogenase / CoA-SH
⑤	NH_2	Pyruvate transaminase

14. Hexokinase 와 glucokinase 에 대해 옳게 설명한 것은 어느 것인가?
   ⓐ Hexokinase 와 glucokinase 는 glucose의 인산화를 촉매한다.
   ⓑ Hexokinase는 glucokinase보다 glucose에 대해 특이성이 강하다.
   ⓒ Hexokinase는 glucose-6-phosphate에 의해 저해된다.
   ⓓ Glucokinase는 liver에 존재하고, hexokinase는 liver 및 brain에 존재한다.
   ① a, b 만 ② a, c 만 ③ a, b, c 만 ④ a, c, d 만 ⑤ a-d 모두

15. Glucose의 glycolysis에 관여하는 효소는 어느 것인가?
   ⓐ Phosphofructokinase
   ⓑ Phosphoglycerate kinase
   ⓒ Pyruvate kinase
   ⓓ Cirtrate synthase
   ① a, b 만 ② b, c 만 ③ a, b, c 만 ④ b, c, d 만 ⑤ a-d 모두

16. Isocitrate dehydrogenase에 대해 옳게 설명한 것은?
   ⓐ CH-OH를 공여체로 하는 산화환원효소이다.
   ⓑ Isocitrate를 α-ketoglutarate로 산화시키기 위해 보효소 NAD가 필요하다.

ⓒ 효소활성에 금속이온이 cofactor로서 필요하다.

ⓓ Citric acid cycle(TCA cycle)를 조절하는 allosteric 효소이다.

① a, b 만　　② c, d 만　　③ a, b, c 만　　④ b, c, d 만　　⑤ a-d 모두

* Glycogen의 분해와 합성경로를 간단히 표시한 다음 그림에 대한 물음에 답하세요

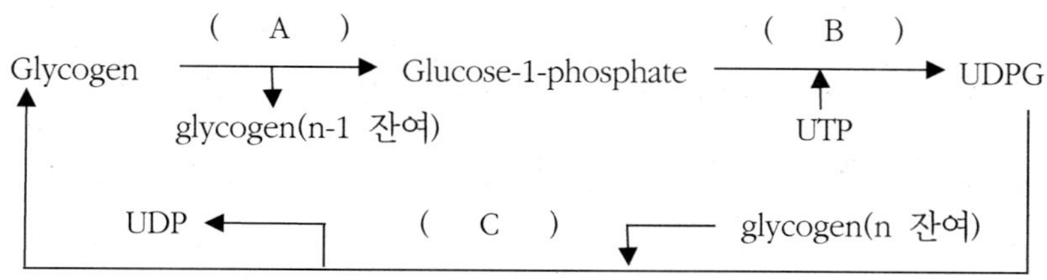

* UDPG = Uridine diphosphate glucose, UTP = Uridine triphosphate

17. A, B, C에 해당하는 효소는 어느 것인가?

	A	B	C
①	Glycogen phosphorylase	UDPG pyrophosphorylase	Glycogen synthase
②	Glycogen phosphatase	Glycogen phosphorylase	Glycogen synthase
③	Glycogen phosphorylase	UDP phosphorylase	Glycogen synthase
④	Glycogen kinase	UDPG phosphorylase	Glycogen synthase
⑤	Glycogen phosphatase	UDPG phosphorylase	Glycogen synthase

* Glycogen synthase : UDPG glycogen glycosyltransferase

18. TCA cycle(citric acid cycle)에서 α-ketoglutarate dehydrogenase에 촉매되는 반응에 필요한 것은 어느 것인가?

ⓐ NAD^+　　ⓑ $NADP^+$　　ⓒ CoA　　ⓓ ATP

① a, b 만　　② b, c 만　　③ c, d 만　　④ a, c 만　　⑤ b, d 만

19. Phosphofructokinase의 저해반응실험을 하려고한다. 다음 어느것을 사용하는 것이 적당한가?

ⓐ Citrate　　ⓑ cyclic AMP　　ⓒ ATP　　ⓓ NH4+

① a, b 만　　② a, c 만　　③ a, d 만　　④ b, c 만　　⑤ b, d 만

20. 골격근의 glycogen phosphorylase에 대해 옳게 설명한 것은 어느 것인가?
ⓐ cyclic AMP 에 의해서 인산화되어 활성형이 된다.
ⓑ Glycogen 의 합성과 분해에 관여하는 효소이다.
ⓒ AMP는 phosphorylase b의 allosteric 활성인자이다.
ⓓ Insulin에 의해 활성이 촉진된다.
① a, b 만 ② b, c 만 ③ c, d 만 ④ a, c 만 ⑤ b, d 만

21. Pyruvate decarboxylase의 coenzyme과 그것의 기능에 대해 옳게 설명한 것은 어느 것인가?

	Coenzyme	기능
①	Biotin	CO_2의 수송
②	$NADP^+$	산화작용
③	NADPH	환원작용
④	NAD^+	산화작용
⑤	Biotin	산화작용

22. Glucose 대사의 pentose phosphate pathway 에 관여하는 효소는 다음 어느 것인가?
ⓐ Pentose phosphate isomerase
ⓑ Pyruvate decarboxylase
ⓒ Transketolase
ⓓ Ribose phosphate isomerase
① a, b 만 ② b, c 만 ③ a, b, c 만 ④ a, c, d 만 ⑤ a-d 모두

23. 근육에서 ATP를 생성시키는 효소는 어느 것인가?
ⓐ Creatine kinase ⓑ Adenylate kinase
ⓒ Phosphorylase ⓓ Dehydrogenase
① a, b 만 ② b, c 만 ③ c, d 만 ④ a, b, c 만 ⑤ b, c, d 만

24. Proton pump(H+-ATPase)로써 작용하는 호흡계 효소는 다음 어느 것인가?
ⓐ NADH-CoQ oxidoreductase
ⓑ $CoQH_2$-cytochrome c oxidoreductase
ⓒ Cytochrome oxidase
ⓓ Succinate dehydrogenase
① a, b 만 ② b, c 만 ③ c, d 만 ④ a, b, c 만 ⑤ a, c, d 만

25. Mitochondria의 내막에 존재하는 효소는 다음 어느 것인가?
① acyl-CoA synthetase
② Isocitrate dehydrogenase
③ Fatty acyl-CoA oxidation enzymes
④ Succinate dehydrogenase
⑤ Nucleotide diphosphate kinase

26. 세포의 소포체에 존재하는 효소는 어느 것인가?
① Triosephosphate isomerase
② Glucokinase
③ 6-phosphofructokinase
④ Glucose-6-phosphatase
⑤ Hexokinase

27. Na^+/K^+-ATPase에 대해 옳게 설명한 것은 어느 것인가?
ⓐ 세포내・외의 Na^+와 K^+의 농도를 조절한다.
ⓑ 원형질막에 존재한다.
ⓒ Glucose의 수송에 Na^+이 관여한다.
ⓓ Glucose의 수송에 K^+이 관여한다.
① a, b 만 ② b, c 만 ③ a, b, c 만 ④ a, b, d 만 ⑤ b, c, d 만

28. Ca^{2+}-ATPase에 대해 옳게 설명한 것은 어느 것인가?
ⓐ 원형질막과 소포체막에 존재한다.
ⓑ 원형질막의 Ca^{2+}-ATPase는 세포외부로 Ca^{2+}을 유출시키는 작용을 한다.
ⓒ 소포체막에 존재하는 Ca^{2+}-ATPase는 소포체막 내부로 Ca^{2+}을 수송시킨다.
ⓓ 활성에 ATP가 필요하다.
① a, b 만 ② b, c 만 ③ a, b, c 만 ④ b, c, d 만 ⑤ a-d 모두

29. Lysosomes에서 발견되는 효소는 다음 어느 것인가?
ⓐ Ribonuclease ⓑ β-galactosidase
ⓒ Acid phosphatase ⓓ Cathepsin
① a, b 만 ② b, c, d 만 ③ a, c, d 만 ④ a, b, c 만 ⑤ a-d 모두

30. Cyclic-AMP(adenosine monophosphate)diesterase에 대해 옳게 설명한 것은 어느것인가?
① Cyclic-AMP의 생성을 감소시킨다.
② Cyclic-AMP의 생성을 증가시킨다.
③ Adenylate cyclase의 활성을 촉진시킨다.
④ AMP의 생성을 저해시킨다.
⑤ ATP를 기질로 한다.

31. 효소 촉매반응에 Mg^{2+}을 필요로 하는 효소는 어느 것인가?
ⓐ Alkaline phosphatase ⓑ Glycerokinase
ⓒ Creatine kinase ⓓ Pyruvate kinase
① a, b 만 ② c, d 만 ③ a, c, d 만 ④ b, c, d 만 ⑤ a-d 모두

32. Phospholipids를 분해하는 효소는 어느 것인가?
ⓐ Lipase ⓑ Phospholipase C
ⓒ Phospholipase D ⓓ Phospholipase A2
① a 만 ② a, b 만 ③ c, d 만 ④ a, b, c 만 ⑤ b, c, d 만

33. Acyl-CoA synthetase에 대해 옳게 기술한 것은?
ⓐ 지방산의 β-oxidation에 관여한다.
ⓑ Fatty acid에 C-S 결합을 형성시키는 ligase의 일종으로 fatty acid thiokinase라고도 한다.
ⓒ Cofactor로서 ATP, CoA, Mg^{2+}이 필요하다.
ⓓ 효소반응계에 EDTA를 첨가하면 활성이 저해된다.
① a 만 ② b, c 만 ③ a, c, d 만 ④ b, c, d 만 ⑤ a-d 모두

34. 지방산의 β-oxidation의 중간 대사물인 3-hydroxyacyl-CoA를 3-ketoacyl-CoA로 산화시키는 효소와 그 cofactor는 어느 것인가?

	효소	Cofactor
①	CoA-dehydrogenase	NAD
②	CoA-hydratase	NAD
③	Keto-transferase	NADH
④	Keto-synthetase	NAD
⑤	CoA-dehydrogenase	NADH

35. 지방산의 생합성에 관여하는 효소중 acetyl-CoA를 malonyl-CoA로 전환시키는 효소에 대해 옳게 기술한 것은 어느 것인가?

ⓐ acetyl-CoA carboxylase이다

ⓑ acetyl-CoA decarboxylase이다

ⓒ 효소 활성에 보효소로써 biotin, Mg^{2+}이 필요하다

ⓓ 효소 활성에 보효소로써 biotin, Mg^{2+}, ATP가 필요하다

① a 만　　② b 만　　③ a, c 만　　④ a, d 만　　⑤ c 만

36. Ketone body인 acetoacetic acid(acetoacetate)로부터 또다른 ketone body인 3-hydroxybutyric acid를 생성시키는 효소에 대해 옳은 것은 어느 것인가?

ⓐ 관여 효소는 3-hydroxybutyrate dehydrogenase이다.

ⓑ 관여 효소는 3-hydroxybutyrate decarboxylase이다.

ⓒ 효소활성에 보효소 NADH2가 필요하다.

ⓓ NADH2가 환원에 필요한 수소 공여체이다.

① a 만　　② b 만　　③ a, c 만　　④ a, c, d 만　　⑤ b, c, d 만

37. Glycerol(CH_2OH-CHOH-CH_2OH) $\overset{①}{\underset{②}{\rightleftarrows}}$ Glycerol-3-phosphate의 (CH_2OH-CHOH-CH_2O-Pi) 반응에 대해 옳게 기술한 것은?

ⓐ ①의 반응은 glycerol kinase에 의해 촉매된다.

ⓑ ②의 반응은 alkali(acid) phosphatase에 의해 촉매된다.

ⓒ ①의 반응에는 보효소로서 ATP, Mg^{2+}이 필요하다.

ⓓ ②의 반응에는 보효소로서 ADP와 Mn^{2+}이 필요하다.

① a, b 만　　② a, b, c 만　　③ a, c, d 만　　④ b, c, d 만　　⑤ a, b, d 만

38. Cholesterol의 생합성 효소로서 ATP를 보효소로 필요로 하는 것은 어느 것인가?

ⓐ Mevalonate kinase

ⓑ Phosphomevalonate kinase

ⓒ Phosphomevalonate decarboxylase

ⓓ Squalene synthetase

① a, b 만　　② a, b, c 만　　③ b, c 만　　④ b, c, d 만　　⑤ a-d 모두

39. 11β-hydroxylase는 다음 어느 물질의 생합성에 필요한가?

ⓐ Estradiol　　ⓑ Cortisol　　ⓒ Testosterone　　ⓓ Aldosterone

① a, b 만　　② b, c 만　　③ a, d 만　　④ b, d 만　　⑤ a, b, d 만

40. 지방산의 β-oxidation에 관여하는 효소는 세포의 어느 곳인가?
① 세포질 ② 원형질막 ③ 미토콘드리아 ④ 소포체 ⑤ 핵

41. ATPase에 대해 옳게 설명한 것은 어느 것인가?
ⓐ High energy 화합물인 ATP를 분해함으로써 에너지를 생성시킨다.
ⓑ 에너지 생성 반응은 mitochondria에서 일어난다.
ⓒ Oligomycin에 의해 활성이 일어난다.
ⓓ Oligomycin에 의해 활성이 저하되는 것은 ADP가 ATP으로의 인산화가 저해되는 것이 원인이다.
① a, b 만 ② a, b, c 만 ③ a, b, d 만 ④ b, d 만 ⑤ a-d 모두

42. 다음 lipase들의 기능 또는 특성을 옳게 기술한 것은 어느 것인가?

	췌장 lipase	호르몬감수성 TG-lipase	소장상피 TG lipase
ⓐ	TG를 2-MG까지 분해	지방조직의 TG의 분해	TG에 결합된 탄소수 10개 이하의 지방산 분해
ⓑ	TG를 DG까지 분해	간조직의 TG 분해	TG에 결합된 탄소수 10개 이상의 지방산 분해
ⓒ	TG를 2-MG까지 분해	insulin에 의해 활성화	TG에 결합된 탄소수 10개 이하의 지방산 분해
ⓓ	TG를 2-MG까지 분해	cyclic-AMP가 TG-lipase를 인산화시킴으로서 활성화	TG에 결합된 탄소수 10개 이하의 지방산 분해

(단, MG=Monoacylglycerol, TG=Triacylglycerol, DG=Diacylglycerol, AMP=Adenosine monophosphate)
① a 만 ② b 만 ③ a, c 만 ④ a, c, d 만 ⑤ c, d 만

43. Lipoprotein lipase에 대해 옳게 설명한 것은 어느 것인가?
ⓐ 단백질과 지질로 구성된 복합효소이다.
ⓑ 혈중에 lipoprotein을 가수분해시킨다.
ⓒ 인지질로 가수분해시킨다.
ⓓ Chylomicrione도 분해시킨다.
① a, b 만 ② b, c 만 ③ c, d 만 ④ a, b, c 만 ⑤ a, b, d 만

44. 지방산의 β-oxidation 과정의 중간대사산물 중 2,3-dehydroacyl CoA의 이중결합의 형태와 이것을 생성시키는 효소 및 그것의 기질이 옳게 연결된 것은 어느 것인가?

	이중결합	효 소	기 질
①	Trans	enoyl-CoA hydratase	3-hydroxybutyryl-CoA
②	Trans	malonyl-CoA decarboxyl	malonyl-CoA
③	Trans	enoyl-CoA hydratase	butyryl-CoA
④	Cis	enoyl-CoA dehydrogenase	enoyl-CoA
⑤	Cis	enoyl-CoA dehydrogenase	3-hydroxybutyryl-CoA

45. 지방산 arachidonic acid에 작용하여 생리활성물질인 prostaglandins의 생성을 촉매하는 효소가 아닌 것은?

ⓐ Phospholipase A2　　ⓑ Cyclooxygenase

ⓒ Phospholipase C　　ⓓ Lipoxygenase

① a, b 만　② c, d 만　③ a, b, d 만　④ a, c, d 만　⑤ a-d 모두

(문제 46-49)

* α-amino acid의 분해는 우선 산화적 탈아미노반응에 의해 α-keto acid이 생성되어 시작된다. 다음 amino acid의 대사 그림을 보고 물음에 답하세요.

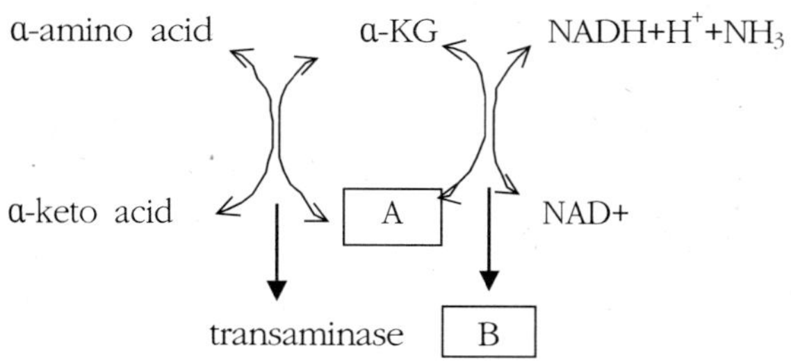

α-KG = α-ketoglutaric acid

46. 위 대사 그림의 A에 대해 옳게 설명한 것은 어느 것인가?

ⓐ A에 해당하는 amino acid는 glutamic acid이다.

ⓑ Glutamic acid는 α-KG에 amino기가 전이되어 생성된다.

ⓒ α-KG에 전이된 aminorl는 α-amino acid의 amino기에 유래한다.

ⓓ A의 반응을 촉매하는 효소 transaminase는 활성 촉매에 보효소 pyridoxal phosphate가 필요하다.

① a, b 만　② c, d 만　③ a, b, c 만　④ a, c, d 만　⑤ a-d 모두

47. 위 대사 그림에서 transaminase에 대해 옳게 설명한 것은 어느 것인가?

ⓐ α-amino acid가 aspartic acid일 경우 탈아미노반응을 촉매하여 oxaloactic acid로 α-keto화 시킨다.

ⓑ 위의 ⓐ의 경우의 효소를 aspartate aminotransferase 또는 glutamate oxalacetate transaminase라고 부른다.

ⓒ 위의 ⓐ에서 생긴 oxaloacetic acid는 citric acid cycle에서 산화된다.

ⓓ α-amino acid의 amino기를 urea cycle로 보내는 역할을 한다.

① a, b 만 ② b, d 만 ③ a, c 만 ④ a, b, d 만 ⑤ a-d 모두

48. 위 그림에서 α-amino acid가 alanine일 경우의 효소의 작용에 대해서 옳게 설명한 것은 어느 것인가?

ⓐ Alanine의 amino기를 α-ketoglutaric acid에 전이시키는 amino 전이효소에 의해 alanine은 pyruvic acid로 산화되고, α-ketoglutaric acid는 glutamic acid로 된다.

ⓑ 이 아미노전이효소는 가역적으로 촉매작용을 하며 pyruvic acid에 glutamic acid의 amino기를 전이시켜 alanine을 생성하고, glutamic acid는 다시 α-ketoglutaric acid로 된다.

ⓒ ⓐ의 의미에서 alanine aminotransferase, ⓑ의 의미에서 glutamate pyruvate transaminase라고 부른다.

ⓓ α-ketoglutaric acid와 pyruvic acid는 citric acid cycle에서 산화되어 에너지 공급원이 된다.

① a, b 만 ② c, d 만 ③ a, b, c 만 ④ a, c, d 만 ⑤ a-d 모두

49. 위 대사 그림의 B에 관해 옳게 설명한 것은 어느 것인가?

ⓐ B 효소는 glutamic acid의 산화적 탈amino반응에 관여하는 glutamate dehydrogenase로서 암모니아를 생성시킨다.

ⓑ B 효소의 촉매반응에 NADH 또는 NADPH가 필요하다.

ⓒ B의 효소는 CH-NH_2를 공여체로, NAD 또는 NADP를 수용체로 하는 산화환원효소로서 glutamic acid를 α-ketoglutaric acid로 산화시킨다.

ⓓ B의 효소는 간의 mitochondria에 존재한다.

① a, b 만 ② c, d 만 ③ a, b, c 만 ④ a, c, d 만 ⑤ a-d 모두

50. 다음중 pyridoxal phophoate를 보효소로 하는 효소와 기질, 생성물 및 그 기능을 옳게 설명한 것은?

	효소	기질	생성물	기능
ⓐ	Tyrosine decarboxylase	tyrosine	thyamine	자궁수축
ⓑ	3,4-dihydroxy-phenylalanine(DOPA) decarboxylase	DOPA	DOPAmine	아드레날린 작용
ⓒ	Histidine decarboxylase	histidine	histamine	혈관확장, allergy
ⓓ	5-hydroxy tryptophan decarboxylase	5-hydroxy tryptophan	serotonin	혈관수축, 편두통

① a, b 만 ② c, d 만 ③ a, b, c 만 ④ a, c, d 만 ⑤ a-d 모두

(문제 51-55)

Amino acid의 대사산물 암모니아(NH_3)를 독성이 없는 urea로 생성시키는 urea cycle의 일부를 표시한 반응식을 보고 아래 물음에 답하세요.

A. NH_3 + [a] + ATP + H_2O → Carbamoyl phosphate + H_3PO_4 + ADP

B. Arginine + H_2O → Urea + Ornithine

51. A의 a에 해당하는 물질은 어느 것인가?

ⓐ CO_2 ⓑ N-acetylglutamine ⓒ Ornithine ⓓ Citrulline

52. A에서 필요한 ATP는 몇 분자인가?

① 1 분자 ② 2 분자 ③ 3 분자 ④ 5 분자 ⑤ 필요없음

53. A의 반응을 촉매하는 효소와 그것의 활성에 필요한 이온이 옳게 짝지어진 것은 어느 것인가?

	효 소	이 온
①	Carbamoylphosphate synthase	Mg^{2+}
②	Carbamoylphosphate transferase	Mn^{2+}
③	Ornithine carbamoyltransferase	Zn^{2+}
④	Ornithine carbamoyltransferase	Mg^{2+}
⑤	Carbamoylphosphate synthetase	Mg^{2+}

54. Carbamoylphosphate를 기질로 하여 pyrimidine체의 합성을 촉매하는 최초의 효소에 대해 옳게 기술한 것은 어느 것인가?

ⓐ Aspartate carbamoyl 전이효소이다.

ⓑ 보효소로서 NADH가 필요하다.

ⓒ 보효소가 필요없다.

ⓓ Carbamoyl aspartic acid를 생성시킨다.

① a, b 만 ② a, c 만 ③ a, c, d 만 ④ b, d 만 ⑤ a, b, d 만

55. B의 반응을 촉매하는 효소에 대해 옳게 설명한 것은 어느 것인가?

ⓐ Arginase이다.

ⓑ Arginine의 amidine에 작용하는 arginine amidino amidinohydrolase이다.

ⓒ a의 화합물은 ornithine이다.

ⓓ Arginine aminotransferase이다.

① a, b 만 ② c, d 만 ③ a, b, c 만 ④ a, c 만 ⑤ b, c, d 만

56. 다음 단백질의 분해 효소에 대해 옳게 기술한 것은?

ⓐ Trypsin은 arginine, lysine 등과 같은 cationic amino acid(지방족 아미노산)의 carboxyl-peptide 결합을 가수분해하는 endopeptidase이다.

ⓑ Chymotrypsin은 phenylalanine, tyrosine 등과 같은 방향족 아미노산의 caboxyl-peptide 결합을 가수분해한다.

ⓒ Carboxypeptidase는 단백질의 carboxyl 말단으로부터 순차적으로 아미노산을 가수분해한다.

ⓓ Rennin은 casein을 paracasein으로, pepsin은 단백질을 peptone으로 분해시킨다.

① a, b 만 ② b, c 만 ③ b, d 만 ④ a, b, c 만 ⑤ a-d 모두

57. Trypsin에 대해 옳게 설명한 것은 어느 것인가?

ⓐ 단백질의 lysine과 arginine 잔기의 carboxyl 측을 특이적으로 절단한다.

ⓑ 효소촉매활성의 지적 pH는 8.0 정도이다.

ⓒ Carboxyl 측에 인접하는 아미노산 잔기가 proline일 때는 carboxyl 측을 특이적으로 절단한다.

ⓓ 가수분해효소로 분류한다.

① a, b 만 ② a, b, d 만 ③ b, c, d 만 ④ a, b, c 만 ⑤ a-d 모두

58. 다음 효소의 기능 또는 특성에 대해 옳게 설명한 것은?

ⓐ Chymotrypsin은 방향족 아미노산을 특이적으로 가수분해한다.

ⓑ RNase는 RNA의 purine nucleotide를 특이적으로 식별하여 3'측의 phosphodiester 결합을 절단한다.

ⓒ Carboxypeptidase A의 단백질 분해촉진 활성에는 Zn^{2+}이 필요하다.

ⓓ Pepsin은 leucine, phenylalanine 등에 특이적으로 작용한다.

① a, b 만 ② b, c 만 ③ a, b, c 만 ④ a, c, d 만 ⑤ a-d 모두

59. $CO_2 + H_2O \leftrightarrow H^+ + HCO_3^-$의 반응에 관여하는 효소에 대해 옳게 기술한 것은 어느 것인가?

ⓐ Carbonic anhydrase가 촉매하는 반응이다.

ⓑ 촉매 반응에는 Zn^{2+}가 필요하다.

ⓒ 식물에만 존재하는 carbonate hydro-lyase이다.

ⓓ Carboxyltransferase의 일종이다.

① a 만 ② c 만 ③ a, b 만 ④ d 만 ⑤ b, c 만

60. O_2 —Ⓐ→ Superoxide(O_2^-) —Ⓑ→ H_2O_2 —Ⓒ→ H_2O의 반응에 관여하는 효소에 대해 옳게 설명한 것은 어느 것인가?

ⓐ A는 (xanthine) oxidase, B는 superoxide dismutase, C는 catalase 또는 glutathione peroxidase이다.

ⓑ Superoxide의 생성에는 mitochondria 또는 microsome의 전자 전달계 관여 효소에 의해서도 생성된다.

ⓒ H_2O_2를 수용체로 하는 Ⓒ의 효소는 catalase로서 산화환원효소의 일종이다.

ⓓ Catalase의 한분자에 4개의 Heme을 가지고 있다.

① a, b 만　② b, c 만　③ a, b, c 만　④ b, c, d 만　⑤ a-d 만

61. 단백질 합성에 관여하는 aminoacyl-tRNA-synthetase에 대해 옳게 설명한 것은 어느 것인가?

ⓐ 효소 촉매에 보효소로서 Mg^{2+}이 필요하다.

ⓑ 효소 촉매에 보효소로서 Mn^{2+}이 필요하다.

ⓒ Amino acid와 tRNA만을 결합시킨다.

ⓓ mRNA의 지시에 따라 아미노산의 amino 말단에 결합한다.

① a, b 만　② c, d 만　③ a, b, c 만　④ b, c, d 만　⑤ a, b, d 만

62. Aminoacyl-tRNA synthetase에 특이적인 아미노산은 어느 것인가?

ⓐ Alanine, valine, leucine 등의 방향족 아미노산

ⓑ Serine, threonine 등의 -OH가 결합된 아미노산

ⓒ Methionine 등의 -S-가 결합된 아미노산

ⓓ Tyrosine 등의 phenol이 결합된 아미노산

ⓔ 두 개의 $-COOH^-$를 가지고 있는 aspartic acid

① a, b, c 만　② a, b, d 만　③ a, c, d, e 만　④ a, d, e 만　⑤ a-e 모두

63. DNA 생성에 필수불가결한 효소는 어느 것인가?

ⓐ RNase　ⓑ DNA polymerase　ⓒ DNA lygase　ⓓ Nucleosidase

① a 만　② b 만　③ a, b 만　④ b, c 만　⑤ c, d 만

64. 췌장의 DNase Ⅰ에 대해 옳게 설명한 것은?

① Double strand의 DNA를 single strand로 만든다.

② DNA를 3'-OH 말단으로부터 단계적으로 가수분해한다.

③ Pyrimidine 염기에 특이적이다.

④ tRNA 전구체를 특이적으로 분해한다.

⑤ Double strand의 DNA를 exonuclease 작용으로 절단하여 5'-mononucletide를 생산한다.

65. 혈액응고를 촉진하는 단백질 분해 효소는 다음 어느 것인가?

① Thrombin ② Chymotrysin ③ Pepsin ④ Renin ⑤ Fibrinogen

66. $2H_2O_2$ ⟶ $2H_2O$ + O2를 촉매하는 효소는 어느 것인가?

① Catalase ② Peroxidase ③ Cytochrome P-450 reductase
④ Cytochrome b_5 reductase ⑤ Glutathione

67. 환원형 glutathione + H_2O_2 ⟶ 산화형 glutathione + $2H_2O$를 촉매하는 효소는 어느 것인가?

① Catalase ② Glutathione peroxidase ③ Glutathione reductase
④ Cytochrome P-450 reductase ⑤ Cytochrome b_5 reductase

68. 직접형 bilirubin의 생성에 관여하는 효소는 어느 것인가?

① β-glucosidase ② β-glucuronyltransferase ③ Hexokinase
④ Glutamate dehydrogenase ⑤ Phosphorylase

69. Fibrinogen ⟶ Soluble fibrin의 반응을 촉매하는 효소는 어느 것인가?

① Thrombin ② Thromboplastin ③ Phosphorylase
④ Fibrinogen oxidase ⑤ Rennin

70. RNA polymerase의 저해작용으로 핵산의 합성을 저해하는 물질은 어느 것인가?

ⓐ Actinomycin D ⓑ Streptonigrin ⓒ Echinomycin ⓓ Streptomycin

① a, b 만 ② c, d 만 ③ a, c 만 ④ a, b, c 만 ⑤ b, c, d 만

71. Glycogen 저장성 질환(McArdle's syndrome)은 다음 어느 효소의 결핍이 이유인가?

① 췌장 peptidase ② 간세포 glycogen synthetase
③ 간세포 phosphorylase ④ 근육 phosphorylase
⑤ 간세포 hexokinase

72. Phenylketonuria(phenylketon 뇨중)는 다음 어느 효소의 결핍에 의해 일어나는가?

① Phenylalanine hydroxylase ② Dopa decarboxylase
③ Cystathionine synthetase ④ Homogentistate oxidase
⑤ Phenylalanine α-ketoglutaric transaminase

혈청 효소와 질환

73. Glucose 6-phosphatase가 결핍되면 일어나는 질환은 어느 것인가?
① von Gierke's disease ② McArdle's syndrome ③ Glycogen 감소증
④ Glucose 감소증 ⑤ Anderson's disease

74. 혈청에 alkaline phophatase가 증가하는 경우 다음 어느 조직이 손상을 받았을 때인가?
ⓐ 소장점막 ⓑ 조골세포 ⓒ 담즙관 ⓓ 태반
① a, b 만 ② c, d 만 ③ a, b, c 만 ④ b, c, d 만 ⑤ a-d 모두

75. Glucose의 공급원으로서 glcogen을 이용할 수 없을 경우 다음 어느 효소의 결핍이 원인인가?
ⓐ Amylo-1,6-glucosidase ⓑ Phosphorylase
ⓒ Glucose-6-phosphate ⓓ Amylo-(1,4→1,6)-transglycosylase
① a, b 만 ② c, d 만 ③ a, b, c 만 ④ b, c, d 만 ⑤ a-d 모두

76. 용혈성 빈혈 환자의 경우 적혈구의 다음 어느 효소의 결핍 또는 활성저해에 의한 것인가?
① Glucose-6-phosphate dehydrogenase ② Hexokinase
③ Phosphofructokinase ④ Glycogen synthatase
⑤ Glucose-6-phosphatase

77. 장기간의 음주 습관일 때 폐쇄성 황달과 만성 간질환의 발생율이 높다. 이에 관여하는 혈청효소는 어느 것인가?
ⓐ γ-glutamyl transpeptidase ⓑ γ-glutamyl transferase
ⓒ Lipase ⓓ Glutathione peroxidase
① a 만 ② a, b 만 ③ b, c 만 ④ a, c, d 만 ⑤ b, c, d 만

78. Lactate dehydrogenase(LDH)의 isozyme인 LDH5가 혈중에 현저하게 증가했다. 다음 어느 병을 의심할 수 있는가?
① 급성 간염 ② 급성췌장염 ③ 만성췌장염 ④ 신장염 ⑤ 근육무력증

79. 급성췌장염 환자의 혈중에 증가하는 효소는 어느 것인가?
① Lipase ② Alkaline phosphatase ③ Creatine kinase

④ Acid phosphatase ⑤ Lactate dehydrogenase

80. 혈중에 acid phosphatase가 증가했다. 다음 어느 병을 의심할 수 있는가?

① 전립선암 ② 심근경색 ③ 췌장염 ④ A형간염 ⑤ 유방암

81. 간의 기능이 손상되었을 때 혈중의 농도가 감소하는 효소는 어느 것인가?

① Choline esterase
② Alanine aminotransferase
③ Alkaline phophatase
④ Lactate dehydrogenase
⑤ ɣ-glutamyl transferase

82. 심근경색 환자의 혈중에 상승하는 효소는 어느 것인가?

ⓐ Creatine kinase
ⓑ Aspartate aminotransferase
ⓒ Lactate dehydrogenase
ⓓ Alkaline phosphatase

① a, b 만 ② c, d 만 ③ a, b, c 만 ④ a, c, d 만 ⑤ b, c, d 만

83. 다음 중 효소 활성증가와 질환을 옳게 짝지은 것은 어느 것인가?

ⓐ Monoamine oxidase --------- 간경변
ⓑ Lipase --------------------- 유행성이하선염
ⓒ Alkaline phophatase ----------- 전립선암
ⓓ Lactate dehydrogenase --------- 악성종양

① a, b 만 ② b, c 만 ③ c, d 만 ④ a, d 만 ⑤ a, c 만

84. 급성췌장염 환자의 진단을 위해 측정해야 할 효소는 어느 것인가?

ⓐ Amylase
ⓑ Lipase
ⓒ Creatine kinase
ⓓ Aspartate aminotransferase

① a, b 만 ② c, d 만 ③ a, c 만 ④ a, d 만 ⑤ b, d 모두

85. 어떤 환자의 혈액으로 간질환을 진단하려고 한다. 다음 어느 효소의 활성을 주의 깊게 관찰해야 하는가?

ⓐ ɣ-glutamyl transferase
ⓑ Aspartate aminotransferase
ⓒ Alanine aminotransferase
ⓓ Lactate dehydrogenase
ⓔ Ornithinine carbamoyltransferase

① a, b, c 만 ② c, d, e 만 ③ a, c, d, e 만 ④ b, c, d, e 만 ⑤ a-e 모두

86. 어떤 환자의 혈액으로 aspartate aminotransferase, creatine kinase를 특이하게 측정했다. 다음 어느 질환을 진단하기 위한 것인가?

ⓐ 심근경색 ⓑ 근육질환 ⓒ 급성췌장염 ⓓ 간질환

① a, b 만 ② c, d 만 ③ a, c 만 ④ b, d 만 ⑤ a, d 만

87. 갑상선기능항진증과 지방간 환자의 혈중에서 어느 효소의 활성이 공통적으로 증가하는가?

① Choline esterase ② Creatine kinase ③ Leucine aminopeptidase

④ Amylase ⑤ Alkaline phosphatase

88. 농약중 유기인의 살충제의 중독 유무의 검사에 필요한 효소는 어느 것인가?

① Pseudocholine esterase ② Amylase ③ Creatine kinase

④ 5'-nucleotidase ⑤ Aldolase

89. 골전이성 전립선암 환자의 혈액에서 활성이 증가하는 효소는 어느 것인가?

① Alkaline phosphatase ② Acid phosphatase ③ Amylase

④ Lipase ⑤ Creatine kinase

90. 어떤 소화성 질환자의 혈액에서 다음 어느 효소의 활성을 주의 깊게 관찰하게 하는가?

ⓐ Lipase ⓑ Amylase ⓒ Creatine kinase ⓓ Aspartate transferase

① a, b 만 ② b, c 만 ③ c, d 만 ④ a, c 만 ⑤ a, d 만

91. 심근경색의 진단 항목은 어느 것인가?

ⓐ CK-MB	ⓑ LDH	ⓒ GOT	ⓓ α-macroglobulin

① a, b만 ② b, c만 ③ a, b, c만 ④ a, c, d만 ⑤ a~d 모두

* 다음은 creatine kinase (CK) 이성화 효소를 전기영동으로 분리하여 densitometer로 분석한 결과이다. 물음에 답하세요(92-93)

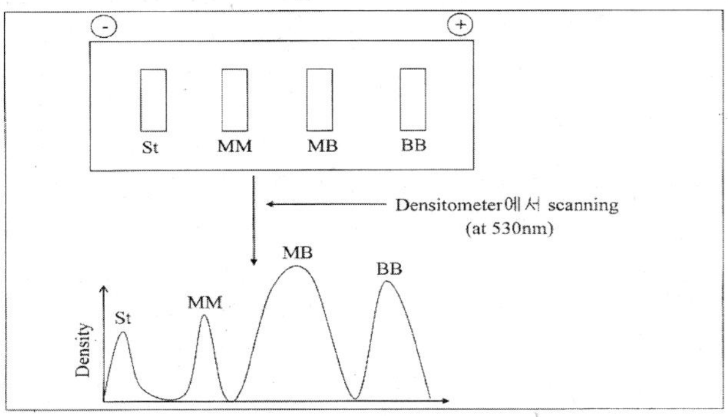

92. CK isoenzyme등을 분리할 때 사용하는 전기영동의 지지체로서 적당한 것은?
① cellulose acetate ② starch ③ polyacrylamide ④ agar

93. 위의 MM, MB, BB등이 순차적으로 전기 영동상에서 이동 분리되는 원리는?
① 등전점 ② 전하의 크기 ③ 완충액의 pH
④ 전기 삼투 ⑤ 단백질 시료의 점도

94. Standard (St)를 100 μg을 전기 영동상에서 분리하여 densitometer로 분석하였더니 위의 그림 아래처럼 graphing 되었다. MM, MB, BB의 량을 μg 단위로 계산하여 보세요.

MM :____________________, MB :____________________, BB :____________________

95. 조혈기능이 왕성한 소아기의 혈액에서 증가하는 효소는?
① alkaline phosphatase ② cholinesterase ③ creatine kinase
④ lactate dehydrogenase ⑤ aspartate aminotransferase

96. LDH의 isoenzyme 중 림프절, 췌장, 적혈구, 갑상선, 비장, 신장 및 폐에 존재하는 것은 ?
① LDH_1 ② LDH_2 ③ LDH_3 ④ LDH_4 ⑤ LDH_5

97. 간기능 검사항목이 아닌 것은?
① GOT(AST) ② ALP ③ γ-GTP ④ Amylase ⑤ LDH

98. γ-GTP가 혈중에 증가되었을 때, 추측할 수 있는 생리적 현상으로만 짝지은 것은?

ⓐ Gluthione의 재합성이 일어나지 않는다.	ⓑ 산화작용이 억제된다.
ⓒ 간경변증/간세포암을 의심할 수 있다.	ⓓ ATP의 소모가 증가된다.

① a, b ② a, c ③ a, d ④ b, c ⑤b, d

99. α-amylase의 측정에 사용되는 시료는?

ⓐ 타액	ⓑ 혈청	ⓒ 위액	ⓓ 요

① a, b만 ② a, c만 ③ c, d만 ④ b, c만 ⑤ b, d만

100. 환자 A의 혈액에는 ALT(GPT)가 AST(GOT)보다 높은 치로 관찰되었다. 이 환자의 질환을 의심할 수 있는 것은?

ⓐ 급성간염 초기	ⓑ 만성간염	ⓒ 심근경색	ⓓ 담도폐쇄

① a, b만 ② c, d만 ③ a. c, d만 ④ b, c, d만 ⑤ a~d 모두

정 답

1-⑤ 2-④ 3-③ 4-③

5-⑤ (Aldolase의 isozyme은 muscle, brain, liver 등에서 발견된다)

6-⑤ 7-⑤ 8-⑤

9-⑤ (식물세포에만 이성화효소로서 분자내에서 phosphoryl기를 전이시키고, 해당에 관여한다)

10-③ 11-③ 12-③

13-④ (보효소 NAD를 이용하여 pyruvate를 산화시키므로 dehydrogenase가 필요하며 cofactor로서 Mg^{2+}등이 이용된다.)

14-③ (Hexokinase, brain에는 존재하지 않는다)

15-③ 16-⑤ 17-①

18-④ (α-ketoglutarate dehydrogenase는 cofactor로써 NAD+, FAD, thiamine pyrophosphate, lipoic acid 및 CoA를 이용한다)

19-② (cyclic AMP와 NH_4^+는 phophofructokinase의 활성을 촉진시키는 것으로 알려져 있다)

20-④

21-① 22-④

23-① (Creatine kinase는 creatine phophate의 phophate를 ADP에 전이시켜 ATP를 생성하고, adenylate kinase는 2ADP로부터 ATP를 생성한다)

24-④

25-④ (acyl-CoA synthetase와 nucleotide diphophate kinase는 mitochondria의 외막에 존재하고, fatty acyl-CoA oxidation enzymes와 isocitrate dehydrogenase는 matrix에 존재한다)

26-④ 27-③ 28-⑤

29-⑤ (Lysosomes에 존재하는 효소는 가수분해효소이며, ribonuclease는 RNA를, β-galactosidase는 oligosaccharide를, acid phosphatase는 산성의 pH에서 phophate ester를, cathepsin은 단백질의 peptides를 가수분해한다)

30-① (cAMP에 작용하여 AMP의 생성을 증가시킨다)

31-⑤

32-⑤ (Lipase는 triglyceride를 분해시키고, phospholipase C는 phosphoinositides에 특이적으로 작용하여 한분자의 지방산과 diacylglycerol을 생성시키고, phopholipase D는 phosphatidylcholine에 작용하여 choline과 phosphatidic acid를 생성시키고, phospholipase A_2는 glycerophospholipids에 작용하여 C-2 위치의 지방산과 lyso-glycrophospholipids를 생성시킨다)

33-⑤

34-① (3-hydroxylacyl CoA dehydrogenase는 3-hydroxylacyl CoA, OH-RCH-CH_2-CO～SCoA에 작용하여 hydroxy group을 산화시키면서 NAD를 $NADH_2$로 환원시킨다)

35-④ 36-④ 37-② 38-②

39-④ (Steroid hormone 중 cortisol과 aldosterone 만이 11β-hydroxy group을 가지고 있고, 이들은 mitochondria에서 11β-hydroxylase에 의해 생합성된다)

40-③ 41-⑤ 42-④ 43-⑤ 44-①

45-④ (Phospholipase A_2와 C는 62번 참조, lipoxygenase는 과산화 지질을 생성시키고, cyclooxygenase는 prostaglandins을 생성시킨다)

46-⑤ 47-⑤ 48-⑤ 49-⑤ 50-⑤ 51-② 52-②

53-① (Synthase는 lyase로서 기질로부터 비가수분해적으로 어떤기(예, -NH2)를 제거시키면서 double bond를 남기는 반응을 촉매(예, citric acid + CoASH ⇄ oxalacetic acid + acetyl-CoA + H_2O)하며 synthetase는 lygase로서 ATP 등의 분해와 공역하지 않는 합성반응을 촉매하는 synthase와는 다르다)

54-③ 55-③ 56-⑤

57-② (Carboxyl 측 인접 아미노산이 proline 일때는 절단할 수 없다)

58-④ (RNase는 RNA의 pyrimidine을 특별하게 식별한다)

59-③ (Carbonic anhydrase는 동물과 식물에 존재하면서 pH와 전해질 농도조절에 관여한다)

60-⑤

61-⑤ (효소 촉매에 Mn^{2+}이 필요없고, Mg^{2+}이외에 K^+도 이용한다고 한다)

62-⑤ 63-④

64-① (②는 대장균의 exonuclease Ⅰ의 특성이고, pyrimidine 염기에 특이적으로 작용하는 RNA 분해효소는 췌장의 RNase이다. ④은 대장균의 RNase이고, ⑤은 뱀독의 phosphodiesterase의 특성이다)

65-① (Fibrinogen은 단백질분해효소가 아니고, chymotrypsin, pepsin, rennin은 단백질을 분해하지만 소화효소이다)

66-①

67-② (Glutathione peroxidase는 환원형의 glutathione을 donor로 사용하면서 H_2O_2를 H_2O로 환원시킨다)

68-② 69-① 70-④

71-④ (McArdle's syndrome은 물리적인 행동을 할 수 없는 질환으로 근육 phosphorylase의 결핍에 의해 glycogen의 분해가 억제되어 에너지를 얻을 수 없다)

72-① (Phenylalanine으로부터 tyrosine을 합성하는 phenylalanine hydroxylase가 결핍하면 phenylketonuria가 일어나는데, 이것은 혼수상태 등의 증상을 유발한다)

73-① (Glucose-6-phosphatase의 결핍으은 type Ⅰ glycogen storage disease가 일어나는데 이것을 von

Gieke's disease라고 한다)

74-⑤ (Alkaline phophastase는 사람의 모든 세포내에 함유되어 있으며 세포 또는 조직이 손상되면 혈중으로 alkaline phosphataserk 분비된다.)

75-③

76-① (ⓐ와 ⓑ는 는 동일한 효소이다)

77-②

78-① (LDH_5는 급성간염일 때 간에서 혈중으로 방출되기 때문에 혈중에 증가한다)

79-① 80-①

81-① (Choline esterase는 간조직에서 합성되므로 간에 손상이 일어나면 합성이 되지 않아혈중 농도도 감소한다. 간장해시 alanine aminotrasferase, lactate dehydrogenase는 증가한다. alkaline phophatase와 γ-glutamyltransferase는 간장의 담관효소로 담즙관에 이상이 생기면 혈중의 농도가 증가한다)

82-③ 83-④

84-① (Amylase와 lipase는 췌장효소이므로 급성췌장염일 경우 혈중에서 증가한다)

85-⑤ 86-①

87-① (Leucine aminopeptidase는 폐쇄성 황달, 원발성 답즙성 간경변에서 증가한다)

88-① (살충제에 중독되었을 때 pseudocholine esterase의 활성이 저하된다)

89-② 90-① 91-⑤ 92-① 93-② 94-① 95-③ 96-④ 97-② 98-⑤ 99-⑤ 100-①

내용 색인

〈국문〉

(ㄱ)

(ㄴ)

(ㄷ)

(ㅁ)

〈영문〉

(A)

(B)

(C)

(D)

(E)

(F)

(G)

(H)

(I)

(K)

(L)

(M)

(N)

(O)

(P)

핵심포인트 색인

〈국문〉

(ㄱ)

(ㄴ)

(ㄷ)

(ㅁ)

(ㅂ)

(ㅅ)

(ㅇ)

(ㅈ)

(ㅊ)

(ㅋ)

(ㅌ)

(ㅍ)

(ㅎ)

〈영문〉

(A)

(B)

(C)

(D)

(E)

(F)

(G)

(H)

(I)

(W)

(X)

(etc.)

참 고 도 서

Ⅰ. 단행본

1. DevLin TM. (2002) : Textbook of Biochemistry (with clinical correlations), 5th Ed., Wiley-Liss
2. Colleen Smith et al. (2005) Marks' Basic Medical Biochemistry (a Clinical Approach), 2nd Ed., Lippincott Williams & Wilkins
3. Holum JR. (1983) Elements of General and Biological Chemistry, 7th Ed., John Wiley & Sons, Inc.
4. Nader Rifai G., et al. (1997) Handbook of Lipoprotein Testing, American Association for Clinical Chemistry, Inc.
5. Smith AF. et al. (1998) Clinical Biochemistry, 6th Ed., Blackwell Science
6. William J Marshall and Stephen K Bangert (2004) Clinical Chemistry, 5th Ed., Mosby
7. Harris JM. (1995) Clinical Chemistry (Interpretation and Techniques), 4th Ed., Williams & Wilkins
8. Lehninger AL. (1982) Lehninger (Principles of Biochemistry), Worth
9. Voet D. and Voet J. (1995) Biochemistry, 2nd Ed., John Wiley & Sons, Inc.
10. Mehta AB. and Hoffbrand AR. (2000) Haematology at a Glance, Blackwell Science
11. Hadley ME. (1988) Endocrinology, 2nd Ed., Prentice-Hall, Inc.
12. Hayes AW. (1994) Principles and Methods of Toxicology, 3rd Ed., Raven
13. Mader SS. (1995) Human Biology, 4th Ed., Wm. C. Brown
14. Halsted CH. and Rucker RB (1989) Nutrition and the Origins of Disease, vol.7, Academic press
15. Hutchinson ML. and Munro HN. (1986) Nutrition and Aging, vol.5, Academic press
16. Chandra RK. (1988) Nutrition and Immunology (Contemporary Issues in Clinical Nutrition), Alan R. Liss, Inc.
17. Vance DE. and Vance JE. (1985) Biochemistry of Lipids and Membranes, Benjamin/Cummings
18. Mattson MP. (1998) Neuroprotective Signal Transduction, Humana press

19. Wolley P. and Petersen (1994) Lipases (their structure, biochmistry and application) Cambridge University press
20. Gomperts BD. *et al.*, (2002) Signal Transduction, Elsevier Academic press
21. Joseph Larner (1971) Intermediary Metabolism and its Regulation, Prentice-Hall, Inc.
22. Yoshioka M. (1983) Guide book to Biochemistry, Nankodo (Japan)
23. Gayford CG. (1986) Energy and Cells, Macmillan
24. Lehninger AL. (1971) Bioenergetics, 2nd Ed., Benjamin WA.
25. Neal MJ. (1989) Medical Pharmacology at a Glance, Blackwell
26. Lyengar R. and Brinbaumer L. (1990) G proteins, Acdemic press Inc.
27. Fineau JB. *et al.*, (1978) Membranes and their Cellular Functions, 2nd Ed. Blackwell
28. Koolman J. and Roehm KH. (2004) Color Atlas of Biochemistry, 2nd Ed., Thieme
29. Silbernagl S. and Lang F. (2006) Color Atlas of Pathophysiology, International Edition, Thieme
30. Boron WF. and Boulpaep EL. (2005) Medical Physiology, Updated Edition, Elsevier Saunders
31. Salway JG. (2006) Medical Biochemistry at a Glance, 2nd Ed., Blackwell
32. Becker WM, Kleinsmith LJ. and Hardin J. (2006) The World of the cell, 6th Ed (International Edition), Pearson/Benjamin Cummings
33. Berg JM., Tymoczko JL. and Stryer L. (2007) Biochemistry, 6th Ed. W. H. Freeman and Company
34. 田代裕 외 1명 (1983) 세포의 분비와 흡수, 講談社 (일본)
35. Nozawa YN, Ogawa Yo (1986) 생체막과 질환, 講談社 (일본)
36. 山本章 (1981) 혈청지질, 中外醫學社 (일본)
37. 武富保 (1983) 지질대사 이상, 講談社 (일본)
38. 大柳善彦 (1989) SOD와 활성산소 조절제 (그 약리 작용과 임상 응용), 日本醫學館 (일본)
39. 山本淸 (1982) 호르몬과 지질 대사 (물질 대사의 액성조절 II), 共立全書 (일본)
40. 河合忠 외 1명(1989) Laboratory Medicine (이상치가 나오는 mechanism), 2nd Ed, 醫學書院 (일본)
41. 和田孝雄 (1984) 臨床家를 위한 물과 전해질, 醫學書院 (일본)
42. 今堀和友(譯), Joseph Larner(著) (1979) 대사와 제어 (현대 생화학의 기초 1),

東京化學同人 (일본)

43. 浜口浩三(譯), Finn Wold(著) (1981) 생체고분자/그 구조와 기능 (현대 생화학의 기초 2), 東京化學同人 (일본)
44. 山中學외 (1992) 新 임상 검사기사 강좌, 의학서원 (일본)
45. 鬼頭誠 (1982) (생물화학 실험법 17) 생체막 성분의 구조와 기능, 학회출판센터 (일본)
46. 宮澤陽夫, 藤野泰郎 (2000) 지질・과산화지질 분석법 입문 (생물화학 실험법 9), 학회출판센터 (일본)

Ⅱ. 총설 / 특집

1. 横山三男 (1983) 세포막의 이상과 질환, 最新醫學, 38(5) (일본)
2. 田中建藏 (1984) 동맥 경화증, 最新醫學, 39(9) (일본)
3. 遠藤武男 (1983) 日本臨床 (특집) 지질대사, 41(8), 日本臨床社 (일본)
4. 椿孝雄 (1991) 물, 전해질과 산염기 평행, Medicina, 23(5), 醫學書院 (일본)
5. 淺井宏佑 (2003) 고지혈증, Medical practice (최신의 실천적 개별 진료), 20(1), 文光當 (일본)
6. 早藤弘 (1999) 고지혈증 (분자생물학적 접근에 의한 기초 ・ 임상 연구 최신 동향), 日本臨床, 57(12), 日本臨床社 (일본)
7. 早藤弘 (2002) 고지혈증 (증상을 근본으로 하는 최신 치료 전략), 日本臨床, 60(5), 日本臨床社 (일본)
8. 早藤弘 (2003) 고혈압을 합병증으로 하는 당뇨병의 임상, 日本臨床, 61(7), 日本臨床社 (일본)
9. 石川邦彦 (1981) 생체 활성아민과 생체 제어 (상), 단백질 핵산효소 (임시증간), 26(9), 公立出版社 (일본)
10. 石川邦彦 (1981) 생체 활성아민과 생체 제어 (하), 단백질 핵산효소 (임시증간), 26(11), 公立出版社 (일본)
11. 尾榮三 (1986) 칼슘이온과 세포생물학, 細胞工學, 5(1), 秀潤社 (일본)
12. 加藤信幸 (1983) 칼슘과 의학, 臨床科學, 19(9), 臨床科學 (일본)
13. 香川靑雄 (1996) (특집) 노화의 메커니즘을 해독한다., 細胞工學, 15(11), 秀潤社 (일본)

14. 日本組織培養學會 (1984) 세포성장인자, 漕倉書店 (일본)
15. 柳澤彦 (1996) Alzheimer병 (병태 해명의 최전선), (臨床雜誌) 內科, 77(5), 남강당 (일본)
16. 塩川優一 (1983) (특집) Prostaglandin 임상현황과 그 전망Ⅱ-, 最新醫學, 38(11) (일본)
17. 塩川優一 (1983) (특집) Prostaglandin 임상현황과 그 전망Ⅰ-, 最新醫學, 38(10) (일본)
18. 室田誠逸 (1982) Prostaglandin의 생화학, 2판, 동경화학동인
19. 日本임상 (2004, 증간호 12/제 6판) (광범위) 혈액・뇨화학 검사/면역학 검사 (그 수치를 어떻게 해석할까) (일본)
20. 한국 의학기술 연구회 (1998) Serum protein electrophoresis. 임상검사 정보. 제 3권 1호, p 16-31
21. 한국 의학기술 연구회 (1998) 급성기 반응물질. 임상검사 정보, 제 3권 1회, p 32-38

Ⅲ. 사전류

1. 金井泉, 金井正光 (1998) 임상검사법 제요, 31판, 금원출판사 (일본)
2. 玉文- 외 8명 (1981) (암파) 이화학사전, 3판, 암파서점
3. 山田常雄 (1981) (암파) 생물학 사전, 2판, 암파서점
4. 일본생화학회 (1989) 생화학 Data bookⅠ, 동경화학동인
5. 이귀녕, 이종순 (1996) 임상병리파일, 도서출판 의학문화사
6. 이귀녕, 문해란, 이은희 (1998) Lab Test Dictionary, 고려의학
7. 廣川英男 (1983) Dorlard ˉs illustruted Medical Dictionary, Dorland 의학대사전 편집위원회, 광천서점 (일본)
8. 김기환 감수/최명애 외 (2002) English-Korean Mosby 의학대사전, 6th Ed. 현문사

개정판
(한 눈으로 알 수 있는) 요점 임상화학
(Key Clinical Chemistry at a glance)

2008년 2월 28일 초 판 발 행
2011년 8월 31일 개정판1쇄발행
2016년 9월 1일 개정판2쇄발행

저 자: 박 화 진
발 행 인: 차 인 준
발 행 처: 인제대학교 출판부

주 소: 경상남도 김해시 인제로 197번지
전 화: 055) 320-3767
팩 스: 055) 320-3766
출판등록: 제 95-6호
http://homepage.inje.ac.kr/~press

정가 22,000 원
ISBN : 978-89-6620-100-6 12510